JIANGHUANG ZIYUAN
GAOZHIHUA KAIFA YU LIYONG

# 姜黄
## 资源高值化开发与利用

李湘洲　　周 军　旷春桃　著

化学工业出版社
·北京·

本专著立足于姜黄资源的高效利用，对姜黄植物学特性、姜黄主要化学物质及其生物活性研究进展、姜黄中主要活性物质的提取分离研究进展、姜黄素物理化学改性技术研究进展等进行了简要介绍。重点阐述了姜黄油的提取分离、结构鉴定及活性研究，姜黄素的定性定量分析，姜黄素类化合物的提取工艺研究，姜黄素的分离纯化工艺研究、稳定性及抗氧化活性研究、超微粉体的制备及其抗肿瘤活性研究，姜黄素与环糊精及其衍生物的包合作用研究，姜黄素衍生物的合成与生物活性研究，具有查尔酮结构的姜黄素类似物合成及生物活性研究，姜黄饲料添加剂的制备及应用效果研究等内容。本专著对其他同时富含多酚类与精油类物质的植物的利用和开发也可提供有价值的借鉴作用。

本专著可供植物资源化学、植物提取物等相关领域的研究人员、工程技术人员、产品研发人员等使用，同时可供化学、化工、生物、制药、林学等专业的师生参考。

**图书在版编目（CIP）数据**

姜黄资源高值化开发与利用/李湘洲，周军，旷春桃著. —北京：化学工业出版社，2019.3
ISBN 978-7-122-33758-0

Ⅰ.①姜… Ⅱ.①李… ②周… ③旷… Ⅲ.①姜黄-资源开发 ②姜黄-资源利用 Ⅳ.①R282.71

中国版本图书馆 CIP 数据核字（2019）第 011763 号

责任编辑：张 艳 刘 军　　　　　　文字编辑：焦欣渝
责任校对：张雨彤　　　　　　　　　　装帧设计：王晓宇

出版发行：化学工业出版社（北京市东城区青年湖南街 13 号　邮政编码 100011）
印　　装：中煤（北京）印务有限公司
710mm×1000mm　1/16　印张 14¾　字数 291 千字　2019 年 5 月北京第 1 版第 1 次印刷

购书咨询：010-64518888　　售后服务：010-64518899
网　　址：http://www.cip.com.cn
凡购买本书，如有缺损质量问题，本社销售中心负责调换。

定　　价：80.00 元　　　　　　　　　　　　　　　　　版权所有　违者必究

# 前言
## Preface

姜黄是姜科姜黄属的多年生草本植物，在印度、中国、孟加拉国、泰国、柬埔寨、马来西亚、印度尼西亚等均有种植。姜黄被人类利用已有四千多年的历史，由于其具有抗衰老、抗癌、抗氧化等多种药用特性，因此，姜黄长期被作为药物或保健食品。现代医学研究证实，姜黄具有防癌、排毒、抗氧化以及预防疾病等多种生理活性，因此受到广大研究人员的关注。

在我国，姜黄作为一种药食兼用的中药材，最早见于公元659年苏敬等编纂的《新修本草》，其后，历代的医学著作均有记载。姜黄根，味辛、苦，性温，无毒，入心、肝、脾经，具有行气破瘀、通经止血、降压及助消化等特性。

姜黄素在近年来被美国科学家称为21世纪最有希望的抗肿瘤成分之一。姜黄油也具有抑菌等多种生理活性，对姜黄油的研究与报道在国外持续升温。本专著是对在一系列国家和省部级课题的持续支持下，由作者研究团队历经十余年获得的有关植物姜黄的最新研究成果的体现，主要内容包括：姜黄中姜黄油和姜黄素的检测及高效提取分离，姜黄素的化学修饰与物理改性，姜黄素的抑菌、抗氧化、抗肿瘤等生物活性，姜黄提取剩余物作为饲料的价值评定及其应用等。

作为姜黄加工方面的综合性专著，本书内容涵盖了植物学、生产加工、生物技术、药理学、药物制剂学等多门学科的理论和技术。期待我们的研究成果能为促进中国的姜黄加工产业升级及其他富含多酚类与精油类物质的植物资源的加工利用起到一定的借鉴作用。

本书涉及的姜黄资源高值化开发与利用的研究得到了中南林业科技大学林业工程学科、国家"十一五"科技支撑、国家"十二五"科技支撑以及教育部博士点基金等的资助。

参与本书相关工作的人员还有李文生、张胜、张炎强、吴斌、杨军君、薛海鹏、郭远良、李瑞敏、张盛伟等，湖南省畜牧兽医研究所的戴求仲研究员对饲料的价值评定等给予了协助。在此，谨向关心和帮助本书出版及相关研究工作的各单位和参与研究的所有科研人员表示衷心的感谢！

著者
2018年10月

# 目录
## Contents

第 **1** 章

绪论

001 ——————

# 第2章
## 姜黄油的提取分离、结构鉴定及活性研究

021 ——————

# 第3章
## 姜黄素的定性定量分析

046 ——————

第**4**章
姜黄素类化合物的提取工艺研究

第**5**章
姜黄素的分离纯化工艺研究

# 第**9**章

## 姜黄素衍生物的合成与生物活性研究

156 ———————————

# 第**10**章

## 具有查尔酮结构的姜黄素类似物合成及生物活性研究

170 ———————————

第**11**章
姜黄饲料添加剂的制备
及应用效果研究

188 ————————————

附录
**化合物 1~16 的核磁共
振谱图**

211 ———————————

# 第 1 章　绪论

## 1.1　姜黄的植物学特性

姜黄（*Curcuma longa* Linn.）为姜科姜黄属的多年生草本植物，不耐寒，喜冬季温暖、夏季湿润环境，抗旱能力差，生长初期宜半阴，生长旺盛期需要充足的阳光，土壤宜肥沃，保湿力强。姜黄植株高可达 1m，其根茎具有多数圆状或指状分枝特征，形似姜，红黄色，断面鲜黄色。冬季或早春时节挖取根茎，洗净煮或蒸至透心后晒干。

姜黄在亚洲地区分布广泛，在印度、中国、孟加拉国、泰国、柬埔寨、马来西亚、印度尼西亚等均有种植。在我国，姜黄主要分布于南方的四川、广东、广西、福建、湖南及台湾等地[1]。

姜黄是一种药食兼用的药材[2]，在我国，以姜黄的根茎入药已有 1300 余年的历史，最早见于公元 659 年苏敬等编纂的《新修本草》，而后《本草图经》《植物名实图考》等古代医学著作中均有记载。姜黄在印度等国家也常被用作植物药，素有"固体黄金"之美誉。姜黄根，味辛、苦，性温，无毒，入心、肝、脾经，具有行气破瘀、通经止血、降压、抗菌杀虫及助消化等特性[3]。

## 1.2　姜黄中的主要化学物质及其生物活性研究进展

姜黄根茎中的化学成分主要包括姜黄油和姜黄素类化学物质，此外还含有树脂类、多糖类、甾醇类、脂肪酸、蛋白类、生物碱以及一些微量元素等物质。主要活性成分姜黄素和姜黄油具有抗氧化、抗癌、抗感染和抗病毒等多种生物活性，广泛应用于食品、化妆品、医药等领域。

### 1.2.1　姜黄油及其生物活性研究进展

姜黄油是利用水蒸气蒸馏或有机溶剂萃取等提取技术从姜黄的根茎中萃取得到的一种挥发性物质。姜黄油为橙黄色且具有辛辣芳香气味的液体。20～25℃时，姜黄油的相对密度为 0.9211～0.9430，折射率为 1.4650～1.5130[4]。由于品种、产地、气候及生长环境的差异，导致姜黄油的含量和成分有较大差别，姜黄中姜黄油的含量一般为 4.8%～7.2%，其主要成分包括姜黄酮、去氢姜黄酮、姜黄烯、水芹烯、姜烯、樟脑、柠檬烯、莪术醇、莪术酮、莪术二酮、莪术烯醇及桉油精等，特征成分为姜黄烯、姜黄酮和去氢姜黄酮。姜黄油主要成分为单萜类及倍半萜类化合物及其衍生物，其中倍半萜类化合物的含量高于单萜类化合物的含量[5～7]。

研究表明，姜黄油具有抗癌、抑菌、降低人体皮肤粗糙度、驱虫、治疗心血管疾病等多种生物活性[8]，现已应用于食品、医药、化工等行业中。

### 1.2.1.1　姜黄油的抑菌作用

姜黄油对细菌、寄生虫、致病真菌等均具有一定的抑制作用[9～11]。Apisariyakul 等[12]的研究表明，姜黄油可有效地抑制动物皮肤真菌和致病真菌的生长。Singh 等[13]的研究表明，姜黄油可以抑制念珠菌、刺孢盘等菌丝体的生长。

### 1.2.1.2　姜黄油的消炎作用

姜黄油具有较好的消炎活性，对早期和晚期的炎症均具有抑制作用。Chandra 等[14]的研究表明，口服姜黄油用量为 $0.1mg \cdot kg^{-1} \cdot d^{-1}$ 时能抑制急性肿胀，并认为其抑制机理可能对肾上腺-垂体轴（adreno-hypophyseal）有兴奋作用。

### 1.2.1.3　姜黄油的抗肿瘤作用

姜黄油对肿瘤有明显抑制作用，且能增强免疫功能。研究表明，姜黄油能抑制人急性早幼粒白血病细胞株 HL-60 和肝胚细胞癌细胞株 HepG2 的增殖，并能促进 BALB/C 小鼠脾细胞的增殖[15]。

### 1.2.1.4　姜黄油的驱虫作用

Tawatsin 等[16]的研究表明，姜黄油对三种蚊媒——*A. aegypti*、*Anopheles dirus* 和 *Culex quinquefasciatus* 均具有一定的驱除效果，与 5% 的香草醛联用，驱蚊时间可达到 8h。此外，姜黄油还可以驱除其他害虫，Tripathi 等[17]的研究表明，姜黄油对谷蠹、玉米象（*Sitophilus zeamais*）和赤拟谷盗等仓储害虫的毒性、产卵驱避和种群均具有抑制活性。

### 1.2.1.5　姜黄油的抗突变作用

赵泽贞等[18]的研究表明，姜黄油具有抗突变效应。姜黄油既能保护细胞免受损伤，又能促使已突变细胞的 DNA 修复；既有细胞外直接灭活致突变的抗突变作用，又有细胞内的抗突变效应。

### 1.2.1.6　姜黄油对呼吸系统的作用

姜黄油可明显增加小鼠呼吸道酚红分泌和大鼠痰的排出量，表明其能促进呼吸道腺体分泌，发挥祛痰作用。对浓氨水诱发的大鼠咳嗽以及枸橼酸诱发的豚鼠咳嗽，姜黄油的加入能明显延长引咳潜伏期和减少咳嗽次数，达到镇咳效果。对组胺诱发的豚鼠哮喘，预先使用姜黄油，可明显延长哮喘潜伏期，具有一定的预防作用[19]。

#### 1.2.1.7 姜黄油的抗氧化活性

姜黄油是一种安全无毒的天然抗氧化剂[20]。其抗氧化作用一般通过清除自由基或增强抗氧化生物酶的活性来实现。Mara. 等[21]研究了不同方法提取得到的姜黄提取物抑制脂质过氧化的能力，结果表明，单独使用姜黄油也表现出良好的抗氧化活性。Jeng-Leun 等[22]采用三种不同方法研究了姜黄油的抗氧化性能，结果表明，姜黄油具有清除 DPPH·自由基的能力。江琰等[23]的研究表明，姜黄油对黄豆油、芝麻油、油菜籽油、花生油等食用植物油脂均具有较强的氧化抑制作用。Priyanka 等[24]的研究表明，姜黄油除可以直接对过氧化亚硝酸盐等进行清除、抑制脂质过氧化反应和 DNA 氧化损伤外，还可以增加超氧歧化酶、谷胱甘肽过氧化物酶和过氧化氢酶的活性。

### 1.2.2 姜黄素及其生物活性研究进展

姜黄色素是一类黄色的二苯基庚烃物质的统称，主要包括姜黄素（$C_{21}H_{20}O_6$）、脱甲氧基姜黄素（$C_{20}H_{18}O_5$）、双脱甲氧基姜黄素（$C_{19}H_{16}O_4$）、四氢姜黄素、脱甲氧基四氢姜黄素和双脱甲氧基四氢姜黄素（见图 1-1）。本节主要讲姜黄素。姜黄不同部位中姜黄素含量差异较大，其中姜黄的根茎中姜黄素含量最高，而根须中一般较低。目前，姜黄素是世界上销量最大的天然色素之一，其安全无毒，且具有多种生物活性，其在食品、药品等领域得到了广泛应用。

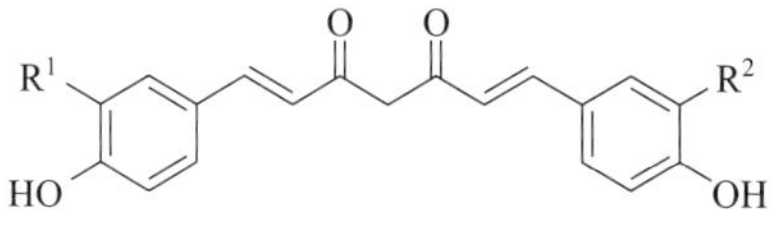

(1)
① 姜黄素：$R^1=R^2=OCH_3$
② 脱甲氧基姜黄素：$R^1=H$ $R^2=OCH_3$
③ 双脱甲氧基姜黄素：$R^1=H$ $R^2=H$

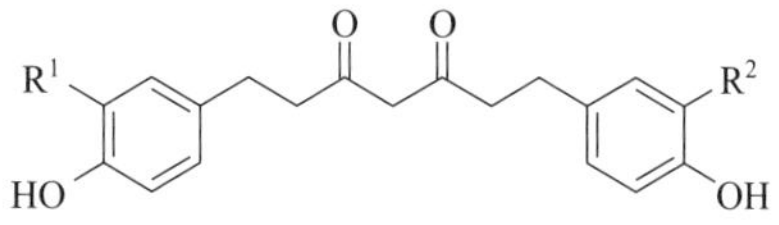

(2)
① 四氢姜黄素：$R^1=R^2=OCH_3$
② 脱甲氧基四氢姜黄素：$R^1=H$ $R^2=OCH_3$
③ 双脱甲氧基四氢姜黄素：$R^1=H$ $R^2=H$

图 1-1 姜黄色素的结构

#### 1.2.2.1 姜黄素的抗肿瘤活性

美国癌症研究中心（NCI）将姜黄素列为第三代化学预防药。姜黄素对直肠癌、结肠癌、乳腺癌、肝癌、前列腺癌、胃癌及皮肤癌等多种肿瘤细胞的产生、增殖和转移均具有抑制作用。研究表明，姜黄素的抗癌机制包括调控癌基因和抑制癌基因、抗 NO 的作用、抑制环氧合酶-2（COX-2）的活性以及诱导细胞周期停止和细胞凋亡等[25]。

Kuttan 等[26]的研究表明，姜黄提取物和姜黄素对 CHO 细胞的生长具有明显的抑制作用。Kawamori 等[27]对雄性 F344 小鼠在致癌物质处理前、处理期间以及处理后以姜黄素进行给药，结果表明，掺入 0.2％的姜黄素能有效抑制小鼠结肠癌的发生。

### 1.2.2.2 姜黄素的抗炎症活性

姜黄素对急性、亚急性、慢性炎症均有抑制作用，因而姜黄素可用于治疗肝炎、肺炎、胰腺炎等多种炎症。姜黄素通过减少中性粒细胞的浸润、抑制脂质过氧化反应、降低丝氨酸活性来抑制结肠细胞的炎症反应。Rao 等[28]的研究表明，姜黄素具有较强的抗炎作用，其疗效与非甾体抗炎药接近。

### 1.2.2.3 姜黄素的抗氧化活性

氧自由基与人体许多疾病的病理生理过程有密切关系，活性氧自由基过量时易导致癌症、心血管疾病、阿尔茨海默病等疾病的发生[29]，同时自由基也与食物加工与储存过程中的腐败变质有关。因此，对植物抗氧化成分的筛选是近年来研究的热点问题。

Masuda 等[30]的研究表明，姜黄素捕获自由基后经过氧化反应生成香兰醛、阿魏酸和姜黄素二聚体等。姜黄素二聚体具有稳定的二氢呋喃结构，在姜黄素的抗氧化过程中具有重要作用。姜黄素能提高生物体内血液及组织中抗氧化酶的活性，包括铜/锌超氧化物歧化酶、过氧化氢酶、谷胱甘肽还原酶、谷胱甘肽过氧化物酶、葡萄糖-6-磷酸酶等，从而有效地清除各种自由基，减少过氧化物酶体、硫代巴比妥酸盐（TBARS）等的产生，减少氧化应激反应[31]。

### 1.2.2.4 姜黄素的杀虫活性

Su 等[32]研究了姜黄的石油醚提取物对赤拟谷盗（*Tribolium castaneum* H.）的驱避活性，采用 $680\mu g \cdot cm^{-2}$ 姜黄石油醚提取物对赤拟谷盗进行处理，驱避率高达 92.6％；处理 4 天后，依然表现出较强的驱避活性，驱避率仍达到 67.5％。化学成分研究表明姜黄石油醚提取物主要成分为姜黄素芳香酮、姜黄酮和姜黄素等化合物。

Jilani 等[33]研究了姜黄对储粮害虫的驱避、拒食和生长方面的抑制活性。结果表明：姜黄粉对谷仓象鼻虫（*Sitophilus granaries* L.）和谷蠹（*Rhyzopertha dominica* E.）的抑制活性最高；姜黄的石油醚提取物对赤拟谷盗的活性比丙酮提取物和乙醇提取物均要高。

丁伟[34]的研究表明：姜黄乙醚提取物对黏虫（*Mythimna separata* W.）的胃毒作用最好，48h 的死亡率为 65％；而其乙醇提取物在 $2mg \cdot L^{-1}$ 的浓度下对嗜卷书虱（*Liposcelis bostrychophila* B.）具有明显的熏蒸活性，24h 的死亡率达到 95％。

张永强等[35]研究了姜黄不同溶剂提取物对朱砂叶螨的抑制活性，结果表明，姜黄正己烷提取物、苯提取物、无水乙醚提取物、甲醇提取物和水提取物对朱砂叶螨均具有良好的抑制活性。

### 1.2.2.5 姜黄素的抗菌活性

研究表明：姜黄氯仿提取物对西红柿晚枯萎病菌（TLB）有抑制活性，其抑制率达到 80%；姜黄正己烷提取物对 TLB 和大麦粉霉病菌（BPM）均表现出较高的抑制活性，抑制率均能达到 100%，同时，其对稻鞘枯瘟病菌（RSB）和黄瓜灰霉病菌（CGM）也具有一定的抑制作用，其抑制率分别为 80% 和 50%；而姜黄乙酸乙酯提取物和水提取物对稻瘟病菌（RCB）、RSB、CGM、TLB、小麦叶锈病菌（WLR）和 BPM 的抑制作用不明显[36]。

杨帮[37]采用生长速率法研究了姜黄提取物对玉米小斑病菌（*Helminthosporium*）、棉花枯萎病菌（*Fusarium oxysporum*）、柑橘绿霉病菌（*Penicillium digitatum*）和小麦纹枯病菌（*Rhizoctonia cerealis*）等病原真菌的抑制活性。结果表明，姜黄提取物对玉米小斑病菌和小麦纹枯病菌有较好的抑制作用，其中姜黄乙醚提取物对玉米小斑病菌的抑制效果最好，其 $EC_{50}$ 为 $0.4688g \cdot L^{-1}$；姜黄石油醚提取物对小麦纹枯病菌的抑制效果最好，其 $EC_{50}$ 为 $0.0340g \cdot L^{-1}$。

### 1.2.2.6 姜黄素的降血脂作用

Asai 等[38]的研究表明，姜黄素能降低小鼠高脂血症的血脂，同时可使肝酰基辅酶 A 还原酶的活性明显增高，降脂作用机制可能是姜黄素改变了脂肪酸的代谢过程。

Suresh Babu 等[39]的研究表明，姜黄素能有效改善糖尿病大鼠的代谢状况，其降脂作用可能与胆固醇分解代谢增强有关。

### 1.2.2.7 姜黄素的护肝作用

姜黄素对四氯化碳、黄曲霉毒素 $B_1$、对乙酰氨基酚、铁和环磷酰胺等诱导的肝损伤具有一定的保护作用。姜黄素可显著降低酒精和多不饱和脂肪酸喂饲动物的血中碱性磷酸酶、$\gamma$-谷氨酰转移酶及组织中胆固醇、甘油三酯（TG）和游离脂肪酸的含量，使肝和肾组织中的磷脂显著降低，表明姜黄素具有预防实验性脂肪肝的作用[40]。

姜黄素能显著降低 $Fe^{2+}$ 诱发肝损伤大鼠的肝脂质过氧化物水平，还能有效抑制 P450 和谷胱甘肽转移酶的活性[41]。刘永刚等[42]以 $CCl_4$ 复制肝纤维化大鼠模型，结果表明，姜黄素可显著降低肝纤维化大鼠血清中 ALT、AST 的含量，减轻肝细胞脂肪变性及炎性细胞浸润；还能显著降低血清中 HA、LN、NO 的含量及肝组织中 Hyp、MDA 的含量，抑制肝脏胶原纤维的增生。阿米洛利和姜黄素对二甲基亚硝胺诱导的大鼠肝纤维化和三乙酸亚硝酸铁诱导的大鼠肝纤维化均有抑制作用，且二者有一定的协同作用[43,44]。

除此之外，姜黄素还具有保护神经、心血管、肾脏，治疗眼科疾病，抗胆结石等多种生理活性。

# 1.3 姜黄中主要活性物质的提取分离研究进展

## 1.3.1 姜黄油的提取分离研究进展

姜黄油是一类挥发性较强的萜类混合物。目前姜黄油的提取方法主要包括传统的水蒸气蒸馏法和溶剂萃取法。姜黄油主要作为姜黄色素生产过程中的副产物。但随着对姜黄油研究的深入，姜黄油的抗氧化、抗菌、抗肿瘤等多种生物活性的发现使其逐渐引起人们的重视。近年来，姜黄油的提取分离技术也得到快速发展，一些新型提取分离技术被应用于姜黄油的提取，例如微波辅助水蒸气蒸馏、超临界萃取技术等。其中超临界萃取技术具有提取温度低、热敏性物质损失小、提取时间短、分离容易、无溶剂残留、萃取效率高等优点[45]。

葛发欢等[46]的研究发现超临界二氧化碳萃取姜黄油的成分与水蒸气蒸馏法所得姜黄油的化学成分一致，只是含量存在一定的差异，此法在工业化生产方面具有一定的可行性。

李湘洲等[47]发明了静动态结合的萃取方法，使超临界二氧化碳萃取姜黄油的技术得到进一步发展。

刘树兴等[48]对超临界流体萃取过程中的各影响因素的影响机理进行了深入探讨，并对其传质过程进行了研究，建立了传质数学模型。

虽然新型分离技术得到了快速发展，也展现出诸多的技术优势，但是传统的水蒸气蒸馏法、溶剂萃取法等提取方法具有工艺成熟、操作简单、对设备人员要求低等优势，在精油的提取方面依然占据主要地位。

## 1.3.2 姜黄素的提取分离研究进展

姜黄素的提取方法主要包括传统的碱水提取法、有机溶剂提取法等。近年来，新型的提取技术不断涌现，主要包括酶辅助提取法、微波辅助提取法、超声波辅助提取法、超临界流体萃取法等，这些提取技术在姜黄素的提取过程中表现出不同的特点。

### 1.3.2.1 碱水提取法

冉启良等[49]用碱水煮沸提取姜黄中的姜黄素，其得率可达 5%～6%，与有机溶剂提取法相比，其提取效率较低。熊国华等[50]直接用中性水加热提取姜黄中的姜黄素，虽然姜黄素微溶于水，但在提取过程中，姜黄素与淀粉结合紧密，可随大量可溶性淀粉提取出来。

### 1.3.2.2 有机溶剂提取法

有机溶剂提取法是最常用的提取姜黄素的方法之一，其优点是姜黄素提取得率高，但有机溶剂耗量大，提取液中除姜黄素外，还含有大量的脂溶性杂质。王贤纯[51]利用乙醇循环法提取姜黄中的姜黄素，结果表明，70%乙醇提取姜黄素的效果最好。

### 1.3.2.3 酶辅助提取法

在活性成分提取过程中，酶可以使细胞壁及细胞间质中的纤维素、半纤维素、果胶等物质降解，破坏细胞壁的致密结构，减小细胞壁、细胞间质等的传质阻力，促进细胞内活性成分的溶出。

董海丽等[52]利用纤维素酶和果胶酶组成的复合酶辅助提取姜黄中的姜黄素，获得的优化工艺条件为：提取温度 50℃、pH 值 4.5、复合酶的浓度 0.35mg·$mL^{-1}$、酶解时间 120min，酶解完成后再用碱水提取 3 次。姜黄素提取率比传统碱水提取工艺提高了 8.1%。

张有林等[53]利用淀粉酶、果胶酶以及纤维素酶复合提取姜黄中的姜黄素，姜黄素的得率为单一组分酶的 2 倍，比碱液提取和乙醇提取效果均好。

### 1.3.2.4 微波辅助提取法

微波辅助提取法具有选择性高、提取时间短、活性成分得率高等优点。唐课文等[54]研究了姜黄中姜黄素的微波辅助提取工艺，获得的优化提取工艺为：75%（体积分数）乙醇为提取溶剂，料液比 1∶30[质量（g）∶体积（mL）]，微波功率 360W，提取时间 60s。李湘洲等[55,56]系统研究了不同提取方法对姜黄中姜黄素提取率的影响，获得的优化提取工艺为：75%（体积分数）乙醇为提取溶剂，提取时间 2.5min，提取温度 60℃，料液比 1∶12[质量（g）∶体积（mL）]。此条件下，姜黄素的得率为 3.61%，其提取效果优于超声波辅助提取和有机溶剂提取。

### 1.3.2.5 超声波辅助提取法

超声波辅助提取是一种利用外场介入强化提取过程的新型提取技术，该法不需加热，耗时短、提取率高，不影响活性成分的生理活性，适用于热敏性物质的提取。

秦炜等[57]研究了超声波对姜黄素提取过程的影响，结果表明，超声波的介入缩短了提取时间，提高了传质速率和姜黄素的得率，同时确保了姜黄素的稳定性。刘树兴等[58]以 95%乙醇作为提取溶剂，利用超声辅助技术提取姜黄中的姜黄素，姜黄素的得率较传统提取方法提高 35%。

### 1.3.2.6 超临界流体萃取法

超临界流体（SCF）萃取技术具有提取效率高、萃取温度低、无溶剂残留、不破坏热敏性成分、产品稳定性好、绿色环保等诸多特点，被广泛应用于热敏性活性成分的提取分离。

宿树兰等[59]研究了超临界 $CO_2$ 流体萃取姜黄中姜黄素的工艺，获得的最优提取工艺为：萃取压力 25MPa，萃取温度 55℃，加入 30％无水乙醇作为夹带剂，静态萃取 4h，动态萃取 5h，$CO_2$ 流量 3.5L·$min^{-1}$。

### 1.3.3 姜黄素的纯化研究进展

经提取得到的姜黄素粗提取物中，一般还含有较多的鞣质、果胶、蛋白质及糖类等物质。这些杂质的存在会影响姜黄素的生物活性，不利于姜黄素资源的高效开发与利用，因此必须将这些杂质除去。目前，姜黄素的分离纯化研究较多，主要有吸附法、色谱法、结晶法、膜分离法等。

#### 1.3.3.1 吸附法

吸附法因使用的吸附材料不同主要分为大孔树脂吸附法、聚酰胺吸附法等。

彭永芳等[60]比较了 ZTC-4、X-5、AB-8、D101-A、D10-C 5 种大孔树脂对姜黄素的吸附，发现 X-5 大孔树脂的吸附效果较好。唐课文等[54]研究了 S-8 大孔树脂色谱柱精制姜黄粗提物的工艺，结果表明 S-8 大孔树脂可以有效地吸附姜黄素，而对脂类物质及其他一些水溶性杂质几乎没有吸附能力。张建超等[61]对比研究了DA201、DS401、D101-A、DM301、D101 等大孔树脂对姜黄素的吸附分离效果，结果表明 DM301 大孔树脂的吸附分离效果较好。大孔树脂吸附分离法获得姜黄素的工艺简便、经济实用，适用于小量生产，经过大孔树脂分离后的姜黄素仍需重结晶等才能获得高纯度的姜黄素。

刘硕谦等[62]对比研究了聚酰胺树脂及 NKA-Ⅱ、NKA-9、S-8、AB-8 等对姜黄素粗提液中姜黄素的吸附分离效果，发现聚酰胺对姜黄素的吸附及解吸能力均较好，选用 85％乙醇溶液能获得较好的洗脱效果。

#### 1.3.3.2 色谱法

色谱法因使用的填料不同而主要包括硅胶柱色谱法、活性炭柱色谱法和活性白土柱色谱法等。

张玉领等[63]利用硅胶柱色谱法对姜黄素回流提取液进行分离纯化，以氯仿与甲醇的混合液（75：25）作为洗脱剂，经两次洗脱后，姜黄素的纯度可以达到81.8％。硅胶柱色谱法试验工艺简单，节省能源，节约时间，提取效率较高，分离完全，总姜黄素的得率和纯度都较高，较适于实验室少量样品的分离提纯。

王贤纯[64]将 75％乙醇的姜黄提取液直接用活性炭色谱柱处理，结果表明，活性炭对姜黄素的吸附容量为 8％。对比了碱性水、碱性乙醇和碱性丙酮洗脱被吸附的姜黄素的工艺，发现碱性丙酮的洗脱效果明显优于其他洗脱剂，洗脱产品中姜黄素的纯度为 92.33％，总收率为 79.62％。

段正康等[65]将姜黄丙酮提取液用活性白土色谱柱处理，结果表明，活性白土对姜黄素的吸附容量为 7.34％，再经碱性水、碱性乙醇和碱性丙酮作为洗脱剂洗脱被吸附的姜黄素，获得了高纯度、不吸潮的精制姜黄素产品。

利用色谱法分离纯化姜黄素,具有工艺流程简单、成本低、纯化效果好等优点,洗脱溶剂可以实现循环利用,符合绿色化学化工的要求。

### 1.3.3.3 结晶法

结晶法所使用的溶剂有正丙醇、甲醇-水等。戴汉松等[66]对 70% 乙醇提取得到的姜黄提取液进行浓缩,得到姜黄粗提物,再用 2.5% NaOH 溶液溶解,冰醋酸调节溶液 pH 值至 7,得到黄色絮状沉淀,过滤,得到干燥的姜黄素粗产品。将姜黄素粗产品用正丙醇重结晶 2 次,得到橙色针状的姜黄素纯品,其纯度大于 95%,收率为 2.1%。

袁利佳[67]以超声乙醇法提取姜黄素,将得到的提取液浓缩得到膏体,干燥后得到姜黄素粗提物,粗提物直接用甲醇-水重结晶 2 次,得到精制姜黄素产品。刘保启等[68]用甲醇-水混合溶剂对薄层色谱分离后的姜黄素粗产品进行重结晶,此法与一般重结晶方法的不同之处在于热的姜黄素甲醇浓溶液冷却后并没有姜黄素析出,而只有向热的姜黄素甲醇溶液中滴加热蒸馏水至浑浊刚出现时,再滴加甲醇使浑浊液变清,此时溶液冷却后才会逐渐析出橙黄色的细小针状晶体,晾干后变为橙色的晶体,即为精制的姜黄素。

此外,借助于姜黄提取物内姜黄油和姜黄素类化合物在溶剂中溶解性的不同和高速逆流色谱、膜分离等方法对姜黄素进行分离纯化也有报道[8]。

# 1.4 姜黄素物理改性技术研究进展

姜黄素难溶于水,不稳定,碱性条件及光照条件下易分解[69~71],同时,口服给药时姜黄素被吸收后大部分直接在胃肠道内被代谢[72],导致进入血液循环中的姜黄素很少,上述原因限制了姜黄素的直接应用。因此,需要对姜黄素进行物理改性以提高姜黄素的水溶性,进而提高其生物利用度。随着制剂学技术的不断发展,新剂型和新技术为姜黄素的改造提供了基础。目前,主要有包合物制备技术、固体分散体制备技术、微囊化技术、脂质体制备技术、乳剂化技术、前体药物及药质体技术等。

## 1.4.1 包合物制备技术

包合物制备技术是增加难溶药物的溶解度和稳定性的重要方法之一。包合物的形成取决于主体分子和客体分子的空间结构和极性大小。目前,对难溶药物具有增溶作用的载体材料主要有环糊精(CD)及其衍生物。环糊精的种类很多,常见的有 $\beta$-环糊精($\beta$-CD)、羟丙基-$\beta$-环糊精(HP-$\beta$-CD)等,其中,HP-$\beta$-CD 是提高药物溶解度和稳定性最好的 CD 衍生物。

研究表明,姜黄素与 HP-$\beta$-CD 形成包合物后,姜黄素的稳定性及水溶性均得到改善, 其包合率为 96.58%[73]。李剑明等[74,75]采用包合技术制备了两种姜黄色素水溶性制剂, HP-$\beta$-CD 对姜黄素-1 和姜黄素-3 均具有很好的增溶作用, 浓度为 5% 的 HP-$\beta$-CD 溶液可分别将姜黄素-1 和姜黄素-3 的溶解度提高 173.6 倍和 702.8 倍, 对其水溶液的稳定性则无明显影响, 包合后仍无明显的毒副作用, 同时能显著抑制小鼠肺腺癌移植瘤模型伴发的自发性血行转移及淋巴结转移。

李香等[76]比较研究了 $\beta$-CD、HP-$\beta$-CD 及取代位置不同的环糊精硫酸酯 (2-$\beta$-CDS、6-$\beta$-CDS 和随机取代的 $\beta$-CDS) 对姜黄素的增溶作用, 结果表明, HP-$\beta$-CD 对姜黄素的增溶作用最显著。

## 1.4.2 固体分散体制备技术

固体分散体制备技术是增加难溶药物分散度、溶解度, 提高药物生物利用度的有效途径之一。制备固体分散体时应根据药物和载体材料性质、制剂目的等来选择适宜的载体材料。目前, 用于制备固体分散体的水溶性高分子材料主要有聚乙二醇类、聚乙烯吡咯烷酮类、泊洛沙姆以及聚氧乙烯等。

许东晖等[77]研究了聚乙烯吡咯烷酮 K30 对姜黄素的增溶作用, 制备的姜黄素固体分散体比姜黄素单体的溶解度提高了 880 倍以上, 且溶出速率明显增大。

研究表明, 以泊洛沙姆 188、壳聚糖和聚乙二醇等水溶性载体制备的姜黄素固体分散体也能改善姜黄素的溶出度和水溶性[78~81], 但聚乙二醇对姜黄素的增溶效果不如聚乙烯吡咯烷酮[82]。

姜黄素在固体分散体中以无定形形式存在, 增加了其溶解时的表面积, 所以制备的姜黄素固体分散体能够有效增加姜黄素的水溶性; 同时载体材料大多能与姜黄素分子中的酚羟基形成氢键, 通过氢键使姜黄素分子分散于大分子中, 使其容易溶解。但固体分散体的载体用量大, 导致生产成本高, 同时以无定形形式存在的姜黄素分子在生物体内如果不能及时被吸收, 容易产生重结晶。

## 1.4.3 微囊化技术

微囊化技术是利用天然或合成的高分子材料作为囊材, 将固态或液态药物包裹在囊材中制备成微囊的工艺技术, 采用水溶性囊材微囊化姜黄素可提高姜黄素的水溶性。

高群玉等[83]采用环糊精、环糊精衍生物及麦芽糊精等对姜黄素进行微胶囊化, 经微胶囊化后的姜黄素水溶性得到大大提高, 且对热、储存时间的稳定性也有一定改善。

## 1.4.4 脂质体制备技术

脂质体作为药物载体具有延长药物作用时间、改善水溶性、提高生物利用度以及增强靶向性等作用, 因此将姜黄素制备成脂质体可提高其水溶性, 改善其生物利用度。

许汉林、孙芸等[84~87]采用不同方法制备了姜黄素脂质体，得到的姜黄素脂质体具有包封率好、溶解度高的特点。用姜黄素脂质体制备的注射液分布快、消除慢、作用时间长。用姜黄素脂质体制备的口服液具有吸收快、清除慢的特点，其血药浓度远远高于姜黄素混悬液。

## 1.4.5 乳剂化技术

微乳是由油相、水相、乳化剂和助乳化剂组成的热力学稳定的均一胶体分散体系，可以增加难溶药物的溶解度，促进肠胃吸收。

王云红等[88]研究了姜黄素自乳化制剂的制备工艺，获得的优化处方为蓖麻油：吐温-80：无水乙醇＝28：55：20，自乳化制剂中姜黄素溶解度为 1.93mg·$mL^{-1}$，是姜黄素在水中溶解度（13.76$\mu g·mL^{-1}$）的 140.26 倍。

吴雪梅等[89,90]以肉豆蔻酸异丙酯为油相，聚氧乙烯氢化蓖麻油 RH40 为表面活性剂，乙醇为助表面活性剂制备了姜黄素自乳化药物传递系统（Cur SMEDDS），姜黄素在 SMEDDS 体系中的溶解度为 107.60mg·$g^{-1}$，比在水中的溶解度提高了7800 倍，同时微乳体系稳定性好。姜黄素微乳给药后明显提高了姜黄素的吸收量、体内存留时间和生物利用度，与姜黄素混悬液相比，体内吸收加快 4 倍，体内半衰期延长 8 倍左右，相对生物利用度为 1273.25％。姜黄素与泊洛沙姆、卵磷脂和油酸等制备的姜黄素亚微乳剂，稳定性提高，半衰期延长 2 倍左右。姜黄素微乳和亚微乳均对 K562 细胞具有一定的抑制作用，姜黄素微乳口服给药和姜黄素亚微乳腹腔注射给药对肝癌 H22 移植瘤具有明显的抑制作用。

## 1.4.6 前体药物及药质体技术

前体药物是一类在体外活性较小或无活性，但在体内经过酶或非酶作用，可以释放出活性物质而发挥药理作用的化合物。目前，利用前体药物技术提高母体药物水溶性、稳定性和生物利用度[91~93]已成为药物化学的重要研究领域。前体药物的重要制备方法之一是设计并合成含有药物结构的高分子化合物。

前体药物以共价键与高分子化合物相连接，连接键大多为酯键或酰胺键等。因此，为制备姜黄素前体药物，高分子化合物中必须能有与姜黄素形成共价键的官能团，如果没有，需引入活性功能基。

聚乙二醇（PEG）是 FDA 批准的能作为体内注射药物的聚合物之一，具有良好的亲水性和生物相容性。在 PEG 中引入活性功能基，然后与姜黄素中的酚羟基反应可制备水溶性姜黄素前体药物。厉凤霞等[94]采用二环己基碳酰亚胺/二甲氨基吡啶（DCC/ DMAP）偶联法，分别将葡萄糖和姜黄素引入双端羧基化的 PEG 链两端，合成了葡萄糖-PEG-姜黄素前体药物，聚乙二醇支载的姜黄素水溶性明显提高，其中 PEG2000 支载的姜黄素水溶性最好，负载量最高。

姜黄素与 PEG 及其功能化衍生物合成的姜黄素前体药物可有效提高姜黄素的水溶性，如果仅以提高姜黄素水溶性为前体药物设计目的，可采用小分子量的 PEG。但是，PEG 及其衍生物对姜黄素前体药物的生物利用度、半衰期、毒副作用以及生物活性等的影响还有待进一步研究。

### 1.4.7　其他技术

改善药物的水溶性与稳定性、提高其生物利用度的其他技术还有纳米粒与亚微粒制备技术、微球制备技术等。

刘占军等[95]利用自由基聚合法合成了壳聚糖-乙酸乙烯酯共聚物，再利用超声振荡技术制备姜黄素纳米粒，结果表明，姜黄素纳米粒呈球形，其粒径均一，包封率为 91.6%，且具有药物释放速率持续、稳定的特点。

陈德等[96]以聚乳酸-羟基乙酸共聚物为载体，利用 SPG 膜乳化制备了高、中、低三种载药量的姜黄素微球，微球载药量分别为 15.41%±0.40%、11.71%±0.39% 和 5.85%±0.21%，并研究了姜黄素微球中姜黄素的存在形式，结果表明，姜黄素以无定形的非晶体状态分散在聚乳酸-羟基乙酸共聚物中，且载药量较高的两批微球均有药物结晶现象。

# 1.5　姜黄素化学改性技术研究进展

姜黄素的结构包括芳香环和桥链，其中桥链是 $\beta$-二酮结构，所以姜黄素的结构修饰主要在以下几个方面：①1,7-位芳香环修饰衍生物，包括芳香环的改变、环上取代基位置和种类的变化；②桥链修饰衍生物，包括 $\beta$-二酮结构的变化、4-亚甲基上的取代等；③姜黄素金属配合物（如图 1-2 所示）。

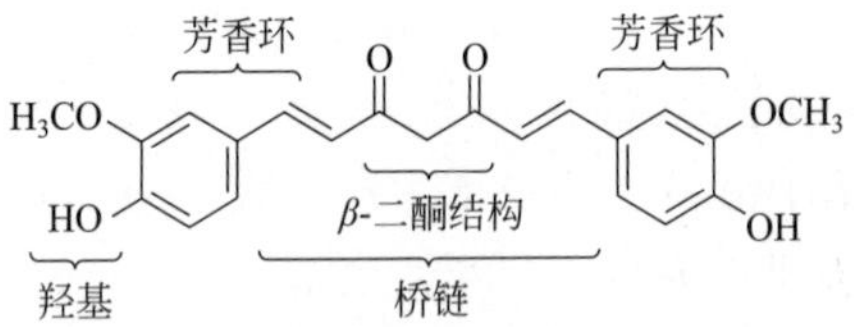

图 1-2　姜黄素的结构和修饰部位

### 1.5.1　1,7-位芳香环修饰衍生物

姜黄素苯环上含有—OH、—OCH₃，可被酰基、烷基、糖基、卤原子、酰氨基、烷氧基、烯丙氧基、硝基、磺氨基等基团取代[97~101]。

Tong 等[102]合成了两种马来酰亚胺氨基酸基姜黄素衍生物，其诱导膀胱癌细胞死亡的活性与姜黄素相当，但诱导正常人体细胞肾小管上皮细胞死亡的不良反应更小。

Dubey 等[103]合成了多种姜黄素-聚乙二醇的衍生物，虽然改善了姜黄素的水溶性，但是导致其细胞毒性增加。

Singh 等[104]合成了姜黄素和二肽、脂肪酸、维生素 B 的系列衍生物（共五种），抗菌及抗病毒试验表明，其中四种化合物的抗菌活性比姜黄素高 $3.7\sim27$ 倍，同时化合物二肽衍生物对疱疹性口炎病毒，脂肪酸衍生物对猫科冠状病毒、猫科疱疹病毒具有良好的抑制活性（$EC_{50}$ 分别为 $0.011\mu mol\cdot L^{-1}$、$0.029\mu mol\cdot L^{-1}$、$0.029\mu mol\cdot L^{-1}$）。

Shi 等[105]合成了姜黄素的二聚体以及姜黄素和聚酰胺-胺（PAMAM）的多聚体，其中姜黄素二聚体比姜黄素杀死神经肿瘤细胞的选择性更高，是一种很有前景的前体药物；姜黄素多聚体可显著提高姜黄素的水溶性。

## 1.5.2 桥链修饰衍生物

已见报道的姜黄素结构上的桥链修饰包括桥链还原修饰衍生物、桥链羰基修饰衍生物、桥链亚甲基修饰衍生物、芳香环和桥链同时修饰衍生物，以及桥链延长或缩短的姜黄素类似物等。

Changtam 等[106]合成了 19 种桥链还原的姜黄素衍生物，并研究其对稚虫和利什曼原虫的杀灭活性。结果表明，单个烯酮结构的化合物均有显著的杀稚虫活性，其中单烯酮结构的化合物的活性最佳[$EC_{50}=(0.053\pm0.007)\mu mol\cdot L^{-1}$]，是重氮氨苯脒乙酰甘氨酸盐活性的两倍。

Simoni 等[107]对姜黄素桥链羰基进行了修饰，得到了姜黄素烯胺酮、肟、异噁唑衍生物等 8 种化合物。在体外抗肝癌细胞 HA22T/VGH、乳癌细胞 MCF-7 及多抗药性乳癌细胞 MCF-7R 测试中，姜黄素异噁唑衍生物和双肟结构的化合物抗癌活性比姜黄素强得多。

为了提高姜黄素的生物亲和性，Kumar 等[108]合成了四种姜黄素的甘氨酸和核苷结合物：①di-O-glycinoylcurcumin；②di-O-glycinoyl-C4-glycylcurcumin；③5-deoxy-5-curcumin-ylthymidine（5-cur-T）；④2-deoxy-2-curcuminyluridine（2-cur-U）。化合物②的抗菌活性几乎是姜黄素的两倍。

## 1.5.3 具有查尔酮结构的姜黄素类似物

查尔酮类化合物广泛存在于高等植物的花、果实中，其基本结构为 1，3-二芳基丙烯酮，具有多种生物活性。从结构上看，它比姜黄素少了一个 $\alpha,\beta$-不饱和烯酮结构。

Robinson 等[109]做了大量的研究工作。两个苯环被苯基、1-萘基、2-萘基、2-吡啶基、3-吡啶基、9-蒽基、2-吡咯基、2-呋喃基、5-苯并[1,3]间二氧杂环戊烯基等单或双取代。姜黄素也可被其他烃基或 H 部分取代，成为不对称的半姜黄素（half-curcumin）。

Woo 等[110] 和 Ahn 等[111] 用香草醛、邻氨基苯乙酮缩合制得不对称查尔酮，并进一步对查尔酮上的氨基进行修饰。

### 1.5.4 姜黄素金属配合物

姜黄素由于含有两个由亚甲基连接的 $\alpha,\beta$-不饱和烯酮结构，其双羰基可和多种元素或其氧化物形成配合物，常见的有铜、钯、镓、铟、硼和五氧化二矾[3]。

通过对姜黄素的化学结构进行修饰，筛选得到的姜黄素衍生物可以有效改善姜黄素的水溶性、提高姜黄素的生物活性，这是促进姜黄素资源高效利用的基本方法和有效途径。

# 1.6  姜黄剩余物资源化利用研究进展

随着我国中药产业的发展，中药提取过程中剩余物的排放日益增多。现行的对剩余物采取的堆放、填埋和焚烧等粗放的处理方式，不仅是对资源的巨大浪费，同时也会对环境造成极大的污染。因此，中药提取剩余物的生态化、资源化利用研究势在必行。

姜黄经提取姜黄素和姜黄油后，会产生大量的剩余物，这些剩余物中不仅残留有一定量的姜黄素，还含有淀粉、粗蛋白、粗脂肪、粗纤维、生物碱以及微量元素等物质。如何有效地对姜黄提取剩余物进行合理的利用，使其不污染环境，又能变废为宝，实现废弃物资源的再利用，已成为研究的热点问题之一[112]。

张旭等[113] 研究了姜黄渣对蛋鸡生产性能、蛋品质及蛋黄胆固醇和丙二醛含量的影响。结果表明，饲料中添加 1.5% 的姜黄渣能有效提高蛋鸡的合格蛋率，降低次品蛋率和软破蛋率，同时，饲料中添加 0.5%、1.0% 和 1.5% 的姜黄渣能有效降低鸡蛋蛋黄中胆固醇和丙二醛的含量。

Chen 等[114] 将姜黄渣添加到饲料中喂养中华鳖，探讨其对中华鳖存活率及抗高温应激能力的改善作用。结果表明，饲料中添加姜黄渣对中华鳖具有增强抗高温能力的功效，能有效提高中华鳖的存活率，拓宽了姜黄渣在水产饲料添加剂方面的应用。

# 1.7  研究目的与意义

我国南方的四川、广东、广西等地区的姜黄资源非常丰富，然而，由于生产水平低、资源消耗高、主要产品为姜黄素粗提物等初级产品和半成品、产品质量较差，导致其缺乏市场竞争力。加工技术的落后严重影响了广大农民种植的积极性，因此，改进姜黄生产技术、提高姜黄素等产品的质量、提升生产企业的经济效益是促进姜黄产业良性循环发展的首要任务。

　　姜黄中的主要成分姜黄素具有抗氧化、抗肿瘤和抗菌等多种生理活性，在食品、药品及化工等领域具有广阔的应用前景。然而，姜黄素在酸性或中性环境中水溶性差、不稳定及生物利用度较低等天然缺陷成为姜黄素类产品开发的技术瓶颈，严重制约着姜黄素的广泛应用。药物制剂技术是提高药物水溶性和稳定性的有效途径；以姜黄素为先导化合物，利用化学改性技术合成姜黄素类似物，筛选生物活性更高的活性化合物是从根本上解决姜黄素天然缺陷的有效技术手段。因此，对姜黄素进行物理化学改性，可有效解决姜黄素水溶性差、不稳定及生物利用度较低等问题。

　　目前，国内对姜黄的加工利用还较粗放，以单一的姜黄素或姜黄油的提取、分离为主，而对姜黄素和姜黄油的综合高效利用，以及提取姜黄油和姜黄素后得到的姜黄渣进行循环利用的集成技术的研究相对较少。姜黄作为一种食药兼用的植物，全身是宝。因此，实现对姜黄的全资源化利用，不仅可以有效提高加工企业的经济效益，同时也可减轻姜黄加工剩余物对环境造成的污染。加工企业经济效益的提高，势必将带动姜黄种植业的快速发展，延长姜黄产业链，实现姜黄资源的高值化利用，助力精准扶贫，具有显著的社会效益。

## 参 考 文 献

[1] 肖小河，苏中武，乔传卓，等.姜黄属药用植物研究进展[J].中草药，1997，28(2)：114-119.

[2] Govindarajan V S. Turmeric-chemistry, technology and quanlity [J]. Critical Reviews in Food Science and Nutrition，1980，12(3)：199-301.

[3] 旷春桃.姜黄素的包合、结构修饰及姜黄饲料添加剂研究[D].长沙：中南林业科技大学，2012.

[4] 韩刚，霍文，李秋影，等.姜黄素的稳定性研究[J].中成药，2007，29(2)：291-293.

[5] Natarajan C P, Lewis Y S. Technology of Ginger and Turmeric-In Status Papers and Abstracts[C].National Seminar on Ginger and Turmeric，Central Plantation Crops Research Institute，Calicut，India，1980，8：83-89.

[6] 汤敏燕，汪洪武，孙凌峰.中药姜黄挥发油化学成分研究[J].江西师范大学学报(自然科学版)，2000，24(3)：274-276.

[7] 杭太俊，张正行，相秉仁，等.姜黄挥发油毛细管气相色谱指纹谱的标准化和数字化研究[J].中草药，2003，34(9)：793-797.

[8] 李瑞敏.鲜姜黄中姜黄素的提取分离及纯化工艺研究[D].长沙：中南林业科技大学，2013.

[9] Ramachandraiah O S, Azeemoddin G, Charyulu J K, et al. Isolation, characteristics, chemical composition andmicrobial activity of turmeric(Curcuma longa Syn. C. domestica valeton) leaf oil[J]. Indian Perfumer，2002，46(3)：211-216.

[10] Singh R，Chandra R，Bose M，et al. Antibacterial activity of Curcuma longa rhizome extract on pathogenic bacteria [J]. Curr Sci，2002，83(6)：737-740.

[11] Giang T S. Study on chemical components and separation of curcumin from rhizome Curcuma longa [J]. Tap Chi Duoc Hoc，2002，1：15-17.

[12] Apisariyakul A，Vanittanakom N，Buddhasukh D. Antifungal activity of turmeric oil extractedfrom Curcuma longa(Zingiberaceae)[J]. J Ethnopharmacol，1995，49：163-169.

[13] Singh G, OmPrakash Maurya S. Chemical and biocidal investigations on essential oils of some Indian Curcuma species [J]. Progress in Crystal Growth and Characterization of Materials, 2002,45(1-2): 75-81.

[14] Chandra D, Gupta S S. Anti-inflammatory and antiarthritic activity of volatile oil of Curcuma longa(Haldi) [J]. Indian J Med Res, 1972 , 60: 138-142.

[15] 石雪蓉, 顾健, 谭睿. 姜黄挥发油抗肿瘤作用机制研究[J]. 中药药理与临床, 2003, 19(6): 15-16.

[16] Tawatsin Λ, Wratten S D, Scott R R, et al. Repellency of volatile oils from plants against three mosquito vectors [J]. J Vector Ecol, 2001, 26: 76-82.

[17] Tripathi A K, Prajapati V, Verma N, et al. Bioactivities of the leaf essential oil of Curcuma Longa(var. Ch-66) on three stored-product beetles(Coleoptera) [J]. J Economic Entomology,2002, 95(1): 183-189.

[18] 赵泽贞, 温登瑰, 魏丽珍, 等. 姜黄油抗突变作用机理进一步试验研究[J]. 癌变•畸变•突变, 1999, 11 (2): 75-77.

[19] 李诚秀, 李玲, 罗俊, 等. 姜黄挥发油对呼吸道作用的研究[J]. 中国中药杂志, 1998, 23(10): 624-626.

[20] 凌关庭. 抗氧化食品与健康[M]. 北京: 化学工业出版社, 2004: 22-23.

[21] Mara M Braga, Patriaciaf Leal, Joae Carvalho, et al. Comparison of Yield, Composition, and Antioxidant Activity of Turmeric(Curcuma longa L. ) Extracts Obtained Using Various Techniques [J]. J Agric Food Chem, 2003, 51: 6604-6611.

[22] Jeng-Leun Mau, Eric Y C Lai, Wang N P, et al. Composition and antioxidant activity of the essential oil from curcuma zedoaria[J]. Food Chem, 2003, 82(4): 583-591.

[23] 江琰, 陈训. 四种植物挥发油对食用油脂抗氧化作用的研究[J]. 贵州科学, 2006, 24(2): 20-23.

[24] Priyanka Rathore, Preeti Dohare, Saurabh Varma, et al. Curcuma Oil: Reduces Early Accumulation of Oxidative Product and is Anti-apoptogenic in Transient Focal Ischemia in Rat Brain [J]. Neurochem Res, 2008 , 33(11): 2376.

[25] 赵心宇, 孟秀香, 贾莉, 等. 姜黄素抗肿瘤机制实用药物与临床[J]. 2006, 9(1): 51-52.

[26] Kuttan R, Bhanumathy P, Nirmala K, et al. Potential anticancer activity of turmeric(curcuma-longa) [J]. Cancer Letters, 1985, 29(2): 197-202.

[27] Kawamori T, Lubet R, Steele V E, et al. Chemopreventive effect of curcumin, a naturally occurring anti-inflammatory agent, during the promotion/progression stages of colon cancer [J]. Cancer Research, 1999, 59(3): 597-601.

[28] Rao T S, Basu N, Siddiqui H H. Anti-inflammatory activity of curcumin analogs [J]. Indian Journal of Medical Research, 1982, 75(4): 574-578.

[29] 赵保路, 马学海. 氧自由基和天然抗氧化剂[M]. 北京: 科学出版社, 2002.

[30] Masuda T, Isobe J, Jitoe A, et al. Antioxidative curcuminoids from rhizomes of curcuma-xanthorrhiza [J]. Phytochemistry, 1992, 31(10): 3645-3647.

[31] Okada K, Wangpoengtrakul C, Tanaka T, et al. Curcumin and especially tetra-hydrocurcumin ameliorate oxidative stress-induced renal injury in mice [J]. Journal of Nutrition, 2001, 131(8): 2090-2095.

[32] Su H C F, Horvat R, Jilani G. Isolation, purification, and characterization of insect repellents from curcuma-longa l [J]. Journal of Agricultural and Food Chemistry, 1982, 30(2): 290-292.

[33] Jilani G, Su H C F. Laboratory studies on several plant materials as insect repellants for protection of cereal-grains [J]. Journal of Economic Entomology, 1983, 76(1): 154-157.

[34] 丁伟. 14种中药植物杀虫活性的初步研究[J]. 西南农业大学学报(自然科学版), 2003, 25(5): 417-420.

[35] 张永强, 丁伟, 赵志模. 姜黄素类化合物对朱砂叶螨的生物活性[J]. 昆虫学报, 2007(12): 1304-1308.

[36] Kim M K, Choi G J, Lee H S. Fungicidal property of curcuma longa l. Rhizome-derived curcumin against phytopathogenic fungi in a greenhouse [J]. Journal of Agricultural and Food Chemistry, 2003, 51(6):

1578-1581.

[37] 杨帮. 美洲商陆和姜黄提取物抑菌活性的研究[J]. 西南农业大学学报（自然科学版），2005，27（3）：297-300.

[38] Asai A，Miyazawa T. Dietary curcuminoids prevent high-fat diet-induced lipid accumulation in rat liver and epididymal adipose tissue [J]. Journal of Nutrition，2001，131(11)：2932-2935.

[39] Suresh Babu P，Srinivasan K. Influence of dietary curcumin and cholesterol on the progression of experimentally induced diabetes in albino rat [J]. Molecular and Cellular Biochemistry，1995，152(1)：13-21.

[40] Reddy A C P，Lokesh B R. Effect of curcumin and eugenol on iron-induced hepatic toxicity in rats[J]. Toxicology，1996，107(1)：39-45.

[41] Oetari S，Sudibyo M，Commandeur J N M，et al. Effects of curcumin on cytochrome p450 and glutathione s-transferase activities in rat liver[J]. Biochemical Pharmacology，1996，51(1)：39-45.

[42] 刘永刚，陈厚昌，蒋毅萍. 姜黄素抗肝纤维化的实验研究[J]. 时珍国医国药，2002(5)：273-275.

[43] 杨伟峰，陈厚昌. 联用阿米洛利与姜黄素预防大鼠肝纤维化的实验研究[J]. 胃肠病学和肝病学杂志，2003（05）：424-426.

[44] 杨伟峰，陈厚昌，蒋毅萍. 姜黄素与阿米洛利联用对大鼠肝星状细胞氧应激所致纤维化的抑制作用[J]. 中药材，2003(11)：795-798.

[45] 胡小军. 正交法优化姜黄油提取工艺的研究[J]. 食品与药品，2007，9(5)：4-6.

[46] 葛发欢，史庆龙，谭晓华，等. 超临界$CO_2$萃取姜黄油的工艺研究[J]. 中药，1997，20(7)：345-350.

[47] 李湘洲，张炎强. 超临界$CO_2$静动态结合萃取姜黄油的工艺[J]. 北京理工大学学报，2007，27(4)：366-369.

[48] 刘树兴，胡小军. 超临界二氧化碳萃取姜黄油的工艺研究[J]. 中国油脂，2004，29(4)：18-20.

[49] 冉启良，周显荣. 姜黄素制取新工艺的研究[J]. 食品科学，1988，(5)：12-15.

[50] 熊国华，李稳宏. 食用天然色素姜黄素的提取[J]. 精细化工，1991，8(5)：26.

[51] 王贤纯. 姜黄的综合利用[J]. 食品研究与开发，1992，(3)：1-6，17.

[52] 董海丽，纵伟. 酶法提取姜黄素的研究[J]. 纯碱工业，2000，(6)：55-57.

[53] 张有林，韩军岐，卢琛慧，等. 姜黄色素提取及防腐效果研究[J]. 农业工程学报，2005，21(2)：144-148.

[54] 唐课文，易健民，李立. 微波萃取吸附分离法提取姜黄素的研究[J]. 化工进展，2005，24(6)：647-650.

[55] 张炎强. 姜黄活性成分的提取、分离纯化及鉴定分析[D]. 长沙：中南林业科技大学，2007.

[56] 李湘洲，张炎强，刘艳华，等. 不同方法提取姜黄色素的研究[J]. 林产化学与工业，2006，26(4)：83-86.

[57] 秦炜，郑涛，原永辉. 超声场对姜黄素提取过程的强化[J]. 清华大学学报（自然科学版），1998，38(6)：46-48.

[58] 刘树兴，胡小军，张薇，等. 超声强化提取姜黄色素的研究[J]. 食品科学，2004，(2)：53-55.

[59] 宿树兰，吴启南，欧阳臻，等. 超临界$CO_2$萃取测定姜黄中姜黄素的实验研究[J]. 中国中药杂志，2004，29(9)：857-860.

[60] 彭永芳，马银海，李维莉. 水溶性姜黄色素提取工艺的优化[J]. 食品科学，2001，22(9)：40-42.

[61] 张建超，肖琪，程光明，等. 分离纯化姜黄素的大孔树脂筛选[J]. 湖北中医杂志，2009，31(4)：56-58.

[62] 刘硕谦，刘仲华，田娜，等. 柱色谱法分离制备姜黄素的研究[J]. 色谱，2004，22(4)：457-458.

[63] 张玉领，陈培，王季茹，等. 姜黄素提取条件的正交设计及硅胶柱色谱纯化的研究[J]. 价值工程，2010，29(16)：241-242.

[64] 王贤纯. 活性炭柱层析法分离姜黄素[J]. 生物学杂志，2000，17(5)：8-10.

[65] 段正康，曾志丁，罗爱文，等. 活性白土柱层析法分离提纯姜黄素[J]. 湘潭大学学报（自然科学版），2011，33(1)：78-83.

[66] 戴汉松,单堂云,高艳,等.姜黄素的提取及其甲基化研究[J].天然产物研究与开发,2008(20):254-256.

[67] 袁利佳.姜黄素静脉注射乳剂的制备[D].长春:吉林大学,2007.

[68] 刘保启,胡孝忠,王玉春,等.姜黄素的提取、分离和测定[J].中华国际医学杂志,2003,3(2):183-184.

[69] Tønnesen H H, Karlsen J. Studies on curcumin and curcuminoids. Ⅵ. Kinetics of curcumin degradation in aqueous solution [J]. Z Lebensm-Unters Forsch,1985,180(5):402-404.

[70] Tønnesen H H, Karlsen J. Studies on curcumin and curcuminoids. Ⅴ. Alkaline degradation of curcumin [J]. Z Lebensm-Unters Forsch, 1985,180(2):132-134.

[71] Tønnesen H H, Karlsen J, Beijersbergen van Henegouwen G. Studies on curcumin and curcuminoids. Ⅷ. Photochemical stability of curcumin [J]. Z Lebensm-Unters Forsch, 1986,183(2):116-122.

[72] Sharma R A, Mc Lelland H R, Hill K A, et al. Pharmacodynamic and pharmacokinetic study of oral Curcuma extract in patients with colorectal cancer[J]. Clinical Cancer Research, 2001, 7(7):1894-1900.

[73] 高振坤,王兰.姜黄素-羟丙基-$\beta$-环糊精包合物的制备及其理化性质研究[J].中国药房,2007,18(13):999-1000.

[74] 李剑明.水溶性姜黄色素的制备及其抗肺癌转移作用的实验研究[D].重庆:第三军医大学西南医院,2005.

[75] 李剑明,杨和平,白中红,等.姜黄素可溶性制剂对小鼠结肠癌C26细胞在体诱导血管生成的抑制作用[J].中国肿瘤生物治疗杂志,2008,15(1):56-59.

[76] 李香,林秀丽.$\beta$-环糊精及其衍生物对姜黄素的增溶和荧光增强作用[J].中国医药工业杂志,2008,39(3):194-198.

[77] 许东晖,王胜,梅雪婷,等.聚乙烯吡咯烷酮K30对姜黄素的增溶作用研究[J].中药材,2008,31(3):438-442.

[78] 黄秀旺,许建华,吴国华,等.姜黄素固体分散体的制备及体外溶出特性[J].福建中医学院学报,2008,18(5):30-33.

[79] 刘钰,栾立标.姜黄素固体分散体的制备及体外溶出度测定[J].药学进展,2006,30(1):40-42.

[80] 关辉,欧阳梅,梁娇旸,等.姜黄素固体分散体的制备和溶出度考察[J].沈阳药科大学学报,2009,26(12):945-950.

[81] 刘延敏,王传胜,韩刚,等.姜黄素固体分散体的制备及体外溶出度测定[J].哈尔滨医科大学学报,2006,40(4):327-328.

[82] 韩刚,孙广利,孔晶晶,等.姜黄素增溶方法的比较研究[J].时珍国医国药,2009,20(2):416-417.

[83] 高群玉,黄立新,周俊侠,等.姜黄色素及其微胶囊化的应用研究[J].食品科技,2000,(3):35-37.

[84] 许汉林,孙芸,邵继征,等.姜黄素脂质体在大鼠体内药代动力学研究[J].湖北中医学院学报,2007,9(1):42-43.

[85] 许汉林,孙芸,邵继征,等.不同方法制备姜黄素脂质体的研究[J].中国中医药信息杂志,2006,13(7):51-52.

[86] 孙芸.姜黄素脂质体的制备及其药代动力学研究[D].武汉:湖北中医学院,2006.

[87] 许汉林,张念,程光明,等.姜黄素脂质体制备工艺的研究[J].湖北中医学院学报,2009,11(1):36-39.

[88] 王云红,汪圣华,杨荣平,等.姜黄素自乳化制剂的设计、优化及质量评价[J].中药材,2010,33(12):1933-1937.

[89] 吴雪梅.姜黄素新剂型:自乳化和亚微乳给药系统的研究[D].福州:福建医科大学,2010.

[90] 吴雪梅,张晶,许建华,等.姜黄素自微乳化给药系统的体内外评价[J].福建医科大学学报,2010,44(3):172-177.

[91] Conover C D, Zhao H, Longley C B, et al. Utility of poly(ethylene glycol) conjugation to create prodrugs of amphotericin B[J]. Bioconjugate Chemistry, 2003, 14(3):661-666.

[92] Conover C D, Greenwald R B, Pendri A, et al. Camptothecin delivery systems: enhanced efficacy and tumor accumulation of camptothecin following its conjugation to polyethylene glycol via a glycine linker[J]. Cancer Chemotherapy and Pharmacology, 1998, 42(5): 407-414.

[93] Karen M, Caroline M P. Oseltamivir: a review of its use in in-fluenza [J]. Drugs, 2001, 61(2): 263-283.

[94] 厉凤霞, 李晓丽, 李斌. 葡萄糖-聚乙二醇-姜黄素的合成及其对姜黄素性能的改善[J]. 合成化学, 2011, 19(1): 15-18.

[95] 刘占军, 韩刚, 于九皋, 等. 姜黄素纳米粒的制备和释药性能[J]. 中药材, 2009, 32(2): 277-279.

[96] 陈德, 刘意, 范凯燕, 等. 姜黄素微球中药物存在形式与释药行为的关系研究[J]. 药学学报, 2016, 51 (1): 140-146.

[97] Majhi A, Rahman G M, Panchal S, et al. Binding of curcumin and its long chain derivatives to the activator binding domain of novel protein kinase[J]. Bioorganic & Medicinal Chemistry, 2010, 18(4): 1591-1598.

[98] Tanaka R, Tsujii H, Yamada T, et al. Novel 3α-methoxyserrat-14-en-21β-ol(pj-1) and 3β-methoxyserrat-14-en-21β-ol(pj-2)-curcumin, kojic acid, quercetin, and baicalein conjugates as hiv agents [J]. Bioorganic & Medicinal Chemistry, 2009, 17(14): 5238-5246.

[99] Ligeret H, Barthelemy S, Doulakas G B, et al. Fluoride curcumin derivatives: New mitochondrial uncoupling agents [J]. FEBS Letters, 2004, 569(1-3): 37-42.

[100] Jankun J, Aleem A M, Malgorzewicz S, et al. Synthetic curcuminoids modulate the arachidonic acid metabolism of human platelet 12-lipoxygenase and reduce sprout formation of human endothelial cells [J]. Molecular cancer therapeutics, 2006, 5(5): 1371-1382.

[101] Fuchs J R, Pandit B, Bhasin D, et al. Structure-activity relationship studies of curcumin analogues[J]. Bioorganic & Medicinal Chemistry Letters, 2009, 19(7): 2065-2069.

[102] Tong Q S, Zheng L D, Lu P, et al. Apoptosis-inducing effects of curcumin derivatives in human bladder cancer cells [J]. Anti-Cancer Drugs, 2006, 17(3): 279-287.

[103] Dubey S K, Sharma A K, Narain U, et al. Design, synthesis and characterization of some bioactive conjugates of curcumin with glycine, glutamic acid, valine and demethylenated piperic acid and study of their antimicrobial and antiproliferative properties [J]. European Journal of Medicinal Chemistry, 2008, 43(9): 1837-1846.

[104] Singh R K, Rai D, Yadav D, et al. Synthesis, antibacterial and antiviral properties of curcumin bioconjugates bearing dipeptide, fatty acids and folic acid [J]. European Journal of Medicinal Chemistry, 2010, 45(3): 1078-1086.

[105] Shi W, Dolai S, Rizk S, et al. Synthesis of monofunctional curcumin derivatives, clicked curcumin dimer, and a pamam dendrimer curcumin conjugate for therapeutic applications [J]. Organic Letters, 2007, 9 (26): 5461-5464.

[106] Changtam C, De Koning H P, Ibrahim H, et al. Curcuminoid analogs with potent activity against trypanosoma and leishmania species[J]. European Journal of Medicinal Chemistry, 2010, 45 (3): 941-956.

[107] Simoni D, Rizzi M, Rondanin R, et al. Antitumor effects of curcumin and structurally [beta]-diketone modified analogs on multidrug resistant cancer cells[J]. Bioorganic & Medicinal Chemistry Letters, 2008, 18(2): 845-849.

[108] Kumar S, Narain U, Tripathi S, et al. Syntheses of curcumin bioconjugates and study of their antibacterial activities against beta-lactamase-producing microorganisms[J]. Bioconjugate Chemistry, 2001, 12(4): 464-469.

[109] Robinson T P, Hubbard R B, Ehlers T J, et al. Synthesis and biological evaluation of aromatic enones

related to curcumin[J]. Bioorganic & Medicinal Chemistry，2005，13(12)：4007-4013.

［110］Woo H B，Shin W S，Lee S，et al. Synthesis of novel curcumin mimics with asymmetrical units and their anti-angiogenic activity[J]. Bioorganic & Medicinal Chemistry Letters，2005，15(16)：3782-3786.

［111］Ahn C M，Park B G，Woo H B，et al. Synthesis of sulfonyl curcumin mimics exerting a vasodilatation effect on the basilar artery of rabbits[J]. Bioorganic & Medicinal Chemistry Letters，2009，19(5)：1481-1483.

［112］赵振坤，王淑玲，丁刘涛，等.中药药渣再利用研究进展[J].杭州师范大学学报(自然科学版)，2012，11(1)：38-42.

［113］张旭，蒋桂韬，王向荣，等.姜黄渣对蛋鸡生产性能、蛋品质及蛋黄胆固醇和丙二醛含量的影响[J].动物营养学报，2016，28(9)：2795-2801.

［114］Chen Y，Zhang Y F，Qian H C，et al. Supplementation with turmeric residue increased survival of the Chinese soft-shelled turtle(Pelodiscus sinensis) under high ambient temperatures[J]. Journal of Zhejiang University-SCIENCE B(Biomedicine & Biotechnology)，2018，19(3)：245-252.

# 第2章 姜黄油的提取分离、结构鉴定及活性研究

姜黄根茎中含有丰富的姜黄油，可通过水蒸气蒸馏或有机溶剂萃取等方法提取获得，主要成分为倍半萜和单萜类化合物。现代研究表明，姜黄油具有抑菌、抗炎、抗癌等多种生物活性，已广泛应用于食品、医药、日化等领域[1~10]。

姜黄油的提取率和成分受原料类型、提取方法等多种因素的影响，而成分的差异导致姜黄油的活性差异较大，影响其最终的应用。因此，本章以鲜姜黄、干姜黄、姜黄渣为研究对象，系统地研究了不同提取方法对姜黄油提取率、提取产物组成及产物抑菌活性的影响，旨在为姜黄中姜黄油的高效利用提供理论依据。

## 2.1 材料、仪器与方法

### 2.1.1 材料与仪器

鲜姜黄、干姜黄，产地为广西南宁，经中南林业科技大学喻勋林教授鉴定为姜科植物姜黄（*Curcuma longa* L.）的根茎。鲜姜黄洗净，切成 1~2mm 左右小块备用，干姜黄粉碎并过 40 目筛备用。姜黄渣，由鲜姜黄经匀浆提取姜黄素后过滤、室内阴干所得。

TRACE GC-MS 气相色谱质谱联用仪，美国 Thermo-Finnigan 公司；KQ-5200E 超声波发生器，昆山市超声仪器有限公司；旋转蒸发仪，郑州长城工贸有限公司；AUY220 电子分析天平，日本岛津国际贸易有限公司；数显恒温水浴锅，金山市大地自动化仪器厂；SHZ-D 循环水式真空泵，巩义市予华仪器有限公司。

石油醚（60~90℃）、乙醇等试剂均为分析纯；实验室自制蒸馏水。

### 2.1.2 方法

#### 2.1.2.1 鲜姜黄、干姜黄和姜黄渣中姜黄油的化学成分研究

（1）鲜姜黄中水分含量的测试 依据《中华人民共和国药典》（简称《中国药典》）2010 版一部附录Ⅸ H 项水分测定中的烘干法测得鲜姜黄中水分含量为 75.88%。

（2）鲜姜黄及干姜黄原料中姜黄油含量的测定 依据《中国药典》2010 版一

部附录ⅩD项水蒸气蒸馏法测定鲜姜黄和干姜黄中挥发油的含量。具体如下：

① 鲜姜黄中姜黄油含量分析。称 60g 鲜姜黄块于 1000mL 圆底烧瓶内，加入 500mL 水，连接水蒸气蒸馏装置并加热，保持微沸至油量不增加为止，得姜黄油蒸馏物，经无水 $Na_2SO_4$ 干燥后得姜黄油，备用。

② 干姜黄中姜黄油含量分析。称 12g 姜黄粉于 500mL 圆底烧瓶内，加入 300mL 水，连接水蒸气蒸馏装置并加热，保持微沸至油量不增加为止，得姜黄油蒸馏物，经无水 $Na_2SO_4$ 干燥得姜黄油，备用。

（3）干姜黄中姜黄油的提取

① 水蒸气蒸馏法。称取一定量的干姜黄粉末置于挥发油提取器中，按既定固液比加入蒸馏水，保持水沸腾，提取一定时间后静置 30min，收集姜黄油，干燥后称重，计算提取率。姜黄油提取率计算见式（2-1）。

$$提取率(\%) = \frac{提取姜黄油的质量(g)}{原料中姜黄油含量(g)} \times 100\% \tag{2-1}$$

② 微波辅助水蒸气蒸馏法。称取一定量的干姜黄粉末，按既定固液比加入蒸馏水，设置微波发生器的温度使水保持微沸，提取一定时间后静置 30min，收集姜黄油，干燥后称重，计算提取率。

③ 超临界流体萃取法。称取一定量的干姜黄粉末，装入料筒后置于萃取釜中，按梯度升压、静态预置等预处理工艺进行试验，考察萃取温度、萃取压力、$CO_2$ 流量、萃取时间等因素对姜黄油提取效果的影响，并通过正交试验优化超临界萃取姜黄油的工艺条件。萃取过程中通过降低压力和温度使萃取物在分离釜中析出，收集后称重，低温保存备用，计算姜黄油的得率。

（4）姜黄渣中姜黄油的提取　鲜姜黄经匀浆提取姜黄素后，过滤后得到的姜黄渣中仍含有较多姜黄油，本试验以石油醚为提取溶剂，利用超声辅助提取法和索氏提取法对姜黄渣中的姜黄油进行提取，并比较二者的提取效果。

① 姜黄渣中姜黄油的索氏提取法。称 20g 姜黄渣，滤纸包裹后置于索氏抽提器内，加入 300mL 石油醚，在 85℃下抽提 6h。抽提液旋转蒸发回收石油醚，得姜黄油，平行试验 5 次。

② 姜黄渣中姜黄油的超声辅助提取法。称 20g 姜黄渣置于 500mL 的锥形瓶中，加入 200mL 石油醚，提取 30min，反复提取 2 次，过滤，合并提取液并旋转蒸发回收石油醚，得姜黄油，平行试验 5 次。

（5）姜黄油得率的计算

按式（2-2）计算姜黄油得率 $D$：

$$D = \frac{M_1}{M} \times 100\% \tag{2-2}$$

式中，$D$ 为姜黄油的得率，%；$M_1$ 为姜黄油的质量，g；$M$ 为姜黄原料的质量，g。

#### 2.1.2.2 姜黄油的分离纯化与结构鉴定研究

（1）分子蒸馏工艺流程 利用超临界流体萃取姜黄得到的萃取物成分复杂，其中包含精油、脂肪酸、油脂、少量姜黄色素、水分及固体物质。因此，必须对萃取物进行精制，分段收集，以达到综合利用的目的。取姜黄萃取物，过滤，加无水硫酸钠干燥后低温保存备用。

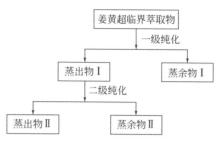

图 2-1 分子蒸馏试验工艺流程图

MD-S80 型刮膜式分子蒸馏设备属于单级分子蒸馏设备，为获得纯度更高的产品，可以采用多级操作。如图 2-1 所示，本试验设计了单级分子蒸馏工艺用于脱色素和油脂，得到的姜黄精油类产品纯度高；二级分子蒸馏工艺用于分段富集各精油成分，以得到一系列功能不同的姜黄油产品。挥发油的主要成分一般包括单萜、倍半萜及它们的含氧衍生物，其中含氧衍生物大多具有较强的生物活性及芳香性气味。

其中蒸出物含量和蒸余物含量的计算见式（2-3）和式（2-4）。

$$蒸出物含量 = \frac{蒸出物质量(g)}{进料质量(g)} \times 100\% \tag{2-3}$$

$$蒸余物含量 = \frac{蒸余物质量(g)}{进料质量(g)} \times 100\% \tag{2-4}$$

（2）气相色谱-质谱联用分析 Thermo Finnigan TRACE GC-TRACE MS 气相色谱-质谱联用仪，NIST 标准谱库。

色谱条件：色谱柱为 RTX-5MS 石英毛细管柱（0.25mm×30m，0.25μm），程序升温，初始温度 80℃，升温速率 5℃·min⁻¹，终止温度 230℃。进样口温度 250℃，进样量 0.2μL，以不分流方式进样。载气为高纯 He（99.999%），流速 1.0mL·min⁻¹。

质谱条件：电离方式为 EI，电子能量 70eV，离子源温度 200℃，扫描范围 40~500amu。

#### 2.1.2.3 姜黄油的抑菌活性分析

（1）菌悬液的制备 将试验菌从 4℃的冰箱中取出并接种于新鲜斜面培养基上，其中细菌接种于牛肉膏蛋白胨培养基上，37℃恒温培养 24h，霉菌接种于 PDA 培养基上，28℃恒温培养 48h。恒温培养活化后，从斜面上挑取两环菌落置于 100mL 无菌水中，轻轻搅拌制成混悬液，用无菌水稀释 10 倍后用血细胞计数板计数，确定菌液稀释度，使最终的菌悬液中菌含量为每毫升 $10^5 \sim 10^6$ 个，备用。

（2）抑菌圈的测定　按无菌操作方式将 5mL 培养基倒入无菌培养皿中，待培养基凝固后吸取 0.4mL 菌悬液置于培养基表面，用无菌涂布棒涂布均匀，再用无菌镊子以无菌操作方式取出已浸泡 2h 的各溶液滤纸片，按培养皿的标号将滤纸片放入培养基表面相应位置。将培养皿置于培养箱中恒温倒置培养：细菌于 37℃ 下恒温培养 24h；霉菌于 28℃ 下恒温培养 48h。培养结束，取出并测定滤纸片抑菌圈直径大小，比较抑菌效果。

（3）最小抑菌浓度的测定　混菌法培养细菌的最小抑菌浓度的测定以有无抑菌圈为判断标准。吸取菌悬液 1mL 置于直径为 8mm 的无菌培养皿中，再分别加入 9mL 已融化的培养基，静置凝固后制成含菌平板，将待测试剂用石油醚溶解稀释成不同浓度，按上述条件进行培养，并观察有无抑菌圈。

# 2.2　结果与分析

## 2.2.1　鲜姜黄和干姜黄中姜黄油的化学成分分析

按 2.1.2.1（3）中的水蒸气蒸馏法，测得干姜黄中姜黄油含量为 5.01%，鲜姜黄中姜黄油含量为 1.49%（以干物质计算为 6.18%）。采用 GC-MS 技术对提取得到的两种姜黄油进行分析，其总离子流图分别见图 2-2 和图 2-3，分析结果见表 2-1。

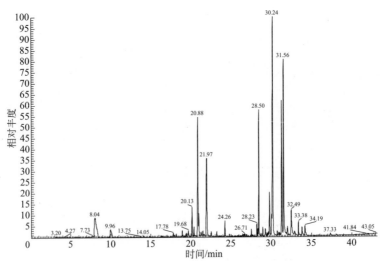

图 2-2　鲜姜黄中姜黄油的总离子流图

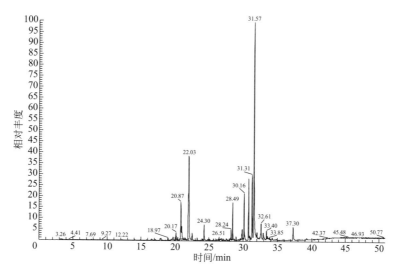

图 2-3 干姜黄中姜黄油的总离子流图

表 2-1 干姜黄和鲜姜黄中姜黄油的主要化学成分及含量

| 编号 | 保留时间/min | 化合物名称 | 分子量 | 在干姜黄中的相对含量/% | 在鲜姜黄中的相对含量/% |
|---|---|---|---|---|---|
| 1 | 8.04 | 1,8-桉叶素 | 154 | — | 5.51 |
| 2 | 9.96 | α-异松油烯 | 136 | — | 1.48 |
| 3 | 20.13 | α-依兰烯 | 204 | 1 | 2.05 |
| 4 | 20.88 | α-姜烯 | 204 | 4.84 | 11.33 |
| 5 | 20.99 | 香橙烯 | 204 | 1.96 | — |
| 6 | 21.97 | α-姜黄烯 | 202 | 18.05 | 8.81 |
| 7 | 28.50 | 姜黄新酮 | 218 | 3.22 | 7.43 |
| 8 | 30.24 | 姜黄酮 | 218 | 5.03 | 21.77 |
| 9 | 30.8 | 莪术酮 | 230 | 5.67 | — |
| 10 | 31.32 | 未知成分 1 | 120 | 7.46 | 8.78 |
| 11 | 31.56 | 芳姜黄酮 | 216 | 28.95 | 11.91 |
| 12 | 32.49 | 未知成分 2 | — | 2.75 | 2.62 |
| 13 | 37.70 | 莪术烯醇 | 234 | 2.21 | 0.79 |

由 GC-MS 分析可知，干姜黄水蒸气蒸馏提取得到的姜黄油共分离出 64 个色谱峰，其中含量大于 0.5% 的峰共有 21 个，占总含量的 91.05%；含量大于 1% 的峰共有 15 个，占总含量的 86.81%；含量大于 2% 的峰共有 9 个，占总含量的 78.18%。而鲜姜黄水蒸气蒸馏提取得到的姜黄油共分离出 81 个色谱峰，其中含量

大于 0.5％的峰共有 19 个，占总含量的 90.77％；含量大于 1％的峰共有 11 个，占总含量的 84.72％；含量大于 2％的峰共有 10 个，占总含量的 83.24％。

由表 2-1 可知，干姜黄与鲜姜黄经水蒸气蒸馏后得到的姜黄油主要成分大致相同，分别是 α-姜烯、α-姜黄烯、姜黄新酮、姜黄酮、未知成分 1、芳姜黄酮等，但各成分的含量差别较大。干姜黄姜黄油中含量最高的 3 个组分分别为芳姜黄酮（28.95％）、α-姜黄烯（18.05％）、未知成分 1（7.46％）；而鲜姜黄姜黄油中含量最高的 3 个组分为姜黄酮（21.77％）、芳姜黄酮（11.91％）、α-姜烯（11.33％）。两者的显著差异在于：鲜姜黄姜黄油中的 1,8-桉叶素（5.51％）、α-异松油烯（1.48％）在干姜黄中未检测出；干姜黄姜黄油中的香橙烯（1.96％）、莪术酮（5.67％）未在鲜姜黄中分离出。

两种姜黄油检测出的色谱峰数量和成分含量不同的原因可能是：鲜姜黄在干燥的过程中，造成了一些易挥发性化学成分的流失，而一些化学性质较活泼的物质在储存过程中转化成了干姜黄中另一些性质较稳定的物质。

## 2.2.2 姜黄渣中姜黄油的提取与成分分析

### 2.2.2.1 姜黄渣中姜黄油的不同提取方法比较

按 2.1.2.1（4）中所述方法对姜黄渣中的姜黄油进行提取，并比较了超声辅助提取法和索氏提取法对姜黄油提取效果的影响，结果见表 2-2、表 2-3。

**表 2-2 不同方法提取的姜黄油的得率**

| 序号 | 1 | 2 | 3 | 4 | 5 | 均值 | 相对标准偏差/％ |
|---|---|---|---|---|---|---|---|
| 超声辅助提取得率/％ | 3.37 | 3.40 | 3.46 | 3.38 | 3.47 | 3.42 | 1.35 |
| 索氏提取得率/％ | 4.57 | 4.67 | 4.55 | 4.50 | 4.64 | 4.59 | 1.50 |

**表 2-3 不同方法提取的姜黄油的感官性质**

| 提取方法 | 超声辅助提取法 | 索氏提取法 |
|---|---|---|
| 提取温度 | 室温 | 85℃ |
| 提取时间/h | 1 | 6 |
| 气味 | 具有典型的生姜黄气味 | 具有典型的生姜黄气味 |
| 外观 | 淡黄色液体 | 棕褐色液体，内有少量杂质 |

由表 2-2、表 2-3 可知，超声辅助提取法和索氏提取法提取姜黄渣中姜黄油得率的相对标准偏差（RSD）值均小于 2％，说明这两种提取方法的重复性较好。索式提取姜黄油的得率为 4.59％，高于超声辅助提取姜黄油的得率（3.42％），但是从产品外观、提取时间及提取温度上看，索式提取需要较高的温度与较长的时间，所得姜黄油颜色较深，并含有少量可见杂质。

### 2.2.2.2 不同方法提取的姜黄油的 GC-MS 分析

采用 GC-MS 分析技术对超声辅助提取法与索氏提取法得到的姜黄油样品进行分析，姜黄油的总离子流图分别见图 2-4 与图 2-5。

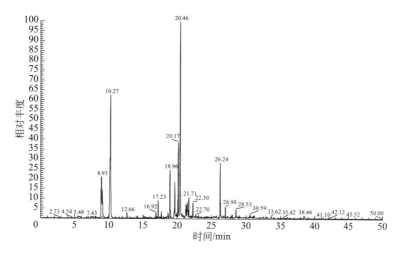

图 2-4 超声辅助提取法提取的姜黄油总离子流图

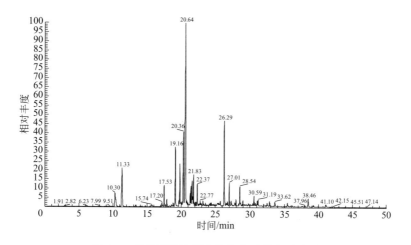

图 2-5 索氏提取法提取的姜黄油总离子流图

经 GC-MS 分析可知，超声辅助法提取法的姜黄油共分离出 25 个色谱峰，其中含量大于 0.5％的峰共有 19 个，占总含量的 98.11％；含量大于 1％的峰共有 13 个，占总含量的 94.92％；含量大于 2％的峰共有 9 个，占总含量的 88.6％。索氏提取法获得的姜黄油共分离出 33 个色谱峰，其中含量大于 0.5％的峰共有 19 个，占总含量的 95.33％；含量大于 1％的峰共有 15 个，占总含量的 91.59％；含量大于 2％的峰共有 11 个，占总含量的 85.15％。

两种姜黄油主要峰的分析结果见表 2-4。

表 2-4　不同方法提取的姜黄油的主要化学成分及含量

| 编号 | 保留时间 /min | 化合物名称 | 分子量 | 在超声辅助提取姜黄油中的相对含量/% | 在索氏提取姜黄油中的相对含量/% |
|---|---|---|---|---|---|
| 1 | 8.93 | α-姜烯 | 204 | 12.03 | 3.2 |
| 2 | 10.28 | α-姜黄烯 | 202 | 25.32 | 7.34 |
| 3 | 17.23 | 吉马酮 | 218 | 1.6 | 2.09 |
| 4 | 18.96 | 姜黄醇 | 236 | 5.21 | 6.44 |
| 5 | 19.65 | 莪术酮 | 230 | 3.73 | 4.61 |
| 6 | 20.17 | 未知成分 1 | 120 | 8.78 | 11.61 |
| 7 | 20.46 | 芳姜黄酮 | 216 | 28.94 | 32.15 |
| 8 | 21.5 | 莪术二酮 | 236 | 2.12 | 3.55 |
| 9 | 21.71 | 姜黄酮 | 218 | 1.65 | 2.58 |
| 10 | 22.3 | 未知成分 2 | 230 | 1.44 | 2.25 |
| 11 | 26.24 | 莪术烯醇 | 234 | 5.26 | 9.31 |

由表 2-4 可知，两种提取方法得到的姜黄油的主要成分基本相同，但各成分的含量差异较大。超声辅助法提取的姜黄油所分离出的 25 个色谱峰在索氏提取样品中都存在，而索氏提取样品中有 8 个成分是超声样品中所没有的。这可能是由于两种提取方法所用的提取溶剂相同，但是索氏提取的温度较高、时间较长，使得姜黄内部更多成分溶解在溶剂中而被提取出来。两种提取方法获得的主要成分包括芳姜黄酮、α-姜烯、α-姜黄烯、吉马酮、姜黄醇、莪术酮等，其中芳姜黄酮含量最高。超声辅助提取法得到的姜黄油中，α-姜烯和 α-姜黄烯的相对含量分别是索氏提取法得到的姜黄油中的 3.76 倍和 3.45 倍。

### 2.2.3　干姜黄中姜黄油的提取工艺优化

#### 2.2.3.1　微波辅助水蒸气蒸馏法提取姜黄油的工艺

以姜黄油的提取率为指标，单因素考察了姜黄的颗粒度、提取固液比和提取时间对姜黄油提取率的影响，并利用正交试验设计优化了微波辅助水蒸气蒸馏法提取姜黄油的工艺。

(1) 颗粒度对姜黄油提取率的影响　按 2.2.2.2 中所述方法，姜黄与蒸馏水的比例为 1：8[质量(g)：体积(mL)]，设置微波发生器的温度使水保持沸腾，提取时间为 2h，考察姜黄颗粒度对姜黄油提取率的影响，结果见图 2-6。

由图 2-6 可知，姜黄颗粒度越小，姜黄油的提取率越高，但是当颗粒度大于 60 目后，姜黄油的提取率反而下降。原料颗粒度较大的情况下，姜黄油提取率低主要因为大颗粒在水中的分散性较差；原料颗粒过细后，姜黄油提取率反而下降，这可能是由于细粉末易结块而增加了油的扩散距离、细粉具有更大的表面积而导致更多的油挥发损失等所致。因此，提取姜黄油过程中原料颗粒度宜控制在 60 目左右。

（2）固液比对姜黄油提取率的影响　按 2.2.2.2 中所述方法，称取一定量 60 目的姜黄粉，按不同的固液比加入蒸馏水进行微波辅助提取，提取时间为 2h，考察不同固液比对姜黄油提取率的影响，结果见图 2-7。

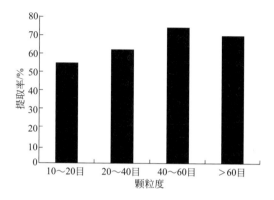

图 2-6　颗粒度对姜黄油提取率的影响

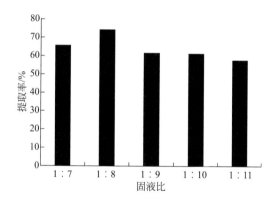

图 2-7　固液比对姜黄油提取率的影响

由图 2-7 可知，随着固液比的增大，姜黄油的提取率呈现出先增大后减小的趋势，固液比为1∶8[质量(g)∶体积(mL)]时，姜黄油的提取率最高。适宜的固液比可以使原料得到充分浸润，达到较好的质壁分离效果，细胞更容易也更充分地破裂，从而使姜黄油的浸出速度快、得率高。但固液比过大时，需要更多的热量才能将水加热至沸腾，即在热量消耗相同的情况下蒸汽的产生量下降，姜黄油的提取率也随之降低。

（3）提取时间对姜黄油提取率的影响　按 2.2.2.2 中所述方法，以 60 目姜黄为原料，固液比为1∶8[质量(g)∶体积(mL)]，置于微波发生器中提取，考察不同提取时间对姜黄油提取率的影响，结果见图 2-8。

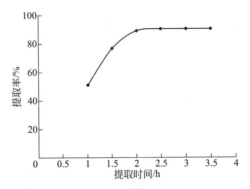

图 2-8  提取时间对姜黄油提取率的影响

由图 2-8 可知，姜黄油的提取率随着提取时间的延长而增加，提取时间为
2.5h 的姜黄油提取率已达 90.16%，此后姜黄油的提取率虽仍增加，但基本趋于平
衡，兼顾能耗和效率，确定适宜的微波提取时间为 2.5h。

（4）微波辅助水蒸气蒸馏法提取姜黄油的工艺优化  在单因素试验的基础上，
选取原料颗粒度、固液比和提取时间为考察因素，通过 $L_9$（$3^3$）正交试验确定微
波辅助水蒸气蒸馏法提取姜黄油的优化工艺。正交试验因素及水平见表 2-5，其结
果见表 2-6。

表 2-5  因素水平表

| 因素 | A 颗粒度/目 | B 固液比 | C 时间/h |
|---|---|---|---|
| 水平 1 | 10～20 | 1∶7 | 1.5 |
| 水平 2 | 20～40 | 1∶8 | 2.0 |
| 水平 3 | 40～60 | 1∶9 | 2.5 |

表 2-6  正交试验结果

| 试验号 | A 颗粒度/目 | B 固液比 [质量(g)∶体积(mL)] | C 时间/h | 姜黄油的提取率/% |
|---|---|---|---|---|
| 1 | 1 | 1 | 1 | 48.93 |
| 2 | 1 | 2 | 2 | 54.51 |
| 3 | 1 | 3 | 3 | 79.04 |
| 4 | 2 | 1 | 2 | 59.07 |
| 5 | 2 | 2 | 3 | 81.75 |
| 6 | 2 | 3 | 1 | 69.17 |
| 7 | 3 | 1 | 3 | 89.56 |

| 试验号 | A 颗粒度<br>/目 | B 固液比<br>[质量(g)：体积(mL)] | C 时间<br>/h | 姜黄油的提取率<br>/% |
|---|---|---|---|---|
| 8 | 3 | 2 | 1 | 76.64 |
| 9 | 3 | 3 | 2 | 87.93 |
| $K_1$ | 60.827 | 65.853 | 64.931 | |
| $K_2$ | 69.997 | 70.967 | 67.170 | |
| $K_3$ | 84.710 | 78.713 | 83.450 | |
| $R$ | 23.883 | 12.860 | 18.537 | |

由表 2-6 可知，各因素的影响大小顺序是：颗粒度＞时间＞固液比，即颗粒度对提取率的影响最大，其次为提取时间，而固液比对姜黄油提取率的影响最小。最佳提取工艺条件为：$A_3B_3C_3$，即最佳提取工艺条件为原料颗粒度为 40～60 目，固液比为 1:9[质量(g)：体积(mL)]，提取时间为 2.5h。在此优化工艺下，姜黄油的平均提取率为 91.06%。

### 2.2.3.2 超临界流体萃取姜黄油的工艺

按 2.1.2.1 (3) 中所述方法，对超临界流体萃取姜黄油的工艺进行优化，结果如下。

(1) 不同升压方式对姜黄油得率的影响　在萃取温度 50℃，$CO_2$ 流量 40L·h$^{-1}$ 的条件下，比较了梯度升压法与直接一阶 30MPa 萃取法对姜黄油的萃取效果，结果见图 2-9。

由图 2-9 可知，梯度升压阶段，姜黄油得率在前 120min 内随时间的延长而急剧增大，120min 后，萃取压力继续增大，姜黄油的得率缓慢升高，接近平衡。在直接一阶 30MPa 萃取试验中，前 120min 内姜黄油的得率随时间的延长而增大，且得率比阶梯升压法高。这是由于在梯度升压试验后期，因原料含水率过高而出现原料结块现象，严重影响后续升压对姜黄油的萃出。因此对于姜黄油的萃取，宜采用直接一阶升压法。

(2) 原料含水率对姜黄油得率的影响　采取在空气中回潮、喷水或在干燥室中干燥的方式控制物料中的水分含量，在萃取压力 30MPa，萃取温度 45℃，$CO_2$ 流量 40L·h$^{-1}$，萃取时间 2h 的条件下研究原料中水分含量对姜黄油得率的影响，结果见图 2-10。

由图 2-10 可知，姜黄油的得率随着原料含水率的升高呈现出先升高后降低的趋势，当原料含水率在 5.5%～6% 之间时，姜黄油的得率最高。适当的水分含量有利于超临界 $CO_2$ 的扩散及传质，同时也有利于姜黄油在超临界 $CO_2$ 中的溶解，一定量的水分溶解在高压 $CO_2$ 中起到了携带剂的作用；当含水率较高时，物料中存在大量的游离水和表层结合水，易在物料表面形成水膜而不利于姜黄油的溶出与

超临界 $CO_2$ 流体的进入，造成物料结块，不利于萃取过程的进行[11]。

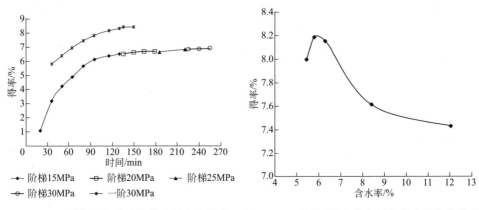

图 2-9　不同萃取方式对姜黄油得率的影响　　图 2-10　不同原料含水率对姜黄油得率的影响

（3）萃取釜中填料层数对姜黄油得率的影响　在萃取釜中放置填料使物料平均分成多层，设置萃取压力 30MPa，萃取温度 45℃，$CO_2$ 流量 40L·h$^{-1}$，萃取 2h，考察装填层数对姜黄油得率的影响，结果见图 2-11。

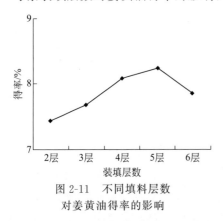

图 2-11　不同填料层数对姜黄油得率的影响

由图 2-11 可知，随着装填层数的增加，姜黄油的得率呈现出先增加后降低的趋势，当放置 4～5 层填料时，姜黄油的得率最高。采用分段装料方式，能使超临界 $CO_2$ 流体通过每层原料后重新分布，因而与原料之间的接触更均匀，大大强化传质效果，促进得率提高。但当填料层数过多的时候，超临界流体与原料接触的时间过短，反而使姜黄油的得率降低[12]。同时增加层数会提高操作复杂性，宜选择将物料分成 4 层。

（4）静态预置试验对姜黄油得率的影响　考虑到原料母体复杂的物理化学性质可能对待萃组分的提取起到某种阻碍作用[8]，本试验对姜黄原料进行适当的静置预处理，以降低原料与姜黄油的作用力，促进萃取过程的进行。选取预置压力、温度和时间 3 个因素进行试验，用 $U_6(6^4)$ 均匀试验设计进行优化，结果见表 2-7。

表 2-7　静态预置试验对姜黄油得率的影响

| 试验号 | 预置压力/MPa | 预置温度/℃ | 预置时间/min | 得率[1]/% |
| --- | --- | --- | --- | --- |
| 1 | 10 | 35 | 45 | 8.31 |
| 2 | 15 | 45 | 90 | 8.00 |
| 3 | 20 | 55 | 30 | 7.91 |
| 4 | 25 | 30 | 75 | 7.85 |

续表

| 试验号 | 预置压力/MPa | 预置温度/℃ | 预置时间/min | 得率[①]/% |
|---|---|---|---|---|
| 5 | 30 | 40 | 15 | 7.87 |
| 6 | 35 | 50 | 60 | 7.76 |

①该得率为静态预置后在萃取压力 30MPa，温度 45℃，$CO_2$ 流量 40L·h$^{-1}$ 条件下动态循环萃取 2h 后的结果。

根据表 2-7，运用均匀设计分析软件 4.0 进行二次曲线模型的回归处理，去除对方程影响不显著的项，得到二次回归模型方程为：

$$y = 9.03 - 7.53e^{-2}x_1 + 1.26e^{-3}x_1^2 - 8.26e^{-5}x_2x_3 + 1.77e^{-5}x_3^2$$

复相关系数的平方 $R^2 = 0.9998$，检验值 $F = 841.4$，式中 $y$ 表示姜黄油得率，$x_1$、$x_2$ 和 $x_3$ 分别表示预置压力、预置温度和预置时间。在显著性水平 $< 0.05$ 时，临界值 $F(0.05, 4, 1) = 224.6 < 841.4$，所以方程显著。利用单纯形法对此多元回归方程进行推导，得到各因素在试验范围内的理论最优得率为 8.37%，其中预置压力 10MPa，预置温度 30℃，预置时间 15min。

（5）萃取压力对姜黄油得率的影响　在萃取温度 45℃，$CO_2$ 流量 35L·h$^{-1}$，萃取时间 2h 的条件下，考察不同的萃取压力对姜黄油得率的影响，结果见图 2-12。

由图 2-12 可知，姜黄油的得率随萃取压力的升高而增大，当压力达到 30MPa 后，姜黄油的得率增幅趋缓。这可能是由于气相密度影响了超临界流体溶解能力所致，压力进一步增大，高度压缩的气相密度趋于稳定，使姜黄油的得率增长变缓，因此萃取压力宜选择 25~30MPa。

（6）萃取温度对姜黄油得率的影响　在萃取压力 25MPa，$CO_2$ 流量 35L·h$^{-1}$，萃取时间 2h 的条件下，考察不同萃取温度对姜黄油得率的影响，结果见图 2-13。

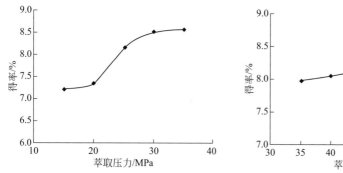 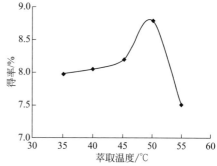

图 2-12　不同萃取压力对姜黄油得率的影响　　图 2-13　不同萃取温度对姜黄油得率的影响

由图 2-13 可知，当萃取温度低于 50℃时，姜黄油的得率随着温度的升高而增大，随后萃取温度再升高姜黄油得率明显降低，这可能与超临界 $CO_2$ 流体本身的特性有关。一方面萃取温度增加，$CO_2$ 流体分子的扩散系数增大，黏度下降而传质系数增加，有利于萃取过程的进行；另一方面随着萃取温度继续升高，超临界

$CO_2$流体的密度减小，被萃取成分的溶解度下降，不利于萃取过程的进行，因此萃取温度宜选择 40～50℃。

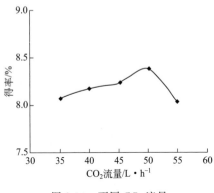

图 2-14 不同 $CO_2$ 流量
对姜黄油得率的影响

（7）$CO_2$流量对姜黄油得率的影响 在萃取压力 25MPa，萃取温度 40℃，萃取时间 2h 的条件下，考察不同的超临界 $CO_2$ 流量对姜黄油得率的影响，结果见图 2-14。

由图 2-14 可知，随着流量的增大，姜黄油的得率呈现出先增后降的趋势，$CO_2$ 流量在 50L·h⁻¹时，姜黄油的得率最大。$CO_2$流量对姜黄油得率的影响主要包括两个方面：一方面流量的增大使其通过料层的速度加快，传质系数增大，从而提高传质速率；另一方面，流体流速的增大使萃取溶剂在萃取柱内的停留时间相应减小，而出口处流体不易达到饱和，因而不利于萃取效率的提高。因此 $CO_2$ 流量宜选择 50L·h⁻¹。

（8）正交试验设计与结果分析 在上述单因素试验的基础上，选取萃取压力、萃取温度、$CO_2$流量、萃取时间四个因素进行正交试验，以优化超临界 $CO_2$ 萃取姜黄中姜黄油的工艺，结果见表 2-8。

表 2-8 $L_9$（$3^4$）正交试验结果表

| 试验号 | $A$（萃取压力）/MPa | $B$（萃取温度）/℃ | $C$（$CO_2$流量）/L·h⁻¹ | $D$（萃取时间）/min | 得率①/% |
| --- | --- | --- | --- | --- | --- |
| 1 | 20 | 40 | 40 | 100 | 8.28 |
| 2 | 20 | 45 | 45 | 120 | 8.36 |
| 3 | 20 | 50 | 50 | 140 | 8.19 |
| 4 | 25 | 40 | 45 | 140 | 7.84 |
| 5 | 25 | 45 | 50 | 100 | 8.17 |
| 6 | 25 | 50 | 40 | 120 | 8.60 |
| 7 | 30 | 40 | 50 | 120 | 8.41 |
| 8 | 30 | 45 | 40 | 140 | 8.90 |
| 9 | 30 | 50 | 45 | 100 | 8.66 |
| $K_1$ | 8.277 | 8.177 | 8.593 | 8.370 | |
| $K_2$ | 8.203 | 8.477 | 8.287 | 8.457 | |
| $K_3$ | 8.657 | 8.403 | 8.257 | 8.310 | |
| $R$ | 0.454 | 0.366 | 0.336 | 0.147 | |

①该得率为在压力 10MPa，温度 30℃的条件下静态预置 15min 后进行动态循环萃取的结果。

由表 2-8 可知，四个因素对姜黄油得率的影响的大小顺序为 $A>B>C>D$，即萃取压力＞萃取温度＞$CO_2$流量＞萃取时间，最佳工艺为 $A_3B_2C_1D_2$，即萃取压力为 30MPa，萃取温度为 45℃，$CO_2$流量为 40L·h⁻¹，萃取时间为 120min。在上述最佳工艺条件下，进行三次验证试验，姜黄油的平均得率为 8.95%。

## 2.2.4 利用不同方法提取的干姜黄中姜黄油的化学成分分析

利用 GC-MS 分析技术对微波辅助水蒸气蒸馏法（MSD）和超临界 $CO_2$ 流体萃取法（SCF）得到的姜黄油进行分析，这两种方法得到的姜黄油的总离子流图见图 2-15 和图 2-16。

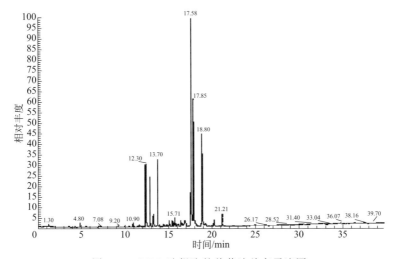

图 2-15 MSD 法提取的姜黄油总离子流图

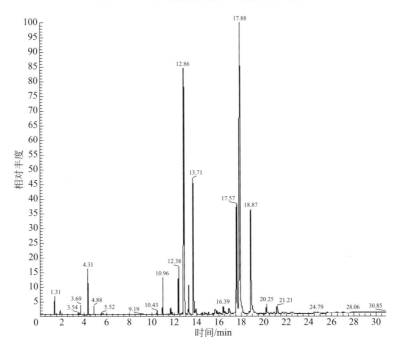

图 2-16 SCF 法提取姜黄油的总离子流图

由图 2-15 可知，MSD 法提取的姜黄油经 GC-MS 分析后共分离出 81 个色谱峰，其中含量大于 0.05％的峰共有 61 个，占总含量的 99.56％；含量大于 1％的峰共有 10 个，占总含量的 89.34％。由图 2-16 可知，SCF 法提取的姜黄油经 GC-MS 分析后共分离出 86 个色谱峰，其中含量大于 0.05％的峰共有 54 个，占总含量的 99.42％；含量大于 1％的峰共有 10 个，占总含量的 89.71％。经计算机检索和人工解析及对照标准图谱索引，MSD 法和 SCF 法提取的姜黄油分别鉴定出 27 种和 28 种化合物，结果见表 2-9。

表 2-9　姜黄油主要化学成分与含量

| 编号 | 保留时间/min | 化合物名称 | 分子式 | 分子量 | 相对百分含量/％ | |
|---|---|---|---|---|---|---|
| | | | | | MSD | SCF |
| 1 | 3.7 | α-蒎烯 | $C_{10}H_{16}$ | 136 | 0.09 | 0.54 |
| 2 | 4.31 | 柠檬烯 | $C_{10}H_{16}$ | 136 | 0.09 | 2.59 |
| 3 | 4.88 | 对伞花烃 | $C_{10}H_{14}$ | 134 | 0.47 | 0.57 |
| 4 | 5.53 | 香芹醇 | $C_{10}H_{16}O$ | 152 | 0.1 | 0.14 |
| 5 | 5.7 | γ-檀香烯 | $C_{15}H_{24}$ | 204 | 0.04 | 0.08 |
| 6 | 7.08 | β-榄香烯 | $C_{15}H_{24}$ | 204 | 0.19 | 0.01 |
| 7 | 9.26 | 律草烯 | $C_{15}H_{24}$ | 204 | 0.18 | 0.01 |
| 8 | 9.97 | γ-榄香烯 | $C_{15}H_{24}$ | 204 | 0.05 | — |
| 9 | 10.96 | β-石竹烯 | $C_{15}H_{24}$ | 204 | 0.65 | 3.31 |
| 10 | 11.67 | β-金合欢烯 | $C_{15}H_{24}$ | 204 | 0.23 | 0.54 |
| 11 | 11.75 | α-蛇麻烯 | $C_{15}H_{24}$ | 204 | 0.07 | 0.09 |
| 12 | 12.38 | α-姜黄烯 | $C_{15}H_{22}$ | 202 | 8.53 | 3.92 |
| 13 | 12.85 | α-姜烯 | $C_{15}H_{24}$ | 204 | 5.61 | 20.25 |
| 14 | 13.28 | β-没药烯 | $C_{15}H_{24}$ | 204 | 1.72 | 2.01 |
| 15 | 13.7 | β-倍半水芹烯 | $C_{15}H_{24}$ | 204 | 8.83 | 10.83 |
| 16 | 14.46 | α-愈创木烯 | $C_{15}H_{24}$ | 204 | 0.34 | 0.1 |
| 17 | 14.74 | α-香柠檬烯 | $C_{15}H_{24}$ | 204 | 0.35 | 0.18 |
| 18 | 15.09 | β-香柠檬烯 | $C_{15}H_{24}$ | 204 | 0.81 | 0.2 |
| 19 | 15.43 | α-荜澄茄烯 | $C_{15}H_{24}$ | 204 | 1.11 | 0.12 |
| 20 | 15.71 | 姜黄醇 | $C_{15}H_{22}O$ | 218 | 1.32 | 0.54 |
| 21 | 15.84 | 榄香醇 | $C_{15}H_{26}O$ | 222 | 0.34 | 0.23 |
| 22 | 16.39 | 桉叶油醇 | $C_{15}H_{26}O$ | 222 | 0.72 | 0.71 |
| 23 | 17.57 | 芳姜黄酮 | $C_{15}H_{20}O$ | 216 | 31.21 | 10.28 |

| 编号 | 保留时间/min | 化合物名称 | 分子式 | 分子量 | 相对百分含量/% | |
|------|------------|----------|-------|-------|------|------|
| | | | | | MSD | SCF |
| 24 | 17.86 | $\alpha$-姜黄酮 | $C_{15}H_{22}O$ | 218 | 17.57 | 27.08 |
| 25 | 18.86 | $\beta$-姜黄酮 | $C_{15}H_{22}O$ | 218 | 11.74 | 8.38 |
| 26 | 20.24 | 吉马酮 | $C_{15}H_{22}O$ | 218 | 0.77 | 0.8 |
| 27 | 21.21 | 莪术二酮 | $C_{15}H_{24}O_2$ | 236 | 1.7 | 0.67 |
| 28 | 21.89 | 十六酸 | $C_{16}H_{32}O_2$ | 256 | — | 0.11 |

由表 2-9 可知，姜黄油（MSD 法提取）中含量较高的化合物包括：$\alpha$-姜黄烯（8.53%）、$\alpha$-姜烯（5.61%）、$\beta$-没药烯（1.72%）、$\beta$-倍半水芹烯（8.83%）、芳姜黄酮（31.21%）、$\alpha$-姜黄酮（17.57%）、$\beta$-姜黄酮（11.74%），大多为萜类化合物，其中芳姜黄酮、$\alpha$-姜黄酮和 $\beta$-姜黄酮三种姜黄特征性组分的总含量达到60.52%。

姜黄油中的组分大多为萜类化合物。萜类化合物是一类骨架庞大、种类繁多、结构千变万化又具有广泛生物活性的重要天然药物成分。单萜、倍半萜及其含氧衍生物是挥发油的主要成分，其中含氧衍生物大多生物活性较强，并具有一定的芳香性气味。

比较 MSD 法与 SCF 法得到的姜黄油总离子流图及成分表可知：①SCF 法能更有效地保留姜黄的原始成分，MSD 法提取物中单萜类组分含量较少，这主要是由于提取过程中温度较高导致成分损失较大；②两种方法提取的姜黄油中成分种类的差异不大，但部分组分的相对百分含量差异较大。MSD 法提取的姜黄油中，倍半萜组分以 $\beta$-倍半水芹烯含量最高，其次为 $\alpha$-姜黄烯，而在含氧倍半萜中，以芳姜黄酮的含量最高；SCF 法提取的姜黄油中，倍半萜组分以 $\alpha$-姜烯含量最高，其次为 $\beta$-倍半水芹烯，而在含氧倍半萜中，以 $\alpha$-姜黄酮的含量最高。导致这种结果的原因可能是：MSD 法的提取温度较高，引起了部分组分的异构化或水解等反应SCF 法可以将某些挥发性低的亲油性组分萃取出来，而 MSD 法则无法将其提取出来，同时也可能是姜黄酮与芳姜黄酮之间存在转化关系，这一点有待后续研究。

## 2.2.5　姜黄油的分离纯化与结构鉴定

### 2.2.5.1　姜黄油分子蒸馏工艺优化

分子蒸馏技术是利用混合物组分间不同分子运动的平均自由程的差异而对混合物进行分离的一种新型液-液分离技术。分子蒸馏技术具有大大降低高沸点物料的分离成本、保护热敏性物料的品质的特点，因而常用于天然活性物质的分离。

本部分以超临界 $CO_2$ 流体萃取得到的姜黄油为原料,探讨分子蒸馏纯化姜黄油的可行性,并优化分子蒸馏纯化姜黄油的工艺,利用气相色谱-质谱联用技术对纯化产物进行品质鉴定。

(1)分子蒸馏压力对姜黄油品质的影响 在姜黄油进料量 40mL,进料速率 3mL·min$^{-1}$,进料温度 45℃,蒸馏温度 60℃,冷凝温度 2℃,刮膜器转速 250r·min$^{-1}$ 的条件下,考察操作压力对姜黄油分子蒸馏纯化产物品质的影响,结果见图 2-17。

由分子平均自由程的定义可知,蒸馏压力越低(即真空度越高),分子运动平均自由程越大,极高的真空度能保证分离物料在远低于沸点的蒸馏温度下逸出液面而得到分离,其分离效果也越好。由图 2-17 可知,当蒸馏压力大于 10Pa 后,姜黄油蒸出物的含量及其含氧倍半萜的含量都出现下降的趋势,同时考虑设备投资带来的成本问题,宜选择蒸馏压力为 10Pa 进行试验。

(2)分子蒸馏温度对姜黄油品质的影响 在姜黄油进料量 40mL,进料速率 3mL·min$^{-1}$,进料温度 45℃,蒸馏压力 10Pa,冷凝温度 2℃,刮膜器转速 250r·min$^{-1}$ 的条件下,考察蒸馏温度对姜黄油分子蒸馏纯化产物品质的影响,结果见图 2-18。

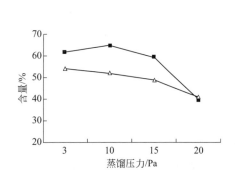

图 2-17 蒸馏压力对姜黄油蒸出物含量及其含氧倍半萜含量的影响
■—蒸出物含量;△—含氧倍半萜含量

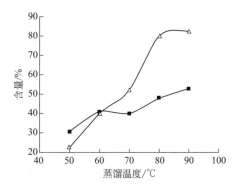

图 2-18 蒸馏温度对姜黄油蒸出物含量及其含氧倍半萜含量的影响
△—蒸出物含量;■—含氧倍半萜含量

由图 2-18 可知,随着蒸馏温度的升高,姜黄油蒸出物的含量及其含氧倍半萜的含量都持续升高。分子蒸馏过程中,蒸馏温度越高,分子运动平均自由程越大,轻组分和重组分的分离效果也越好。考虑到高温会使分离物料产生热分解或在蒸发面炭化,进而使品质受到一定影响,因此蒸馏温度宜选择 80~90℃。

(3)刮膜转速对姜黄油品质的影响 在姜黄油进料量 40mL,进料速率 3mL·min$^{-1}$,进料温度 45℃,蒸馏压力 10Pa,蒸馏温度 80℃,冷凝温度 2℃的条件下,考察刮膜器转速对姜黄油分子蒸馏纯化产物品质的影响,结果见图 2-19。

由图 2-19 可知，随着刮膜转速的增大，姜黄油蒸出物的含量及其含氧倍半萜的含量均升高。随着转速的增大，原料在蒸发表面逐渐形成均匀的液膜，传热传质越来越充分，蒸发效率逐渐提高。当转速大于 200r·min⁻¹ 时，姜黄油蒸出量曲线逐渐平缓。考虑到转速过快时，刮膜转子易产生偏心振动，使物料在加热面上分布的均匀性有所下降，同时对设备主体产生不利影响，因此转速宜选择 300～350r·min⁻¹。

（4）操作级数对姜黄油品质的影响　刮膜式分子蒸馏设备为单级分离装置，通常采用多级操作以满足产品纯度要求。当操作级数增加时，蒸余物中重组分的相对组成增大，黏度升高，导致在蒸馏器中用于预热原料的蒸发面积增加，有效蒸发面积减小，产品的纯度降低；此时应调节蒸发温度或蒸馏压力，该研究在姜黄油进料量 40mL，进料速率 3mL·min⁻¹，进料温度 45℃，蒸馏温度 50℃，冷凝温度 2℃，刮膜器转速 250r·min⁻¹ 的条件下，在增加操作级数的同时，调节蒸馏压力进行分子蒸馏试验，结果见图 2-20。

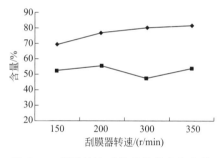

图 2-19　刮膜转速对姜黄油蒸出物含量
及其含氧倍半萜含量的影响
➤蒸出物含量；含氧倍半萜含量

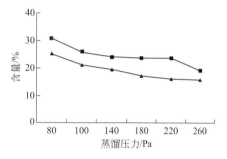

图 2-20　蒸馏压力对姜黄油蒸出物含量
及其含氧倍半萜含量的影响
➤蒸出物含量；含氧倍半萜含量

由图 2-20 可知，二次蒸馏时，随着蒸馏压力的增大，姜黄油蒸出物的含量及其含氧倍半萜的含量反而下降，当压力至 220Pa 时，姜黄油蒸出物的含量已趋于稳定，继续增大压力，姜黄油蒸出物中含氧倍半萜的含量剧减，因此蒸馏压力宜选择 220Pa。

不同操作级数得到的产品的性质见表 2-10。

表 2-10　不同操作级数得到的产品的性质

| 项目 | 蒸馏压力/Pa | 蒸馏温度/℃ | 刮膜器转速/r·min⁻¹ | 蒸出物 | | 蒸余物 | |
| --- | --- | --- | --- | --- | --- | --- | --- |
| | | | | 含量/% | 折射率 | 含量/% | 折射率 |
| 一级 | 10 | 80 | 300 | 81.05 | 1.5095 | 18.95 | |
| 二级 | 260 | 50 | 250 | 16.01 | 1.5028 | 83.99 | 1.511 |

由表 2-10 可知，对姜黄油进行二级蒸馏，可以实现二级分子蒸馏条件下相对轻、重组分的分离富集，收集到的轻组分折射率相对降低，而重组分的折射率相对

增大。

### 2.2.5.2 分子蒸馏产物品质

（1）分子蒸馏对姜黄油纯化效果的外观比较　由图 2-21 可知，分子蒸馏前后姜黄油产品的外观发生了明显的变化。超临界 $CO_2$ 流体萃取得到的姜黄油色泽棕红，常温下呈透明状，瓶壁及盖子有一定的姜黄素；一级分子蒸馏后的姜黄油蒸余物颜色深红，瓶壁及盖子仍有一定姜黄素；而二级分子蒸馏的蒸出物色泽淡黄，常温下呈清澈透明状，且瓶壁及盖子均无明显姜黄素。这说明二级分子蒸馏可以实现对姜黄油的分离纯化。

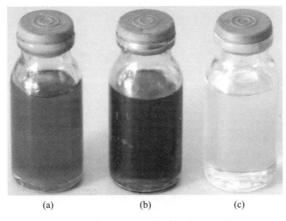

(a)　　　　　　(b)　　　　　　(c)

图 2-21　分子蒸馏纯化效果外观比较图

(a) 超临界 $CO_2$ 流体萃取物（原料）；(b) 一级分子蒸馏纯化产物；(c) 二级分子蒸馏纯化产物

（2）分子蒸馏产物紫外扫描分析　对超临界 $CO_2$ 流体萃取得到的姜黄油原料和二级分子蒸馏得到的姜黄油进行紫外光谱扫描，结果见图 2-22。

由图 2-22 可知，两者在 236nm 处均有一个明显的姜黄油的紫外特征吸收峰，姜黄油经二级分子蒸馏纯化后，在 425nm 处微弱的姜黄素特征峰已基本消失，说明二级分子蒸馏能进一步降低超临界 $CO_2$ 流体萃取物中姜黄素的含量。

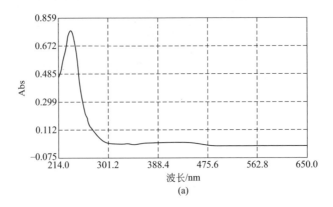

(a)

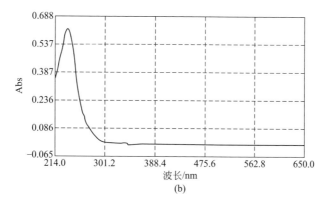

(b)

图 2-22 分子蒸馏纯化效果比较图

（a）超临界 CO$_2$ 流体萃取物；（b）二级分子蒸馏纯化物

### 2.2.5.3 姜黄油的成分分析

对经分子蒸馏分离得到的姜黄油进行 GC-MS 分析，经计算机谱库检索，并用峰面积归一化法定量，结果见图 2-23～图 2-25 和表 2-11。

由图 2-23 可知，姜黄油分子蒸馏一级轻组分中共检出含量大于 0.05％的色谱峰 69 个，占总含量的 98.54％；含量大于 1％的峰 10 个，占总含量的 84.07％。

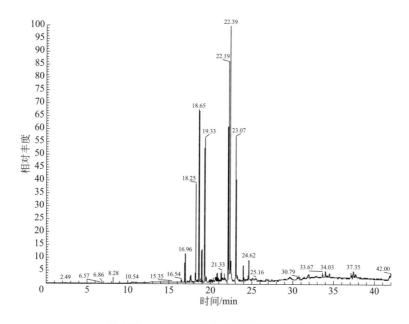

图 2-23 一级轻组分的总离子流色谱图

由图 2-24 可知，姜黄油经二级分子蒸馏得到的轻组分中共检出含量大于 0.05% 的色谱峰 53 个，占总含量的 98.85%；含量大于 1% 的峰 10 个，占总含量的 90.55%。

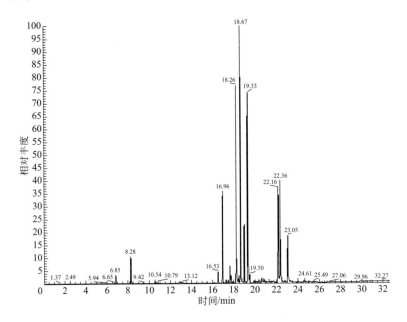

图 2-24　二级轻组分的总离子流色谱图

由图 2-25 可知，姜黄油经二级分子蒸馏得到的重组分中共检出含量大于 0.05% 的色谱峰 55 个，占总含量的 98.92%；含量大于 1% 的峰 10 个，占总含量的 90.66%。

表 2-11　分子蒸馏纯化产物主要成分比较

| 化合物 | 原料/% | 一级蒸出物/% | 二级蒸出物/% | 二级蒸余物/% |
|---|---|---|---|---|
| α-姜黄烯 | 3.92 | 7.29 | 15.6 | 3.02 |
| α-姜烯 | 20.25 | 12.87 | 23.41 | 13.14 |
| β-没药烯 | 2.01 | 2.4 | 4.79 | 2.33 |
| β-倍半水芹烯 | 10.83 | 10.14 | 15.26 | 12.19 |
| 芳姜黄酮 | 10.28 | 18.31 | 8.02 | 17.11 |
| α-姜黄酮 | 27.08 | 17.06 | 9.04 | 27.25 |
| β-姜黄酮 | 8.38 | 11.29 | 3.54 | 12.07 |
| 倍半萜 | 37.01 | 32.7 | 59.06 | 30.68 |
| 含氧倍半萜 | 45.74 | 46.66 | 20.6 | 56.43 |
| 含氧倍半萜/倍半萜 | 1.24 | 1.43 | 0.35 | 1.84 |

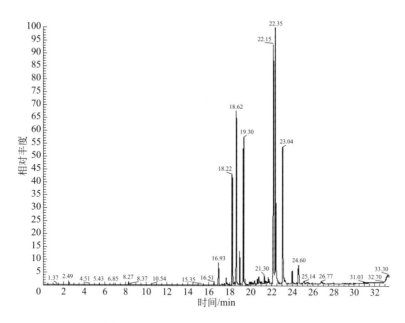

图 2-25  二级重组分的总离子流色谱图

超临界 $CO_2$ 流体萃取得到的姜黄油成分复杂，经分子蒸馏分离纯化后，姜黄油的纯化效果明显。分子蒸馏前后的姜黄油各组分的相对含量变化较大，分子蒸馏可大大提高分子量较小的姜黄油组分的相对含量，并可以有效保留其原始成分。含氧倍半萜类化合物通常是形成植物芳香气味的主要成分，姜黄油经二级分子蒸馏纯化后，其含氧倍半萜与倍半萜的比例在蒸出物中显著降低，而在蒸余物中显著升高，其中原料中含氧倍半萜与倍半萜的比例为 1.24，而二级蒸出物和二级蒸余物中分别为 0.35 和 1.84。

## 2.2.6  姜黄油的抑菌活性分析

据报道，姜黄油对细菌、寄生虫、致病真菌等均具有抑制作用。Apisariyakul 等[4]利用姜黄油实现了对动物皮肤真菌和致病真菌的有效抑制。Singh 等[5]证实了姜黄油对念珠菌、刺孢盘等的生长具有抑制作用。

该研究采用滤纸片扩散法，以抑菌圈直径的大小为指标，研究姜黄油对金黄色葡萄球菌、枯草芽孢杆菌、大肠杆菌、黑曲霉以及青霉等的抑制效果。

### 2.2.6.1  抑菌圈直径测定

按 2.1.2.3 中所述方法，研究了姜黄油对金黄色葡萄球菌、枯草芽孢杆菌、大肠杆菌、黑曲霉以及青霉的抑菌圈直径，结果见表 2-12。

表 2-12 姜黄油的抑菌活性

| 供试菌种 | 抑菌圈直径/mm | | |
| --- | --- | --- | --- |
| | 姜黄油 | 对照 | |
| | | 无菌水 | 石油醚 |
| 金黄色葡萄球菌 | 19 | — | — |
| 枯草芽孢杆菌 | 18 | — | — |
| 大肠杆菌 | 16 | — | — |
| 黑曲霉 | — | — | — |
| 青霉 | — | — | — |

注：—表示无抑菌效果。

由表 2-12 可知，姜黄油对 5 种供试菌种的抑制效果存在显著差异。其中姜黄油对金黄色葡萄球菌、枯草芽孢杆菌、大肠杆菌具有较好的抑菌效果，其抑制作用大小排序为金黄色葡萄球菌＞枯草芽孢杆菌＞大肠杆菌，而姜黄油对黑曲霉和青霉无抑菌效果。

### 2.2.6.2 最小抑菌浓度测定

按 2.2.4 中所述方法，研究了姜黄油对金黄色葡萄球菌、枯草芽孢杆菌、大肠杆菌的最小抑菌浓度，结果见表 2-13。

表 2-13 姜黄油对不同菌丝的最小抑菌浓度

| 供试菌种 | 姜黄油的浓度/% | | | | | | 姜黄油最小抑菌浓度/% |
| --- | --- | --- | --- | --- | --- | --- | --- |
| | 2.50 | 1.25 | 0.62 | 0.31 | 0.15 | 0.075 | |
| 金黄色葡萄球菌 | + | + | + | + | — | — | 0.31 |
| 枯草芽孢杆菌 | + | + | + | — | — | — | 0.62 |
| 大肠杆菌 | + | + | — | — | — | — | 1.25 |

注：+为有抑菌效果；—为无抑菌效果。

由表 2-13 可知，在三种菌丝中，姜黄油对金黄色葡萄球菌的抑制作用最强，其最小抑菌浓度为 0.31%，其次为枯草芽孢杆菌，姜黄油对枯草芽孢杆菌的最小抑菌浓度为 0.62%，姜黄油对大肠杆菌的抑制作用最小，最小抑菌浓度为 1.25%。

# 2.3 本章小结

本章研究了干姜黄中姜黄油的微波辅助水蒸气蒸馏法及超临界 $CO_2$ 流体萃取工艺，获得的姜黄油的优化工艺如下：

① 微波辅助水蒸气蒸馏法提取干姜黄中姜黄油的优化工艺为：原料颗粒度为 40～60 目，固液比[质量(g)：体积(mL)]为 1：9，提取时间为 2.5h。在此优化工艺下，姜黄油的平均提取率为 91.06%。

② 超临界 $CO_2$ 流体萃取干姜黄中姜黄油的优化工艺为：萃取压力为 30MPa，萃取温度为 45℃，$CO_2$ 流量为 $40L \cdot h^{-1}$，萃取时间为 120min。在上述最佳工艺条件下，进行三次验证试验，姜黄油的平均得率为 8.95%。

对鲜姜黄和干姜黄用不同提取方法得到的提取产物进行成分分析，结果表明，姜黄油中的主要组分多属萜类化合物，其中芳姜黄酮、$\alpha$-姜黄酮和 $\beta$-姜黄酮三种姜黄特征性组分的含量达 60.52%。用不同提取方法得到的姜黄油成分具有一定差异，其中超临界 $CO_2$ 流体萃取法得到的姜黄油检测出的成分较多，超临界 $CO_2$ 流体萃取法在姜黄油的提取方面具有得率高、成分不易流失、香气纯正的特点。

本章还研究了分子蒸馏技术纯化姜黄油的工艺，获得的一级蒸馏优化工艺为：在操作压力 10Pa 条件下，蒸馏温度 80℃，冷凝温度 2℃，进料速率 $3mL \cdot min^{-1}$，进料温度 45℃，刮膜器转速 $300r \cdot min^{-1}$。此工艺条件下蒸出物含量达到 81.05%，有效保留了姜黄油有效成分。对一级纯化物进行二级分子蒸馏，其产物中含氧倍半萜与倍半萜的比例从原料中的 1.24 : 1 分别变为蒸出物组分中的 0.35 : 1 及蒸余物组分中的 1.84 : 1，研究结果有利于不同功能化姜黄油产品的深加工开发与利用。

## 参 考 文 献

[1] 石雪蓉，顾健，谭睿. 姜黄挥发油抗肿瘤作用机制研究[J]. 中国药理与临床，2003，19(6)：15-16.

[2] 王海晶，杨和平. 姜黄挥发油对人肺腺癌 A549 细胞作用的形态学研究[J]. 第三军医大学学报，2005，27(3)：220-222.

[3] Giang T S. Study on chemical components and separation of curcumin from rhizome Curcuma longa [J]. Tap Chi Duoc Hoc，2002，1：15-17.

[4] Apisariyakul A，Vanittanakom N，Buddhasukh D. Antifungal activity of turmeric oil extracted from Curcuma longa(Zingiberaceae)[J]. Journal of Ethnopharmacology，1995，49(3)：163-169.

[5] Singh G，Singh O P，Maurya S. Chemical and biocidal investigations on essential oils of some Indian Curcuma species[J]. Progress in Crystal Growth and Characterization of Materials，2002，45(1-2)：75-81.

[6] 杜青云，宁旺榕，张铭穷，等. 姜黄挥发油降低人体面部皮肤粗糙度的研究[J]. 海峡药学，1999，11(1)：31-32.

[7] Tawatsin A，Wratten S D，Scott R R，et al. Repelleney of volatile oils from plants against three mosquito vectors [J]. J Vector Ecol，2001，26：76-82.

[8] Tripathi A K，Prajapati V，Verma N，et al. Bioactivities of the leaf essential olis of *Curcuma Longa*(var. Ch-66) on three stored-product beetles(Coleoptera)[J]. Economic Entomology，2002，95(1)：183-189.

[9] Prem Prakash，Ankita Misra，William R Surin，et al. Anti-platelet effects of Curcuma oil in experimental models of myocardial ischemia-reperfusion and thrombosis [J]. Thrombosis Research，2011，127(2)：111-118.

[10] Ling J J，Wei B，Lv G P，et al. Anti-hyperlipidaemic and antioxidant effects of turmeric oil in hyperlipidaemic rats[J]. Food Chemistry，2012，130(2)：229-235.

[11] 佟立君. 浅谈林副特产加工业发展动态[J]. 中国林副特产，2005，74(1)：59-62.

[12] 肖小河，苏中武，乔传卓，等. 姜黄属药用植物研究进展[J]. 中草药，1997，28(2)：114-119.

# 第**3**章 姜黄素的定性定量分析

姜黄色素是以姜黄素为主的一种黄色略带酸性的二苯基庚烃物质的统称，是大自然中极为稀少的二酮类有色物质。姜黄色素主要包括姜黄素（$C_{21}H_{20}O_6$，分子量 368.39，约占 70％）、脱甲氧基姜黄素（$C_{20}H_{18}O_5$，分子量 338.39，约占 15％）、双脱甲氧基姜黄素（$C_{19}H_{16}O_4$，分子量 308.39，约占 10％）及四氢姜黄素、脱甲氧基四氢姜黄素、双脱甲氧基四氢姜黄素等。在姜黄中，姜黄素类化合物众多，成分复杂，但结构及性能相似，给姜黄素的定性定量分析带来挑战。

已报道的姜黄素检测方法包括紫外-可见分光光度法[1]、荧光分光光度法[2]、高效液相色谱法[3]、薄层色谱法[4]、高效毛细管电泳法[5]等，其中高效液相色谱法具有快速、高效、高灵敏度、样品量少及易于回收等特点，因此，其研究与应用也最广泛。

本文结合姜黄素类化合物不同的物理化学性质，利用高效液相色谱（HPLC）技术独特的高效分离与定量分析的特点，建立了姜黄素含量的高效液相色谱分析方法，为姜黄素的定性定量分析提供参考。

# 3.1 材料、仪器与方法

## 3.1.1 材料与仪器

95％姜黄素标准品，河南中大生物工程有限公司；乙腈、甲醇为色谱纯；乙醇、乙酸等其他试剂均为分析纯。

UV-2600 分光光度计，上海天美科学仪器有限公司；Sartorious（ME235O）精密电子天平，德国赛多利斯；LC-10ATVP-ODS 高效液相色谱仪，日本岛津。

## 3.1.2 方法

### 3.1.2.1 姜黄素溶液的配制

精密称取 20mg 姜黄素置于烧杯中，加乙醇溶解后，定容至姜黄素溶液中姜黄素的浓度为 $250\mu g \cdot mL^{-1}$，以此作为姜黄素标准储备溶液。

### 3.1.2.2　最大紫外吸收波长的确定

试验中所用的辅料以 3.1.2.1 中所述方法进行配制，并以蒸馏水为空白对照。依据《中国药典》2010 年版二部附录ⅣA 中紫外-可见分光光度法，分别将姜黄素标准储备溶液与辅料溶液于 200～800nm 的波长范围内进行紫外扫描，并确定姜黄素在紫外光谱下的最大吸收波长。

### 3.1.2.3　色谱条件

采用高效液相色谱（HPLC）法对姜黄素的含量进行测定[6]。

### 3.1.2.4　最低检测限和最低定量限的确定

采用基线信号和噪声比（$S/N$）为指标，以 430nm 为检测波长，将一系列已知浓度的姜黄素标准品溶液分别进样 $10\mu L$，对 HPLC 法测得的溶液基线信号与噪声信号进行比较，当 $S/N \approx 3$ 时，其对应的姜黄素标准品的浓度为最低检测限，当 $S/N \approx 10$ 时，其对应的姜黄素标准品的浓度为最低定量限。

### 3.1.2.5　标准曲线的绘制

精密移取浓度为 $250\mu g \cdot mL^{-1}$ 的姜黄素标准储备液 0.5mL，分别用乙醇溶液稀释成 $1.0\mu g \cdot mL^{-1}$、$5.0\mu g \cdot mL^{-1}$、$15.0\mu g \cdot mL^{-1}$、$30.0\mu g \cdot mL^{-1}$、$60.0\mu g \cdot mL^{-1}$ 的姜黄素标准溶液，过滤后分别进样，进样量为 $10\mu L$，测定对应的姜黄素的峰面积，并以峰面积为纵坐标（$Y$）、姜黄素浓度为横坐标（$X$）绘制姜黄素标准曲线。

### 3.1.2.6　精密度试验

分别配制 $5.0\mu g \cdot mL^{-1}$、$30.0\mu g \cdot mL^{-1}$、$60.0\mu g \cdot mL^{-1}$ 的姜黄素标准溶液，于室温条件下放置，依据《中国药典》2010 年版二部附录ⅣA 中紫外-可见分光光度法进行 HPLC 分析，所得峰面积代入标准曲线，计算姜黄素含量。6h 内每隔 2h 对相应标准溶液进行检测，共检测 3 次，计算姜黄素的日内精密度 RSD（%）；每天对相应标准溶液检测 1 次，连续进样 3d，计算姜黄素的日间精密度 RSD（%）。

### 3.1.2.7　回收率试验

在 3.1.2.3 所述的 HPLC 条件下，分别配制 $1.0\mu g \cdot mL^{-1}$、$15.0\mu g \cdot mL^{-1}$、$30.0\mu g \cdot mL^{-1}$ 的姜黄素标准溶液各 3 份，各取 $10\mu L$ 进样，所得峰面积 A 代入标准曲线，计算对应的姜黄素浓度，求得该方法的回收率和 RSD 值。

### 3.1.2.8　加样回收率试验

精密称取姜黄素标准品适量，分别加入一定比例的辅料，用乙醇溶解后定容，分别配制 $5.0\mu g \cdot mL^{-1}$、$30.0\mu g \cdot mL^{-1}$、$60.0\mu g \cdot mL^{-1}$ 的姜黄素溶液各 5 份，各取 $10\mu L$ 进样，测定姜黄素的峰面积，代入标准曲线求得实际姜黄素的浓度，计算加样回收率和 RSD 值。

# 3.2 结果与分析

## 3.2.1 检测波长的确定

按 3.1.2.2 中所述方法在 200～800nm 波长范围内对姜黄素标准溶液以及辅料（大豆卵磷脂）溶液进行紫外扫描，结果见图 3-1 和图 3-2。

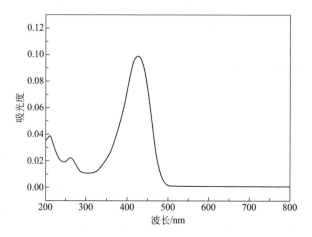

图 3-1 姜黄素标准溶液的紫外扫描图

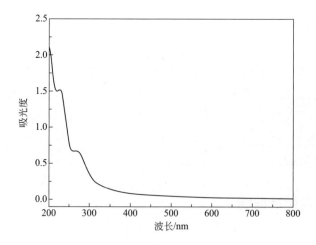

图 3-2 辅料溶液的紫外扫描图

由图 3-1 可知，姜黄素在 430nm 附近有紫外最大吸收峰。由图 3-2 可知，辅料在 430nm 处无紫外吸收，不干扰姜黄素的含量测定，因此选择 430nm 作为检测姜黄素含量的波长。

## 3.2.2 色谱条件的确定

高效液相色谱：色谱柱为 HyperCLone $C_{18}$ 柱（$250mm \times 4.6mm$，$5\mu m$）；流动相为乙腈-4％冰醋酸（45：55）；流动相流速为 $1.0mL \cdot min^{-1}$；检测波长为 $430nm$；柱温为 $30℃$；进样量为 $10\mu L$；且辅料不干扰姜黄素含量的测定（结果见图 3-3）。

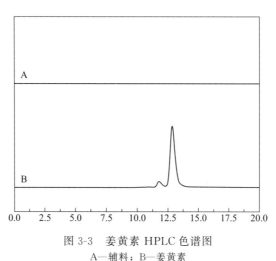

图 3-3  姜黄素 HPLC 色谱图
A—辅料；B—姜黄素

## 3.2.3 最低检测限和最低定量限的测定

按 3.1.2.4 中所述方法确定姜黄素进样浓度与 $S/N$ 的对应关系，结果见表 3-1。

表 3-1  姜黄素进样浓度与 $S/N$ 的对应关系

| $c/\mu g \cdot mL^{-1}$ | 0.002 | 0.004 | 0.006 | 0.008 | 0.01 | 0.02 | 0.04 | 0.08 | 0.1 |
|---|---|---|---|---|---|---|---|---|---|
| $S/N$ | 1.427 | 2.158 | 2.916 | 3.436 | 4.527 | 7.831 | 9.325 | 11.154 | 13.021 |

由表 3-1 可知，姜黄素的最低检测限和最低定量限分别为 $0.006\mu g \cdot mL^{-1}$ 和 $0.04\mu g \cdot mL^{-1}$。

## 3.2.4 姜黄素标准曲线

按 3.1.2.5 中所述方法测定一系列姜黄素标准溶液在 HPLC 检测下的峰面积，并对其进行线性拟合，结果见表 3-2 和图 3-4。

表 3-2  姜黄素标准曲线 HPLC 分析结果

| $c/\mu g \cdot mL^{-1}$ | 1.0 | 5.0 | 15.0 | 30.0 | 60.0 |
|---|---|---|---|---|---|
| 峰面积($A$) | 198471.1 | 428208.6 | 1120922.3 | 1978852.6 | 3894026.7 |

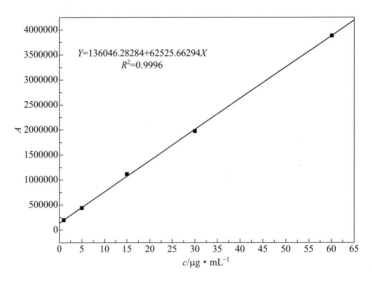

$$Y=136046.28284+62525.66294X$$
$$R^2=0.9996$$

图 3-4 姜黄素的标准曲线

由图 3-4 可知，姜黄素标准曲线的回归方程为：$Y=62525.66X+136046.28$，$R^2=0.9996$，姜黄素在 $1\sim60\mu g\cdot mL^{-1}$ 浓度范围内，峰面积与浓度呈良好的线性关系。

## 3.2.5 精密度试验

按 3.1.2.6 中所述方法对姜黄素标准溶液的精密度进行 HPLC 分析，其结果见表 3-3。

表 3-3 日内精密度、日间精密度分析结果（$n=3$）

| $c/\mu g\cdot mL^{-1}$ | 日内精密度 RSD/% | 日间精密度 RSD/% |
| --- | --- | --- |
| 5.0 | 0.5 | 0.3 |
| 30.0 | 0.3 | 1.7 |
| 60.0 | 0.2 | 1.3 |

由表 3-3 可知，不同浓度的姜黄素标准溶液日内精密度的相对标准偏差小于 1.0%，日间精密度的相对标准偏差小于 2.0%，符合精密度要求。

## 3.2.6 HPLC 分析方法的回收率分析

按 3.1.2.7 中所述方法，对 HPLC 测定姜黄素含量的方法的回收率进行分析，结果见表 3-4。

由表 3-4 可知，对于不同浓度的姜黄素溶液，其 HPLC 分析方法的回收率在 99%～101%之间，RSD 均小于 2.0%，该方法的回收率结果良好，符合要求。

表 3-4 回收率结果（n=5）

| 加入量 /μg·mL⁻¹ | 检测量 /μg·mL⁻¹ | 回收率 /% | 检测量均值加减 标准差/μg·mL⁻¹ | RSD/% |
|---|---|---|---|---|
| 5.0 | 5.01 | 100.2 | 4.993±0.0135 | 0.2 |
| | 4.982 | 99.64 | | |
| | 5.004 | 100.08 | | |
| | 4.979 | 99.58 | | |
| | 4.991 | 99.82 | | |
| 15.0 | 14.962 | 99.74 | 14.936±0.0943 | 0.7 |
| | 14.915 | 99.43 | | |
| | 14.769 | 98.46 | | |
| | 15.05 | 100.33 | | |
| | 14.986 | 99.91 | | |
| 60.0 | 59.943 | 99.91 | 59.942±0.167 | 0.3 |
| | 60.08 | 100.13 | | |
| | 59.937 | 99.9 | | |
| | 59.798 | 99.66 | | |
| | 59.954 | 99.92 | | |

## 3.2.7 加样回收率试验

按 3.1.2.8 中所述方法，对 HPLC 测定姜黄素含量的加样回收率进行分析，结果见表 3-5。

表 3-5 加样回收率结果（n=5）

| 加入量 /μg·mL⁻¹ | 检测量 /μg·mL⁻¹ | 回收率 /% | 检测量均值加减 标准差/μg·mL⁻¹ | RSD/% |
|---|---|---|---|---|
| 5 | 5.011 | 100.22 | 4.981±0.035 | 0.7 |
| | 4.977 | 99.54 | | |
| | 5.006 | 100.12 | | |
| | 4.985 | 99.7 | | |
| | 4.924 | 98.48 | | |
| 30 | 30.012 | 100.04 | 29.617±0.453 | 1.5 |
| | 29.731 | 99.1 | | |
| | 28.996 | 96.65 | | |
| | 29.312 | 97.81 | | |
| | 30.032 | 100.11 | | |
| 60 | 59.613 | 99.36 | 59.751±0.337 | 0.6 |
| | 59.298 | 98.83 | | |
| | 60.113 | 100.18 | | |
| | 60.056 | 100.01 | | |
| | 59.678 | 99.46 | | |

由表 3-5 可知，不同浓度的姜黄素溶液的加样回收率在 99%～101% 之间，RSD 均小于 2.0%，说明利用 HPLC 法测定姜黄素的含量不会受到辅料等因素的干扰。

# 3.3 本章小结

本章建立了高效液相法测定姜黄素含量的分析方法，得到的标准曲线的回归直线方程为 $Y=62525.66X+136046.28$，相关系数 $R^2=0.9996$，结果表明，姜黄素在 $1\sim60\mu g \cdot mL^{-1}$ 浓度范围内峰面积与浓度呈良好的线性关系。同时，还对姜黄素 HPLC 外标分析法进行方法学考察，低、中、高三种浓度日内精密度的 RSD 均小于 2.0%；三种浓度的方法回收率和加样回收率均在 99%～101% 之间，RSD 均小于 2.0%。

采用高效液相色谱法测定姜黄素的含量简便快速、灵敏度高、专属性强，能准确测定姜黄素的含量。

**参 考 文 献**

[1] 黄燕芬,洪行球.分光光度法测定总姜黄素的含量及方法学考察[J].浙江中医学院学报,1999,23(6):24-25.

[2] 张苗,吕庆銮,岳宁宁,等.酶催化-荧光猝灭法测定药物中的姜黄素[J].化学分析计量,2008,17(6):22-24.

[3] 杨承鸿,向智敏,姚煜东,等.姜黄超临界提取物的高效液相色谱分析[J].分析测试学报,2005,24(2):86-88.

[4] 徐仲溪,王坤波.姜黄素的高效薄层色谱分析[J].食品科学,2004,25(6):157-159.

[5] 刘保启,胡孝忠,王玉春,等.高效毛细管电泳法测定姜黄中姜黄素类化合物[J].分析测试学报,2004,23(1):109-111.

[6] Xu Z, Chen L, Gu W, et al. The performance of docetaxel-loaded solid lipid nanoparticles targeted to hepatocellular carcinoma[J]. Biomaterials,2009,30(2):226-232.

# 第**4**章 姜黄素类化合物的提取工艺研究

姜黄根茎中的姜黄色素主要成分为姜黄素、脱甲氧基姜黄素和双脱甲氧基姜黄素，具有多种生物活性[1,2]。这些活性物质极不稳定，传统的提取方法如回流提取法和索式提取法不仅耗时、耗力，同时提取温度较高，导致部分活性成分分解。近年来，新型提取技术如匀浆提取技术、微波辅助提取技术、离子液体辅助萃取、超临界流体萃取等逐渐成为研究的热点，这些提取方法具有快速、高效及活性成分保留率高等特点，在天然产物高效提取分离领域呈现出独特的优势[3,4]。

本章以鲜姜黄和干姜黄为原料，分别研究了姜黄素的匀浆提取、超声-微波协同萃取、离子液体微波辅助（ILs-MAE）提取等工艺，并与传统提取方法进行对比，旨在获得一种适用于姜黄中有效成分的快速、高效、环境友好的萃取技术，为天然姜黄有效成分的提取提供新思路、新技术。

## 4.1 材料、仪器与方法

### 4.1.1 材料与仪器

所使用的鲜姜黄及干姜黄均采于广西南宁。为了保证试样取样的均匀性，需将鲜姜黄洗净，晾干表面水分后切成 1～1.5cm 左右的小块，备用。姜黄素对照品购于中国食品药品检定研究院。

姜黄素（标准品，深圳市时得佳科技有限公司，纯度大于 99%，HPLC 面积归一化法）；脱甲氧基姜黄素、双脱甲氧基姜黄素（标准品，深圳市时得佳科技有限公司，纯度大于 98%，HPLC 面积归一化法）；乙腈、甲醇为色谱纯；$[C_4MIM][BF_4]$、$[C_4MIM]Cl$ 和 $[C_2MIM]Br$ 及其他试剂均为分析纯。

LC-20A 高效液相色谱仪，日本岛津公司；UV-2600 紫外可见分光光度计，上海天美科技有限公司；CW-2000 型超声-微波协同萃取仪，上海新拓微波溶样测试技术有限公司；KQ5200 E 型超声波清洗仪，昆山市超声波有限科技公司；JJ-2B 型组织捣碎匀浆机，金坛市友联仪器研究所。

## 4.1.2　方法

### 4.1.2.1　HPLC 色谱检测条件

色谱柱为 Agilent TC-C$_{18}$ 色谱柱（5$\mu$m，250mm×4.6mm）；流动相 A 为乙腈；B 为 0.01mol·L$^{-1}$ 的磷酸二氢钾溶液（用磷酸调整 pH 值至 2.5）；梯度洗脱，0~20min，55%~65% B，20~35min，65%~55%B，然后保持 5min；流速为 1.0mL·min$^{-1}$；检测波长为 425nm；柱温为 30℃；进样量为 10$\mu$L；进样前样品均用 0.45$\mu$m 微孔滤膜过滤。

### 4.1.2.2　标准曲线的绘制

（1）标准溶液的配制　精密称取姜黄素标准品、脱甲氧基姜黄素及双脱甲氧基姜黄素各 5.0mg 分别加入 25mL 棕色容量瓶中，用甲醇稀释至刻度，定容，分别得到 200.0$\mu$g·mL$^{-1}$ 的姜黄素、脱甲氧基姜黄素和双脱甲氧基姜黄素标准储备液。

分别精确移取姜黄素、脱甲氧基姜黄素和双脱甲氧基姜黄素标准储备液 10mL、5mL 和 2.5mL 置于 25mL 容量瓶中，用甲醇稀释到刻度，定容，配制成混合标准溶液。

（2）标准曲线的绘制　分别取混合标准溶液 1$\mu$L、2.5$\mu$L、5$\mu$L、7.5$\mu$L、10$\mu$L 和 12.5$\mu$L 进样，按 4.1.2.1 中的色谱条件测定对应的峰面积，以姜黄素的浓度（$\mu$g·mL$^{-1}$）为横坐标、峰面积 A 为纵坐标，对所得结果进行线性拟合。

### 4.1.2.3　姜黄素、脱甲氧基姜黄素和双脱甲氧基姜黄素含量测定

混合标准品溶液或样品溶液用 0.45$\mu$m 微孔滤膜过滤，然后取混合标准品溶液或样品溶液 10$\mu$L 进样，按照 4.1.2.1 中所述方法进行测定。

### 4.1.2.4　姜黄素的匀浆提取

（1）鲜姜黄中姜黄素的匀浆提取　准确称取一定量的鲜姜黄倒入匀浆机中，按既定料液比加入提取溶剂，在一定的转速下匀浆提取，提取结束后，匀浆液过滤得提取液，用 0.45$\mu$m 微孔滤膜过滤后利用 HPLC 法分析姜黄素的含量，每个样品平行测定 3 次，按式（4-1）计算姜黄素的得率。

$$Y = \frac{cV}{M} \times 100\%\qquad(4\text{-}1)$$

式中，$Y$ 为姜黄素得率，%；$c$ 为姜黄素的浓度，mg·mL$^{-1}$；$V$ 为提取液体积，mL；$M$ 为鲜姜黄质量，mg。

姜黄素的匀浆提取过程中，单因素试验分别考察了匀浆时间、匀浆转速、料液比和乙醇浓度对姜黄素得率的影响，并在单因素试验的基础上，选取匀浆时间、料液比、匀浆转速 3 个因素，利用正交试验设计了 $L_9(3^3)$ 的正交表，其因素水平表见表 4-1。

表 4-1　正交因素水平表

| 因素 | A(匀浆时间)/min | B(料液比)[质量(g):体积(mL)] | C(匀浆转速)/r·min⁻¹ |
|---|---|---|---|
| 1 | 2 | 1:5 | 8000 |
| 2 | 3 | 1:7 | 10000 |
| 3 | 4 | 1:9 | 12000 |

（2）干姜黄中姜黄素的匀浆提取　分别称取 3 份 10.00g 过 40 目筛后的干姜黄粉末，在料液比为 1:10[质量（g）:体积（mL）]，乙醇浓度为 75%，转速为 12000r·min⁻¹ 的条件下进行匀浆提取 3min，对匀浆液过滤后得到的滤液定容，利用 HPLC 分析姜黄素的含量，平行测定 3 次，计算姜黄素的得率。

（3）鲜姜黄中姜黄素的乙醇回流提取　称取 3 份 10.00g 切成小块状的鲜姜黄置于圆底烧瓶内，分别加入 75% 乙醇水溶液 70mL，在提取温度为 85℃ 的条件下，回流提取 2h，提取液冷却至室温，过滤定容，利用 HPLC 分析姜黄素的含量，平行测定 3 次，计算姜黄素的得率。

（4）鲜姜黄中姜黄素的超声波辅助提取　称取 3 份 10.00g 切成小块状的鲜姜黄置于圆底烧瓶内，分别加入 75% 乙醇水溶液 70mL，连接回流提取装置于超声波发生器内，在频率为 80kHz、温度为 55℃ 的条件下超声提取 1.5h，冷却至室温后对提取液进行过滤，定容，利用 HPLC 分析姜黄素的含量，平行测定 3 次，计算姜黄素的得率。

#### 4.1.2.5　干姜黄中姜黄素的溶剂回流提取

精确称取 1.0g 姜黄粉末，加入 20mL 的 95% 乙醇，混匀后在 60℃ 的条件下回流提取 120min，冷却至室温后，转入 50mL 容量瓶中，并用甲醇定容，静置后精确吸取 1mL 上层清液置于 10mL 容量瓶中，再用甲醇定容，经 0.45μm 微孔滤膜过滤，利用 HPLC 分析姜黄素的含量。

#### 4.1.2.6　干姜黄中姜黄素的微波辅助提取

精确称取 1.0g 姜黄粉末，加入 20mL 的 95% 乙醇，混匀后在 60℃ 的条件下微波萃取 10min，冷却至室温后，转入 50mL 容量瓶中，并用甲醇定容，静置后精确吸取 1mL 上层清液置于 10mL 容量瓶中，再用甲醇定容，经 0.45μm 微孔滤膜过滤，利用 HPLC 分析姜黄素的含量。

#### 4.1.2.7　干姜黄中姜黄素的超声-微波协同提取

精密称取姜黄粉末 5.0g，以乙醇为提取溶剂，置于 CW-2000 型超声-微波协同萃取仪中进行超声-微波协同提取，以姜黄素得率为指标，在单因素试验基础上选取提取温度、提取时间、料液比为考察因素进行响应面试验，优化超声-微波协同提取姜黄素的工艺条件。

姜黄素得率的计算：吸取 0.1mL 乙醇提取液置于 10mL 棕色容量瓶中，用 95％乙醇定容，再稀释 10 倍得到姜黄素溶液，用紫外-可见分光光度计测定其在 425nm 处的吸光度，代入标准曲线并计算样品中姜黄素的含量。按式（4-2）计算姜黄素的得率。

$$\omega(\%) = \frac{cV}{1000m} \times 100\%\qquad\qquad(4\text{-}2)$$

式中，$\omega$ 为姜黄素得率，％；$c$ 为根据标准曲线计算的姜黄素浓度，$mg \cdot L^{-1}$；$V$ 为提取液总体积，mL；$m$ 为姜黄原料的质量，g。

#### 4.1.2.8 干姜黄中姜黄素的 ILs-MAE 提取

精确称取 1.0g 姜黄粉末，与不同的离子液体溶液混合，在既定的微波条件下进行萃取，萃取结束待体系冷却至室温后，取出并将其转入 50mL 的容量瓶中，用甲醇定容，再稀释 10 倍，用甲醇定容，经 $0.45\mu m$ 微孔滤膜过滤，利用 HPLC 分析姜黄素的含量。

# 4.2 结果与分析

## 4.2.1 姜黄素、 脱甲氧基姜黄素、 双脱甲氧基姜黄素峰的标准曲线

按 4.1.2.2 中所述方法得到姜黄素、脱甲氧基姜黄素和双脱甲氧基姜黄素的混合标准溶液的标准曲线，结果见图 4-1～图 4-3。

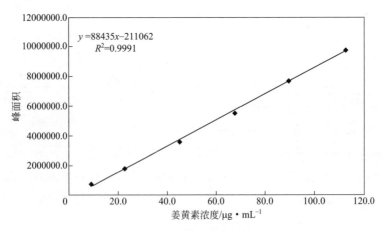

图 4-1　姜黄素的标准曲线

由图 4-1～图 4-3 可知，在上述浓度范围内，姜黄素、脱甲氧基姜黄素和双脱甲氧基姜黄素的峰面积与其浓度的线性关系良好，此条件下，三者的 RSD 值分别为 1.51％、2.70％和 4.90％。

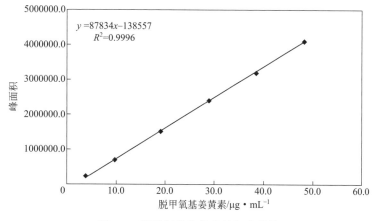

图 4-2 脱甲氧基姜黄素的标准曲线

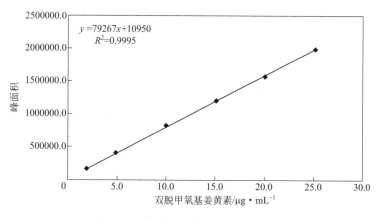

图 4-3 双脱甲氧基姜黄素的标准曲线

## 4.2.2 姜黄素的匀浆提取

### 4.2.2.1 鲜姜黄中姜黄素的匀浆提取工艺

（1）匀浆提取时间对姜黄素得率的影响 称取 18 份 10.00g 鲜姜黄，随机平均分为 6 组，按照料液比 1:7[质量（g）：体积（mL）]向鲜姜黄中加入 75% 乙醇水溶液，安装匀浆设备后在 10000r·min$^{-1}$ 的转速下，分别匀浆提取 0.5min、1min、2min、3min、4min 和 5min，考察匀浆提取时间对姜黄素得率的影响，结果见图 4-4。

由图 4-4 可知，匀浆提取时间对姜黄素得率有明显的影响。由于块状的鲜姜黄在匀浆机绞刀的高速剪切作用下进一步破碎，形成了大量的组织团块、细胞团块、破损细胞，因而，匀浆时间的长短能够决定细胞的破碎程度，进而影响姜黄素在溶剂中的溶出速度。在选定的时间范围内，随着匀浆提取时间的增加，姜黄素的得率先增大后减小，在 3min 时得率达到最高值。这可能是由于 3min 后，物料粉碎过细，匀浆液黏度较大，成糊状，反而影响了姜黄素的传质速度所致。因此匀浆提取时间宜选择 2~4min。

(2) 匀浆提取转速对姜黄素得率的影响 称取 15 份 10.00g 鲜姜黄，随机平均分为 5 组，按照料液比1∶7[质量(g)∶体积(mL)]的比例向鲜姜黄中加入 75% 乙醇水溶液，在匀浆提取转速为 6000r·min⁻¹、8000r·min⁻¹、10000r·min⁻¹、12000r·min⁻¹、14000r·min⁻¹ 的条件下分别匀浆提取 3min，考察匀浆提取转速对姜黄素得率的影响，结果见图 4-5。

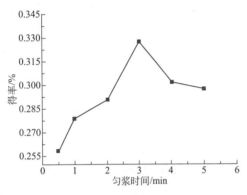

图 4-4　匀浆提取时间对姜黄素得率的影响　　图 4-5　匀浆提取转速对姜黄素得率的影响

由图 4-5 可知，在匀浆提取转速为 6000~10000r·min⁻¹ 时，姜黄素的得率升高，10000r·min⁻¹ 时姜黄素得率达到最大值，之后其得率反而下降。匀浆转速较低时鲜姜黄物料难以粉碎，提取溶剂与物料接触面较小，而转速超过 10000r·min⁻¹ 时，鲜姜黄又粉碎过细，匀浆液黏度较大，影响了姜黄素的传质速度。因此匀浆提取转速宜选择 8000~12000r·min⁻¹。

(3) 料液比对姜黄素得率的影响 称取 15 份一定量的鲜姜黄，随机平均分为 5 组，按料液比分别为 1∶3、1∶5、1∶7、1∶9、1∶11[质量(g)∶体积(mL)]的比例向鲜姜黄原料中加入 75% 乙醇水溶液，在 10000r·min⁻¹ 的匀浆提取转速下提取 3min，考察料液比对姜黄素得率的影响，结果见图 4-6。

由图 4-6 可知，料液比对姜黄素得率的影响较大，随着料液比的增加，姜黄素得率逐渐提高，料液比大于 1∶9[质量(g)∶体积(mL)]时，姜黄素得率增加缓慢。料液比较小时，溶剂能溶解的有效物质有限，达不到较好的效果，但料液比过大，溶剂用量过大，又会增加提取成本。因此料液比宜选择(1∶5)~(1∶9)[质量(g)∶体积(mL)]。

(4) 乙醇体积分数对姜黄素得率的影响 称取 15 份 10.00g 鲜姜黄，随机平均分为 5 组，按照 1∶7[质量(g)∶体积(mL)]的料液比向鲜姜黄原料中分别加入55%、65%、75%、85%、95% 乙醇水溶液，在匀浆提取转速为 10000r·min⁻¹ 的条件下提取 3min，考察乙醇体积分数对姜黄素得率的影响，结果见图 4-7。

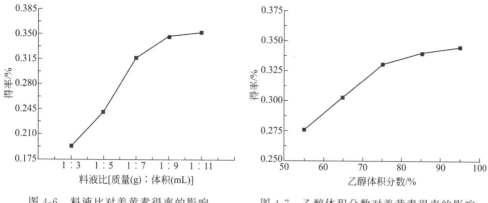

图 4-6 料液比对姜黄素得率的影响　　图 4-7 乙醇体积分数对姜黄素得率的影响

由图 4-7 可知，随着乙醇体积分数的增加，姜黄素的得率逐渐增加，乙醇体积分数为 55%～75% 时，姜黄素得率的增加幅度较大，乙醇体积分数大于 75% 后，姜黄素得率稍有提高，这可能与提取溶液的极性有关。宜选择 75% 乙醇溶液作为提取溶剂。

（5）鲜姜黄中姜黄素的匀浆提取正交试验　由表 4-2 可知，各因素对姜黄素得率的影响大小顺序为 A＞B＞C，即在这三个因素中，匀浆提取时间对姜黄素得率的影响最大，料液比次之，匀浆提取转速影响最小。因此确定正交试验条件下最优的匀浆提取工艺为 75% 乙醇匀浆提取 3min，料液比 1:7 ［质量(g)：体积(mL)］，匀浆提取转速 $12000 \mathrm{r} \cdot \mathrm{min}^{-1}$。在优化工艺条件下进行 3 次重复试验，得到姜黄素的平均得率为 0.349%。

表 4-2　正交试验及结果

| 试验号 | A(时间)/min | B(料液比)[质量(g)：体积(mL)] | C(转速)/r·min⁻¹ | 姜黄素得率/% |
|---|---|---|---|---|
| 1 | 2 | 1:5 | 8000 | 0.2327 |
| 2 | 2 | 1:7 | 10000 | 0.2574 |
| 3 | 2 | 1:9 | 12000 | 0.2362 |
| 4 | 3 | 1:5 | 10000 | 0.2468 |
| 5 | 3 | 1:7 | 12000 | 0.3496 |
| 6 | 3 | 1:9 | 8000 | 0.3171 |
| 7 | 4 | 1:5 | 12000 | 0.232 |
| 8 | 4 | 1:7 | 8000 | 0.265 |
| 9 | 4 | 1:9 | 10000 | 0.3403 |
| 均值1 | 0.242 | 0.237 | 0.272 | |
| 均值2 | 0.304 | 0.291 | 0.282 | |
| 均值3 | 0.279 | 0.298 | 0.273 | |
| 极差 | 0.062 | 0.061 | 0.010 | |

### 4.2.3 干姜黄中姜黄素的溶剂回流提取工艺优化

#### 4.2.3.1 溶剂回流提取姜黄素的单因素试验

（1）乙醇体积分数对姜黄素得率的影响　分别在乙醇体积分数为95％、85％、75％、65％、55％的条件下考察不同乙醇体积分数对姜黄素提取效果的影响，结果见图4-8。

由图4-8可知，乙醇体积分数在55％～75％之间时，姜黄素的得率增加幅度较大，乙醇体积分数在75％～95％之间时，姜黄素的得率增加幅度变缓。考虑到溶剂成本，因此宜选择75％乙醇作为提取溶剂。

（2）提取温度对姜黄素得率的影响　分别在45℃、55℃、65℃、75℃、85℃的条件下考察不同提取温度对姜黄素提取效果的影响，结果见图4-9。

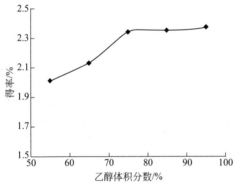
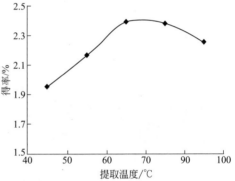

图4-8　乙醇体积分数对姜黄素得率的影响　　图4-9　提取温度对姜黄素得率的影响

由图4-9可知，当提取温度为65℃时，姜黄素得率最高，提取温度低于或高于65℃均不利于姜黄素得率的提高。考虑到提高温度有利于增强分子的运动，加快提取速率和提高提取效率，但温度过高会影响姜黄素的稳定性，同时还会造成大量的提取溶剂挥发，增加溶剂损耗，因此，提取温度宜选择65℃。

（3）提取时间对姜黄素得率的影响　分别在0.5h、1h、1.5h、2h、2.5h和3h的条件下考察不同提取时间对姜黄素提取效果的影响，结果见图4-10。

提取时间涉及姜黄素得率及能耗的问题，提取时间过短，姜黄素提取不完全，提取得率低；提取时间过长，能耗成本增大。由图4-10可知，提取时间在0.5～2h内，姜黄素的得率增加较快，提取时间大于2h后，姜黄素的得率稍微下降，表明2h内姜黄素已提取完全。

（4）料液比对姜黄素得率的影响　分别在料液比[质量（g）：体积（mL）]为1：6、1：9、1：12、1：15、1：18和1：21的条件下考察不同提取料液比对姜黄素提取效果的影响，结果见图4-11。

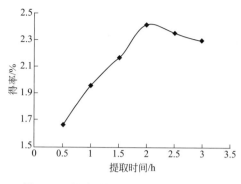

图 4-10　提取时间对姜黄素得率的影响

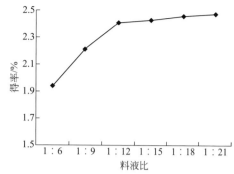

图 4-11　料液比对姜黄素得率的影响

提取溶剂用量过少，单次提取不完全；用量过多则会使溶剂消耗量增大。由图 4-11 可知，随着提取溶剂用量的增加，姜黄素得率也随之提高，但在料液比［质量 (g)：体积(mL)］达到 1∶12 后姜黄素的得率提高幅度越来越小，因此，从提取效果、减少溶剂用量和降低浓缩负荷等方面综合考虑，料液比［质量(g)：体积(mL)］宜选择 1∶12。

### 4.2.3.2　溶剂回流提取姜黄素的正交试验

在 4.2.3.1 所述单因素试验的基础上，选取提取温度、乙醇体积分数、提取时间、料液比为考察因素，设计 $L_9(3^4)$ 正交表优化溶剂回流提取姜黄素的工艺，结果见表 4-3。

表 4-3　正交试验设计及结果

| 试验号 | $A$<br>（温度）/℃ | $B$<br>（乙醇体积分数）/% | $C$<br>（时间）/h | $D$（料液比）<br>［质量(g)：体积(mL)］ | 姜黄素<br>得率/% |
|---|---|---|---|---|---|
| 1 | 55 | 65 | 1.5 | 1∶9 | 1.43 |
| 2 | 55 | 75 | 2 | 1∶12 | 1.98 |
| 3 | 55 | 85 | 2.5 | 1∶15 | 2.01 |
| 4 | 65 | 65 | 2 | 1∶15 | 2.47 |
| 5 | 65 | 75 | 2.5 | 1∶9 | 1.94 |
| 6 | 65 | 85 | 1.5 | 1∶12 | 2.17 |
| 7 | 75 | 65 | 2.5 | 1∶12 | 2.38 |
| 8 | 75 | 75 | 1.5 | 1∶15 | 2.54 |
| 9 | 75 | 85 | 2 | 1∶9 | 1.86 |
| $K_1$ | 1.807 | 2.093 | 2.047 | 1.743 | |
| $K_2$ | 2.193 | 2.153 | 2.103 | 2.177 | |
| $K_3$ | 2.260 | 2.013 | 2.110 | 2.340 | |
| $R$ | 0.453 | 0.140 | 0.063 | 0.597 | |

从表 4-3 可知，料液比对姜黄素得率的影响最大，其次为提取温度，各因素的影响大小顺序为料液比＞提取温度＞乙醇体积分数＞提取时间。根据 $K$ 值分析可得正交优化提取工艺为：$A_3B_2C_3D_3$，即提取温度 75℃，乙醇体积分数 75％，提取时间 2.5h，料液比 1:15[质量(g):体积(mL)]。

(1) 正交试验得到的最优工艺验证　分别称取 5.0g 姜黄粉，按 $A_3B_2C_3D_3$ 组合进行三次平行试验，试验结果见表 4-4。

表 4-4　最优工艺验证结果

| 试验编号 | 1 | 2 | 3 | 平均值 |
|---|---|---|---|---|
| 姜黄素得率/% | 2.58 | 2.54 | 2.53 | 2.55 |

由表 4-4 可知，在最佳工艺条件下，三次平行试验得到的姜黄素得率均高于正交试验中其他工艺组合的得率，因此选取的 $A_3B_2C_3D_3$ 组合为正交试验条件下溶剂回流提取姜黄素的最佳工艺。

(2) 提取次数的确定　称取 5.0g 姜黄粉，在确定优化工艺条件下，分别对其提取 1 次、2 次、3 次、4 次，结果见表 4-5。

表 4-5　提取次数对姜黄素得率的影响

| 提取次数 | 1 | 2 | 3 | 4 |
|---|---|---|---|---|
| 姜黄素得率/% | 2.54 | 2.97 | 3.09 | 3.11 |

由表 4-5 可知，随着提取次数的增加姜黄素得率逐渐增大，但增大的幅度逐渐减小，当提取次数超过 2 次后，增大的幅度很小，姜黄素基本全部被溶出。考虑到增加提取次数，溶剂用量增大，并且时间延长，从降低成本、节约能源的角度综合考虑提取次数宜选择 2 次，2 次提取后姜黄素的累计得率为 2.97％。

## 4.2.4　姜黄素的微波辅助提取工艺优化

以第 2 章超临界萃取姜黄油后的姜黄渣为原料，研究姜黄渣中姜黄素的微波辅助提取工艺，并对其提取工艺进行优化。

### 4.2.4.1　微波辅助提取姜黄素的单因素试验

(1) 微波提取时间对姜黄素得率的影响　取经超临界 $CO_2$ 流体萃取姜黄油后所剩余的姜黄渣粉 20g，在温度为 50℃，无水乙醇 160mL 的提取条件下，考察不同提取时间对姜黄素得率的影响，结果见图 4-12。

由图 4-12 可知，姜黄素的得率随着提取时间的延长而增大，当提取时间为 3min 时，姜黄素的提取传质逐渐达到平衡，随后继续延长提取时间，可能会引起部分目标提取物的分解，从而导致姜黄素得率的降低，因此，微波提取时间宜选择 3min。

（2）微波提取温度对姜黄素得率的影响　取经超临界 $CO_2$ 流体萃取姜黄油后所剩余的姜黄渣粉 20g，在提取时间 3min，无水乙醇 160mL 的条件下，考察不同提取温度对姜黄素得率的影响，结果见图 4-13。

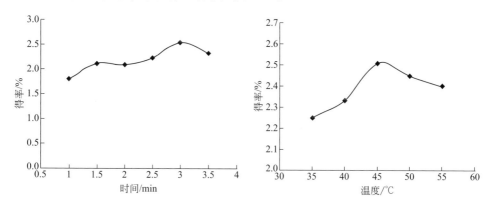

图 4-12　微波提取时间对姜黄素得率的影响　　图 4-13　微液提取温度对姜黄素得率的影响

由图 4-13 可知，当温度低于 45℃时，随着提取温度升高，提取剂和目标产物的分子运动越来越剧烈，有利于姜黄素的传质，从而使姜黄素的得率提高，但当提取温度高于 45℃后，得率逐渐降低。因此提取温度宜选择 45℃。

（3）料液比对姜黄素得率的影响　取经超临界 $CO_2$ 流体萃取姜黄油后所剩余的姜黄渣粉 20g，在提取时间为 3min，温度 45℃的条件下，考察不同料液比对姜黄素得率的影响，结果见图 4-14。

由图 4-14 可知，随着提取溶剂量的增大，姜黄素的得率随之增大。但当料液比增大到 1∶11［质量(g)∶体积(mL)］时，姜黄素得率趋于稳定。为了节约溶剂，减少回收溶剂时的能耗，料液比宜选择为(1∶9)～(1∶11)［质量(g)∶体积(mL)］。

（4）溶剂体积分数对姜黄素得率的影响　取经超临界 $CO_2$ 流体萃取姜黄油后所剩余的姜黄渣粉 20g，加入 180mL 提取溶剂，在温度为 45℃下提取 3min，考察不同体积分数的乙醇作为提取剂时对姜黄素提取效果的影响，结果见图 4-15。

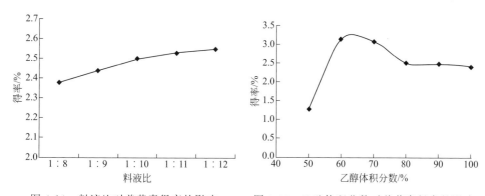

图 4-14　料液比对姜黄素得率的影响　　图 4-15　乙醇体积分数对姜黄素得率的影响

由图 4-15 可知，随着乙醇体积分数的增大，姜黄素的得率呈现出先增大后减小的趋势，在乙醇浓度为 60%～70% 时，姜黄素的得率最高，这可能与提取溶剂的极性有关。因此，宜选择 60%～70% 乙醇作为提取溶剂。

### 4.2.4.2 微波辅助法提取姜黄素的正交试验设计

在 4.2.4.1 中单因素试验的基础上，选择微波提取时间、提取温度、料液比、溶剂体积分数为因素，该设计为四因素三水平的正交试验，正交试验及结果见表 4-6。

表 4-6 $L_9$（$3^4$）正交试验结果分析表

| 试验号 | $A$<br>（提取温度）/℃ | $B$（料液比）<br>[质量(g)：体积(mL)] | $C$<br>（乙醇体积分数）/% | $D$<br>（提取时间）/min | 姜黄素得率<br>/% |
|---|---|---|---|---|---|
| 1 | 40 | 1：10 | 60 | 2.0 | 2.96 |
| 2 | 40 | 1：11 | 70 | 2.5 | 2.80 |
| 3 | 40 | 1：12 | 80 | 3.0 | 2.64 |
| 4 | 45 | 1：10 | 70 | 3.0 | 2.40 |
| 5 | 45 | 1：11 | 80 | 2.0 | 3.23 |
| 6 | 45 | 1：12 | 60 | 2.5 | 3.02 |
| 7 | 50 | 1：10 | 80 | 2.5 | 2.91 |
| 8 | 50 | 1：11 | 60 | 3.0 | 2.69 |
| 9 | 50 | 1：12 | 70 | 2.0 | 3.04 |
| $K_1$ | 2.800 | 2.757 | 2.890 | 3.077 | |
| $K_2$ | 2.883 | 2.907 | 2.747 | 2.910 | |
| $K_3$ | 2.880 | 2.900 | 2.927 | 2.577 | |
| $R$ | 0.083 | 0.150 | 0.180 | 0.500 | |

由表 4-6 可知，各因素对姜黄素提取效果影响的大小顺序为微波提取时间＞溶剂体积分数＞料液比＞提取温度，其中提取时间对姜黄素得率的影响最大。考虑到成本与时间等因素，确定最佳提取工艺为 $A_2B_2C_3D_1$，即提取温度 45℃，料液比 1：11[质量(g)：体积(mL)]，乙醇体积分数 80%，提取时间 2min。为考察上述最优提取工艺的稳定性，取姜黄渣三份，按该工艺条件进行提取试验，测得姜黄素得率的平均值为 3.22%。

## 4.2.5 干姜黄中姜黄素的超声-微波协同提取工艺优化

### 4.2.5.1 超声-微波协同提取姜黄素的单因素试验

(1) 乙醇体积分数对姜黄素得率的影响 在乙醇体积分数分别为 55%、65%、75%、85% 和 95% 的条件下，考察不同乙醇体积分数对姜黄素得率的影响，结果见图 4-16。

由图 4-16 可知，乙醇体积分数在从 55% 提高至 75% 的过程中，姜黄素得率也随之快速提高，当乙醇体积分数大于75％时，姜黄素得率稍微下降。从降低溶剂成本方面考虑宜选用75％乙醇作为提取溶剂。

（2）提取温度对姜黄素得率的影响 在提取温度分别为45℃、55℃、65℃、75℃的条件下，考察不同提取温度对姜黄素得率的影响，结果见图4-17。

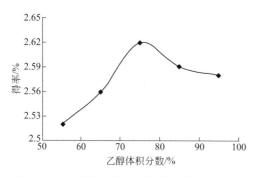

图 4-16 乙醇体积分数对姜黄素得率的影响　　图 4-17 提取温度对姜黄素得率的影响

由图4-17可知，姜黄素得率随着提取温度的升高呈现出先增大后减小的趋势，当提取温度为55℃时姜黄素的得率达到最大值。提取温度超过55℃后反而不利于姜黄素得率的提高。这可能是由于在提取过程中过高的温度会使姜黄素降解而导致其得率下降。因此宜选择提取温度为55℃对姜黄素进行提取。

（3）提取时间对姜黄素得率的影响 在提取时间分别为5min、10min、20min、30min、40min的条件下，考察不同提取时间对姜黄素得率的影响，结果见图4-18。

由图4-18可知，随着提取时间的增加，姜黄素得率先增大后减小，在20min时姜黄素得率达到峰值，随后继续增加提取时间，姜黄素得率反而下降。因此，提取时间宜选择20min。

（4）料液比对姜黄素得率的影响 在料液比［质量（g）：体积（mL）］分别为1：5、1：10、1：15、1：20、1：25、1：30的条件下，考察不同料液比对姜黄素得率的影响，结果见图4-19。

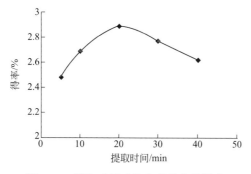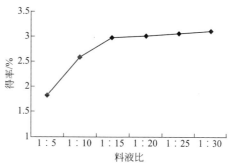

图 4-18 提取时间对姜黄素得率的影响　　图 4-19 料液比对姜黄素得率的影响

由图 4-19 可知，随着提取溶剂用量的增加，姜黄素得率也随之提高，当料液比达到 1：15[质量(g)：体积(mL)]后，姜黄素得率稍有提高。因此，从提取效果和溶剂成本等方面综合考虑，料液比宜选用 1：15[质量(g)：体积(mL)]。

### 4.2.5.2 Box-Behnken 试验设计

传统的正交试验设计虽然能够同时考虑几种影响因素，寻找最佳因素水平组合，却不能在给出的整个区域上找出因素和响应值间明确的函数表达式，即回归模型，因而无法给出整个区域上因素的最佳组合和响应的最优值。响应面法通过数学统计方法设计试验、建立模型、评估试验因素效果并求最优工艺参数，是一种优化工艺参数的有效方法。响应面法在研究中得到了广泛应用[5]。该研究将响应面法应用于优化姜黄素的超声-微波协同提取工艺，利用 Box-Behnken 设计方案，选取提取温度、提取时间、料液比三个因素，以姜黄素得率为响应值 $Y$，设计了三因素三水平的响应面试验，因素水平表、结果及方差分析分别见表 4-7～表 4-9。

表 4-7　Box-Behnken 设计的因素水平表

| 水平 | $X_1$(提取温度)/℃ | $X_2$(提取时间)/min | $X_3$(料液比)[质量(g)：体积(mL)] |
|---|---|---|---|
| -1 | 45 | 10 | 1：10 |
| 0 | 55 | 20 | 1：15 |
| 1 | 65 | 30 | 1：20 |

表 4-8　Box-Behnken 试验设计结果

| 试验号 | $X_1$/℃ | $X_2$/min | $X_3$[质量(g)：体积(mL)] | $Y$(姜黄素得率)/% |
|---|---|---|---|---|
| 1 | 45 | 30 | 1：15 | 2.88 |
| 2 | 45 | 20 | 1：10 | 2.68 |
| 3 | 55 | 20 | 1：15 | 2.94 |
| 4 | 55 | 30 | 1：10 | 2.51 |
| 5 | 55 | 10 | 1：10 | 2.61 |
| 6 | 45 | 10 | 1：15 | 2.91 |
| 7 | 55 | 30 | 1：20 | 2.9 |
| 8 | 65 | 10 | 1：15 | 2.79 |
| 9 | 55 | 10 | 1：20 | 2.92 |
| 10 | 55 | 20 | 1：15 | 2.99 |
| 11 | 65 | 30 | 1：15 | 2.78 |
| 12 | 65 | 20 | 1：10 | 2.53 |
| 13 | 55 | 20 | 1：15 | 2.97 |
| 14 | 65 | 20 | 1：20 | 2.89 |
| 15 | 45 | 20 | 1：20 | 2.83 |

表 4-9 响应面二次回归模型的方差分析

| 来源 | 平方和 | 自由度 | 均方 | $F$ 值 | $P$ 值(Prob>F) | |
|---|---|---|---|---|---|---|
| 模型 | 0.33 | 9 | 0.037 | 21.39 | 0.0018 | 显著 |
| $X_1$ | 0.012 | 1 | 0.012 | 6.91 | 0.0466 | |
| $X_2$ | $3.200×10^{-3}$ | 1 | $3.200×10^{-3}$ | 1.84 | 0.2329 | |
| $X_3$ | 0.18 | 1 | 0.18 | 105.28 | 0.0002 | |
| $X_1X_2$ | $1.000×10^{-4}$ | 1 | $1.000×10^{-4}$ | 0.058 | 0.8200 | |
| $X_1X_3$ | 0.011 | 1 | 0.011 | 6.34 | 0.0533 | |
| $X_2X_3$ | $1.600×10^{-3}$ | 1 | $1.600×10^{-3}$ | 0.92 | 0.3814 | |
| $X_1X_1$ | 0.015 | 1 | 0.015 | 8.86 | 0.0309 | |
| $X_2X_2$ | 0.014 | 1 | 0.014 | 8.19 | 0.0354 | |
| $X_3X_3$ | 0.11 | 1 | 0.11 | 61.08 | 0.0005 | |
| 残差 | $8.692×10^{-3}$ | 5 | $1.738×10^{-3}$ | | | |
| 失拟项 | $7.425×10^{-3}$ | 3 | $2.475×10^{-3}$ | 3.91 | 0.2104 | 不显著 |
| 纯误差 | $1.267×10^{-3}$ | 2 | $6.333×10^{-4}$ | | | |
| 总和 | 0.34 | 14 | | | | |

由表 4-9 可知，模型 $P$ 值（0.0018）远小于 0.01，表明整个模型为高度显著，料液比对姜黄素得率的影响是高度显著的。由 Design-Expert 7.0 分析可知：整个模型的决定系数 $R^2=0.9747$，表明模型能解释 97.47% 姜黄素得率的变化，说明该模型拟合效果较好，可应用于超声-微波协同提取姜黄素试验的理论预测。

运用 Design-Expert 7.0 分析，得到回归方程为 $Y = 2.97 - 0.03875X_1 - 0.02X_2 + 0.15125X_3 + 0.005X_1X_2 + 0.0525X_1X_3 + 0.02X_2X_3 - 0.064583X_1X_1 - 0.062083X_2X_2 - 0.16958X_3X_3$。

上述回归方程分别对 $X_1$、$X_2$ 和 $X_3$ 求一阶偏导，整理得到如下三元一次方程：

$0.005X_2 + 0.0525X_3 - 0.129166X_1 = 0.03875$

$0.005X_1 + 0.02X_3 - 0.124166X_2 = 0.02$

$0.0525X_1 + 0.02X_2 - 0.33916X_3 = -0.15125$

解得：$X_1 = -0.13$，$X_2 = -0.10$，$X_3 = 0.42$。对应的非编码水平上的适宜提取工艺条件为：提取温度 53.7℃，提取时间 19min，料液比为 1∶17.1[质量(g)∶体积(mL)]，此时姜黄素得率的响应值为 3.01%。

模型的响应曲面图和等高线图分别见图 4-20～图 4-22。

最佳工艺条件的验证：称取 5.0g 姜黄粉，按响应面优化得到的工艺即提取温度 53.7℃，提取时间 19min，料液比为 1∶17.1[质量(g)∶体积(mL)]进行三次平行验证试验，结果见表 4-10。

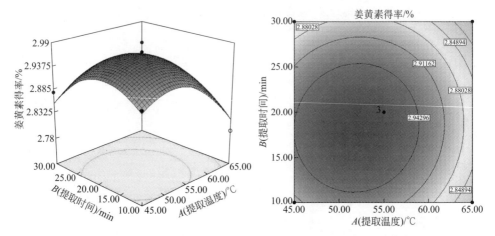

图 4-20　提取时间与提取温度对姜黄素得率影响的响应曲面图及等高线图

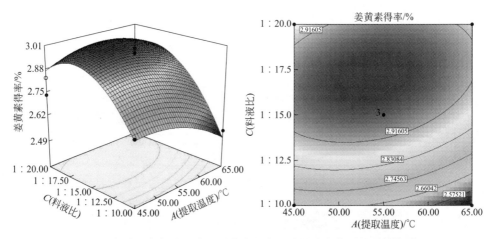

图 4-21　料液比与提取温度对姜黄素得率影响的响应曲面图及等高线图

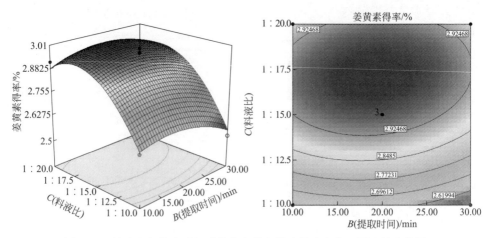

图 4-22　料液比与提取时间对姜黄素得率影响的响应曲面图及等高线图

表 4-10　最佳工艺条件的验证结果

| 试验编号 | 1 | 2 | 3 | 平均值 |
|---|---|---|---|---|
| 姜黄素得率/% | 3.00 | 3.03 | 2.98 | 3.00 |

由表 4-10 可知，在优化工艺条件下，三次平行试验得到的姜黄素得率为 3.00%，与模型的预测值接近，说明该模型较为可靠。

提取次数的确定：称取 5.0g 姜黄粉，在最佳工艺条件下对其分别提取 1 次、2 次、3 次、4 次，结果见表 4-11。

表 4-11　提取次数对姜黄素得率的影响

| 提取次数 | 1 | 2 | 3 | 4 |
|---|---|---|---|---|
| 姜黄素得率/% | 3.00 | 3.51 | 3.59 | 3.62 |

由表 4-11 可知，随着提取次数的增加姜黄素得率逐渐增大，但增大的幅度逐渐减小，当提取次数超过 2 次以后，姜黄素得率增大的幅度很小，姜黄素基本全部被溶出，因此宜对姜黄原料连续提取 2 次，2 次提取得到的姜黄素得率累计为 3.51%。

### 4.2.5.3　直接微波提取与超临界-微波提取工艺的比较

（1）两种工艺提取物紫外扫描分析　为分析超临界-微波联合提取工艺所得提取物的纯度，利用紫外-可见分光光度计在 200～600nm 波长内分别对超临界萃取得到的提取物与超临界-微波联合工艺提取得到的提取物进行扫描，结果见图 4-23。

由图 4-23（a）可知，微波提取得到的提取物有两个明显的紫外吸收峰，425nm 处为姜黄素的特征吸收峰，而 236nm 处为姜黄油的特征吸收峰。

由图 4-23（b）可知，超临界-微波联合提取得到的提取物在 236nm 处姜黄油的特征吸收峰明显降低，而 425nm 处姜黄素的特征峰突出。因此该工艺有利于提高后续姜黄素提取物的纯度，使其更易于精制。

（2）直接微波提取物石油醚纯化效果分析　向直接微波提取所得的提取液中加入石油醚，萃取其中的姜黄油，静置分层，石油醚层减压回收溶剂后得到姜黄油，

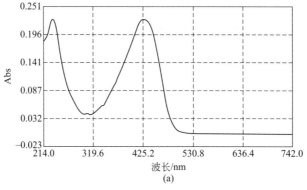

(a)

图 4-23

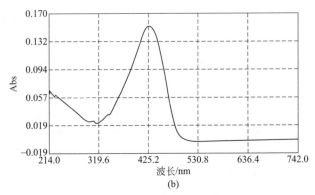

图 4-23　不同提取法得到的提取物的紫外光谱扫描图
(a) 微波提取法；(b) 超临界-微波联合提取法

测得姜黄油得率为 2.53%，与 SCF 法提取得到的姜黄油得率（8.95%）相差较大。

由图 4-24 可知，由于姜黄素与姜黄油树脂类物质分离困难，使用 1∶1（体积比）的石油醚萃取 2 次后，在 236nm 处姜黄油的特征吸收峰虽已明显降低，但姜黄油的残留程度仍然比超临界-微波工艺高，且生产周期长。同时，操作过程中不可避免地存在溶剂损失，因此必须设置有机溶剂回收过程。

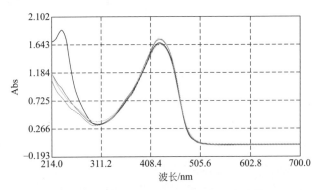

图 4-24　石油醚萃取直接微波提取物的紫外光谱扫描图
236nm 处 4 条曲线由上至下依次为：直接微波提取液、石油醚 1 次萃取液、
石油醚 2 次萃取液、超临界-微波法提取液

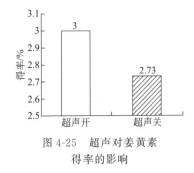

图 4-25　超声对姜黄素
得率的影响

超声协同作用的研究：本试验在微波提取的同时，比较了在超声开和超声关的条件下对姜黄素得率的影响，结果见图 4-25。

由图 4-25 可知，超声对姜黄素得率的影响较为明显。超声波是在弹性介质中传播的一种振动频率高于声波（20kHz）的机械波，能产生并传递强大的能量，给予介质（如固体小颗粒或团聚体）极大的加速度。当颗粒内部接受的能量足以克服固体结构的束缚能时，固体颗粒被击碎，从而促进细胞内有效成分的快速溶出。

## 4.2.6 干姜黄中姜黄素的超声-微波协同提取工艺优化

### 4.2.6.1 离子液体种类对姜黄素提取效果的影响

称取 1.00g 姜黄原料，在液料比 10∶1[体积(mL)∶质量(g)]、微波时间 5min、提取温度为 60℃ 的条件下，考察 3 种离子液体 $[C_4MIM][BF_4]$、$[C_4MIM]Cl$ 和 $[C_2MIM]Br$ 对姜黄素提取得率的影响，结果见图 4-26。

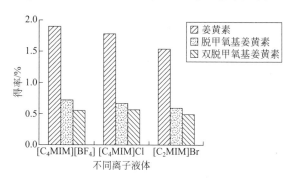

图 4-26 不同离子液体对姜黄素得率的影响

由图 4-26 可知，在相同条件下，$[C_4MIM][BF_4]$ 水溶液作为提取溶剂时，姜黄素的得率最高，这可能是由于 $[C_4MIM][BF_4]$ 和姜黄素类物质具有更强的多种分子作用力，尤其是氢键作用力、π-π 共轭作用力、离子电荷作用力等[5]。

### 4.2.6.2 $[C_4MIM][BF_4]$浓度对姜黄素提取效果的影响

称取 1.00g 姜黄原料，在液料比 10∶1[体积(mL)∶质量(g)]、微波时间 5min、提取温度为 60℃ 的条件下，考察不同浓度的 $[C_4MIM][BF_4]$ 水溶液对姜黄素得率的影响，结果见图 4-27。

由图 4-27 可知，当 $[C_4MIM][BF_4]$ 浓度由 $0.5mol \cdot L^{-1}$ 增加到 $2.5mol \cdot L^{-1}$ 时，姜黄素的得率增加，$[C_4MIM][BF_4]$ 浓度再增加，其得率反而减少。因为随着 $[C_4MIM][BF_4]$ 浓度的增加，提取溶剂的渗透性增加，有利于姜黄素、脱甲氧基姜黄素和双脱甲氧基姜黄素提取过程的进行，$[C_4MIM][BF_4]$ 浓度增加到一定程度后，$[C_4MIM][BF_4]$ 溶液黏度增大，传质系数下降，不利于活性成分的溶出。

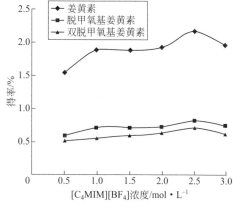

图 4-27 不同浓度离子液体对姜黄素得率的影响

### 4.2.6.3 Box-Behnken 试验设计优化提取工艺

采用 Box-Behnken 试验设计方法设计了 ILs-MAE 提取姜黄素的三因素三水平优化试验，因素水平见表 4-12，结果见表 4-13。

**表 4-12 因素水平表**

| 水平 | 因素 | | |
|------|------|------|------|
| | A(萃取时间)/min | B(液料比)[体积(mL)：质量(g)] | C(萃取温度)/℃ |
| −1 | 5 | 10：1 | 50 |
| 0 | 10 | 15：1 | 60 |
| +1 | 15 | 20：1 | 70 |

**表 4-13 Box-Behnken 设计的试验结果**

| 序号 | 萃取时间/min | 液料比 | 萃取温度/℃ | 姜黄素得率/% | | 脱甲氧基姜黄素得率/% | | 双脱甲氧基姜黄素得率/% | |
|------|------|------|------|------|------|------|------|------|------|
| | | | | 实测值 | 预测值 | 实测值 | 预测值 | 实测值 | 预测值 |
| 1 | 10.0 | 15：1 | 60.0 | 2.30 | 2.30 | 0.86 | 0.86 | 0.69 | 0.70 |
| 2 | 15.0 | 15：1 | 50.0 | 2.14 | 2.16 | 0.81 | 0.81 | 0.72 | 0.71 |
| 3 | 10.0 | 15：1 | 60.0 | 2.28 | 2.30 | 0.85 | 0.86 | 0.70 | 0.70 |
| 4 | 5.0 | 10：1 | 60.0 | 2.09 | 2.09 | 0.79 | 0.80 | 0.59 | 0.57 |
| 5 | 15.0 | 10：1 | 60.0 | 2.10 | 2.09 | 0.78 | 0.78 | 0.61 | 0.62 |
| 6 | 10.0 | 10：1 | 50.0 | 2.05 | 2.05 | 0.76 | 0.76 | 0.59 | 0.60 |
| 7 | 15.0 | 20：1 | 60.0 | 2.26 | 2.27 | 0.90 | 0.90 | 0.69 | 0.68 |
| 8 | 10.0 | 10：1 | 70.0 | 2.08 | 2.10 | 0.78 | 0.78 | 0.65 | 0.65 |
| 9 | 10.0 | 15：1 | 60.0 | 2.31 | 2.30 | 0.86 | 0.86 | 0.72 | 0.70 |
| 10 | 10.0 | 20：1 | 70.0 | 2.23 | 2.23 | 0.85 | 0.85 | 0.69 | 0.67 |
| 11 | 10.0 | 20：1 | 50.0 | 2.09 | 2.08 | 0.79 | 0.79 | 0.70 | 0.70 |
| 12 | 5.0 | 15：1 | 50.0 | 2.01 | 2.01 | 0.76 | 0.76 | 0.69 | 0.66 |
| 13 | 5.0 | 20：1 | 60.0 | 2.05 | 2.07 | 0.78 | 0.79 | 0.62 | 0.63 |
| 14 | 5.0 | 15：1 | 70.0 | 2.18 | 2.17 | 0.81 | 0.80 | 0.67 | 0.67 |
| 15 | 15.0 | 15：1 | 70.0 | 2.21 | 2.21 | 0.84 | 0.85 | 0.72 | 0.72 |

以姜黄素、脱甲氧基姜黄素和双脱甲氧基姜黄素的得率为响应值，利用 Design-Expert 软件对试验结果进行二次多元回归拟合。姜黄素、脱甲氧基姜黄素和双脱甲氧基姜黄素得率的回归模型如下：

姜黄素得率的回归模型：$Y_1 = 2.30 + 0.048A + 0.039B + 0.051C + 0.050AB - 0.025AC + 0.027BC - 0.075A^2 - 0.097B^2 - 0.087C^2$。

脱甲氧基姜黄素得率的回归模型：$Y_2 = 0.86 + 0.024A + 0.026B + 0.020C + 0.033AB + 0.01BC - 0.017A^2 - 0.027B^2 - 0.035C^2$。

双脱甲氧基姜黄素得率的回归模型：$Y_3 = 0.70 + 0.024A + 0.032B + 0.00625C - 0.018BC - 0.019A^2 - 0.057B^2 + 0.011C^2$。

　　姜黄素得率回归模型的复相关系数 $R^2 = 0.9848$，表 4-14 的方差分析和显著性检验结果表明，回归模型显著（$P < 0.05$），模型与实际拟合良好，试验误差小，可以用于预测姜黄素的得率。

　　脱甲氧基姜黄素回归模型的复相关系数 $R^2 = 0.9924$，表 4-15 的方差分析和显著性检验结果表明，回归模型极显著（$P < 0.0001$），模型与实际拟合良好，试验误差小，可以用于预测脱甲氧基姜黄素的得率。

**表 4-14　姜黄素回归模型的方差分析**

| 变异来源 | 自由度 | 平方和 | 均方 | $F$ 值 | $P$ 值 | 显著性 |
|---|---|---|---|---|---|---|
| 模型 | 9 | 0.14 | 0.015 | 36.07 | 0.0005 | * |
| $A$（微波萃取时间） | 1 | 0.018 | 0.018 | 42.14 | 0.0013 | * |
| $B$（液料比） | 1 | 0.012 | 0.012 | 28.04 | 0.0032 | * |
| $C$（微波萃取温度） | 1 | 0.021 | 0.021 | 49.06 | 0.0009 | * |
| $AB$ | 1 | $1.000 \times 10^{-2}$ | $1.000 \times 10^{-2}$ | 23.35 | 0.0047 | * |
| $AC$ | 1 | $2.500 \times 10^{-3}$ | $2.500 \times 10^{-3}$ | 5.84 | 0.0604 | |
| $BC$ | 1 | $3.025 \times 10^{-3}$ | $3.025 \times 10^{-3}$ | 7.06 | 0.0450 | * |
| $A^2$ | 1 | 0.021 | 0.021 | 47.95 | 0.0010 | * |
| $B^2$ | 1 | 0.035 | 0.035 | 81.25 | 0.0003 | * |
| $C^2$ | 1 | 0.028 | 0.028 | 65.37 | 0.0005 | * |
| 残差 | 5 | $2.142 \times 10^{-3}$ | $4.283 \times 10^{-4}$ | | | |
| 失拟项 | 3 | $1.675 \times 10^{-3}$ | $5.583 \times 10^{-4}$ | 2.39 | 0.3083 | |
| 纯误差 | 2 | $4.667 \times 10^{-4}$ | $2.333 \times 10^{-4}$ | | | |
| 总变异 | 14 | 0.14 | | | | |

　　注：表 4-14～表 4-16 中，$P \leqslant 0.0001$，高度显著，用 * * 表示；$P \leqslant 0.05$，显著，用 * 表示；$P > 0.05$，不显著。

**表 4-15　脱甲氧基姜黄素回归模型的方差分析**

| 变异来源 | 自由度 | 平方和 | 均方 | $F$ 值 | $P$ 值 | 显著性 |
|---|---|---|---|---|---|---|
| 模型 | 8 | | | 64.50 | < 0.0001 | * * |
| $A$（微波萃取时间） | 1 | $4.512 \times 10^{-3}$ | $4.512 \times 10^{-3}$ | 92.83 | < 0.0001 | * * |
| $B$（液料比） | 1 | $5.513 \times 10^{-3}$ | $5.513 \times 10^{-3}$ | 113.40 | < 0.0001 | * * |
| $C$（微波萃取温度） | 1 | $3.200 \times 10^{-3}$ | $3.200 \times 10^{-3}$ | 65.83 | 0.0002 | * |
| $AB$ | 1 | $4.225 \times 10^{-3}$ | $4.225 \times 10^{-3}$ | 86.91 | < 0.0001 | * * |
| $BC$ | 1 | $4.000 \times 10^{-3}$ | $4.000 \times 10^{-3}$ | 8.23 | 0.0285 | * |
| $A^2$ | 1 | $1.078 \times 10^{-3}$ | $1.078 \times 10^{-3}$ | 22.17 | 0.0033 | * |
| $B^2$ | 1 | $2.708 \times 10^{-3}$ | $2.708 \times 10^{-3}$ | 55.71 | 0.0003 | * |
| $C^2$ | 1 | $4.416 \times 10^{-3}$ | $4.416 \times 10^{-3}$ | 90.84 | < 0.0001 | * * |
| 残差 | 6 | $2.917 \times 10^{-4}$ | $4.861 \times 10^{-5}$ | | | |
| 失拟项 | 4 | $2.250 \times 10^{-4}$ | $5.625 \times 10^{-5}$ | | | |
| 纯误差 | 2 | $6.667 \times 10^{-5}$ | $3.333 \times 10^{-5}$ | 1.69 | 0.4049 | |
| 总变异 | 14 | 0.025 | | | | |

表 4-16 双脱甲氧基姜黄素回归模型的方差分析

| 变异来源 | 自由度 | 平方和 | 均方 | F 值 | P 值 | 显著性 |
|---|---|---|---|---|---|---|
| 模型 | 7 | 0.028 | $4.022 \times 10^{-3}$ | 17.42 | 0.0006 | * |
| A(微波萃取时间) | 1 | $4.512 \times 10^{-3}$ | $4.512 \times 10^{-3}$ | 19.54 | 0.0031 | * |
| B(液料比) | 1 | $8.450 \times 10^{-3}$ | $8.450 \times 10^{-3}$ | 36.59 | 0.0005 | * |
| C(微波萃取温度) | 1 | $3.125 \times 10^{-4}$ | $3.125 \times 10^{-4}$ | 1.35 | 0.2829 | |
| BC | 1 | $1.225 \times 10^{-3}$ | $1.225 \times 10^{-3}$ | 5.30 | 0.0547 | |
| $A^2$ | 1 | $1.356 \times 10^{-3}$ | $1.356 \times 10^{-3}$ | 5.87 | 0.0459 | * |
| $B^2$ | 1 | 0.012 | 0.012 | 51.34 | 0.0002 | * |
| $C^2$ | 1 | $4.333 \times 10^{-4}$ | $4.333 \times 10^{-4}$ | 1.88 | 0.2131 | |
| 残差 | 7 | $1.617 \times 10^{-3}$ | $2.310 \times 10^{-4}$ | | | |
| 失拟项 | 5 | $1.150 \times 10^{-3}$ | $2.300 \times 10^{-4}$ | 0.99 | 0.5732 | |
| 纯误差 | 2 | $4.667 \times 10^{-4}$ | $2.333 \times 10^{-4}$ | | | |
| 总变异 | 14 | 0.030 | | | | |

双脱甲氧基姜黄素回归模型的复相关系数 $R^2 = 0.9667$，表 4-16 的方差分析和显著性检验结果表明，回归模型显著（$P < 0.05$），模型与实际试验拟合良好，试验误差小，可以用于预测双脱甲氧基姜黄素的得率。

姜黄素得率的响应面分析见图 4-28～图 4-30，响应面图呈钟罩形，液料比与萃取时间、萃取温度和萃取时间、萃取温度和液料比交互作用显著。

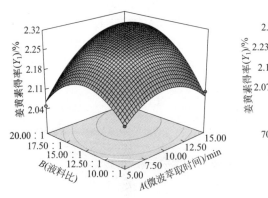

图 4-28 液料比和萃取时间
对姜黄素得率的影响

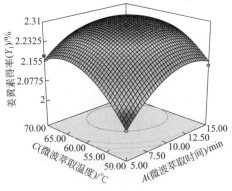

图 4-29 萃取温度和萃取时间
对姜黄素得率的影响

脱甲氧基姜黄素的响应曲面分析见图 4-31～图 4-33，萃取温度和萃取时间、萃取温度和液料比交互作用显著，液料比和萃取时间交互作用较显著。

双脱甲氧基姜黄素的响应曲面分析见图 4-34、图 4-35，液料比和萃取时间交互作用显著，萃取温度和液料比交互作用较显著。

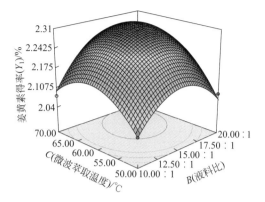

图 4-30 萃取温度和液料比
对姜黄素得率的影响

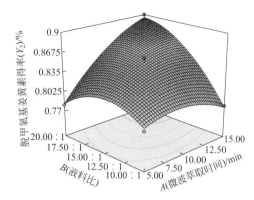

图 4-31 液料比和萃取时间
对脱甲氧基姜黄素得率的影响

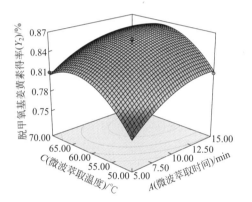

图 4-32 萃取温度和萃取时间
对脱甲氧基姜黄素得率的影响

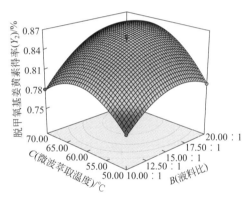

图 4-33 萃取温度和液料比
对脱甲氧基姜黄素得率的影响

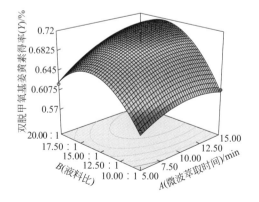

图 4-34 液料比和萃取时间
对双脱甲氧基姜黄素得率的影响

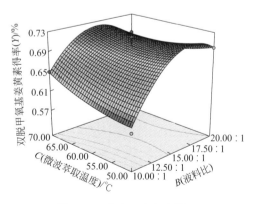

图 4-35 萃取温度和液料比
对双脱甲氧基姜黄素得率的影响

从响应面分析得到的姜黄素的提取优化工艺为提取时间 15min，液料比 17.44：1[体积(mL)：质量(g)]，提取温度 62.29℃，此条件下响应面预测的得率为 2.29%；脱甲氧基姜黄素的提取优化工艺为提取时间 15min，液料比 19.98：1 [体积(mL)：质量(g)]，提取温度 66.40℃，此条件下响应面预测的得率为 0.90%；双脱甲氧基姜黄素的优化提取工艺为提取时间 15min，液料比 15：1[体积(mL)：质量(g)]，提取温度 70.00℃，此条件下响应面预测的得率为 0.725%。

## 4.2.7　不同提取方法对姜黄素的提取效果的比较

为了比较不同提取方法对姜黄素、脱甲氧基姜黄素和双脱甲氧基姜黄素的提取效果，同时进行了溶剂回流提取和微波辅助提取试验。溶剂回流提取和微波辅助提取时采用的萃取溶剂为 95%乙醇，结果见表 4-17。

表 4-17　不同提取方法的试验结果

| 提取方法 | 姜黄素<br>得率/% | 脱甲氧基姜黄素<br>得率/% | 双脱甲氧基姜黄素<br>得率/% |
| --- | --- | --- | --- |
| 溶剂回流 | 2.12 | 0.80 | 0.65 |
| 微波辅助 | 2.10 | 0.79 | 0.65 |
| ILs-MAE | 2.31 | 0.86 | 0.71 |

由表 4-17 可知，ILs-MAE 明显优于其他两种提取技术，ILs-MAE 提取得到的三种主要成分的得率均有不同程度的提高。少量的离子液体提取姜黄素可以有效提高姜黄素的得率，大大缩短提取时间，说明离子液体是一种良好的提取溶剂。

# 4.3　本章小结

本章主要研究了不同原料中姜黄素的提取工艺，获得的鲜姜黄中姜黄素的匀浆提取工艺为 75%乙醇匀浆提取 3min，料液比 1：7[质量(g)：体积(mL)]，匀浆提取转速 12000r·min⁻¹，此条件下姜黄素的平均得率为 0.349%；获得的干姜黄中姜黄素的溶剂回流提取工艺为提取温度 75℃，乙醇体积分数 75%，提取时间 2.5h，料液比 1：15[质量(g)：体积(mL)]，连续提取 2 次，此条件下姜黄素的平均得率为 2.97%；获得了超临界萃取姜黄油后的姜黄渣中姜黄素的微波辅助提取工艺，获得的优化工艺为提取温度 45℃，料液比 1：11[质量(g)：体积(mL)]，乙醇体积分数 80%，提取时间 2min，此条件下姜黄素平均得率为 3.22%；获得了干姜黄中姜黄素的超声-微波协同提取工艺，获得的优化工艺为提取温度 53.7℃，提取时间 19min，料液比为 1：17.1[质量(g)：体积(mL)]，连续提取 2 次，此条件下姜黄素的得率为 3.51%；获得了离子液体-微波辅助提取姜黄素的提取工艺，获得的优化工艺为提取时间 15min，液料比 17.44：1[体积(mL)：质量(g)]，提取温度 62.29℃，此条件下姜黄素的得率为 2.31%；获得的提取脱甲氧基姜黄素的优化工艺为提取时间 15min，液料比 19.98∶1[体积(mL)∶质量(g)]，提取温度 66.40℃，此条件下脱甲氧基姜黄素的得率为 0.86%；获得的提取双脱甲氧基姜黄素的优化工艺为提取时间 15min，液料比 15∶1[体积(mL)∶质量(g)]，提取温度 70.00℃，此条件下双脱甲氧基姜黄素的得率 0.71%。

研究表明，匀浆提取技术对于鲜姜黄中活性成分的提取具有快速、简便、高效的特点，而超声-微波协同提取法在姜黄素的提取方面具有高得率的特点，离子液体提取姜黄素可以有效提高姜黄素的得率，大大缩短提取时间。

## 参 考 文 献

[1] Kawamori T，Lubet R，Steele V E，et al. Chemopreventive effect of curcumin，a naturally occurring anti-inflammatory agent，during the promotion/progression stages of colon cancer [J]. Cancer Research，1999，59(3)：597-601.

[2] Okada K，Wangpoengtrakul C，Tanaka T，et al. Curcumin and especially tetra-hydrocurcumin ameliorate oxidative stress-induced renal injury in mice [J]. Journal of Nutrition，2001，131(8)：2090-2095.

[3] 张炎强. 姜黄活性成分的提取、分离纯化及鉴定分析[D]. 长沙：中南林业科技大学，2007.

[4] 马文燕. 天然来源有效成分的微波辅助及离子液体微波辅助萃取技术应用研究[D]. 杭州：浙江大学，2010.

[5] Tonnesen H H，Masson M，Loftsson T. Studies of curcumin andcurcuminoids XXVI. Cyclodextrin complexation：Solubility，chemical and photochemical stability [J]. International Journal of Pharmaceutics，2002，244(1)：127-135.

# 第5章 姜黄素的分离纯化工艺研究

不同提取方法得到的姜黄素提取物中不仅含有油类成分，一般还含有大量的鞣质、果胶、蛋白质及糖类等物质。这些杂质的存在影响姜黄素的活性，不利于姜黄素的高效利用，某些杂质在利用的过程中还会引起不良反应，因此必须将这些杂质除去。

目前，姜黄素的分离纯化方法主要有醇沉法、絮凝沉降法、树脂分离法、膜分离法、制备色谱法等。考虑到实验室研究与产业化的不同需要，本章研究了姜黄素的絮凝沉降工艺与大孔树脂吸附分离工艺，也研究了姜黄素的制备色谱分离纯化工艺，通过对姜黄素不同纯化工艺的研究，获得适用于姜黄素特点的分离纯化技术，为姜黄素的高效利用奠定基础。

## 5.1 材料、仪器与方法

### 5.1.1 材料与仪器

H形大孔吸附树脂，日本三菱化学公司；S形大孔吸附树脂，上海摩速公司。姜黄素提取物，由鲜姜黄提取液絮凝除杂后经旋转蒸发、冷冻干燥获得。DM-301大孔树脂，分析纯，郑州勤实科技有限公司。

LBC-1型离心薄层色谱仪，北京青云卓立精密设备有限公司；旋转薄膜蒸发器，郑州长城科工贸有限公司；UV-1201型分光光度计，北京北分瑞利有限公司；分析天平，日本岛津公司；SH-DⅢ循环水式真空泵，巩义市英峪予华仪器厂；TGL-16G台式高速离心机等。

### 5.1.2 方法

#### 5.1.2.1 姜黄素絮凝沉降纯化工艺

结合参考资料[1~3]，本章选择壳聚糖作絮凝剂进行姜黄素的预纯化试验，操作如下：

（1）壳聚糖絮凝剂的配制 称取天然絮凝剂壳聚糖，用1%乙酸溶液配成1%

（质量分数）壳聚糖胶体溶液，搅匀，静置24h，用纱布过滤备用。

（2）絮凝剂用量的选择 取6支试管，每支加5mL姜黄色素提取液，1～5号依次加1%壳聚糖溶液数滴，摇匀，静置6h，观察其澄清度，利用分光光度计在600nm波长处测定透光率。絮凝液的透光率可直接反映出液体中杂质被除掉的程度。透光率越高，表明除蛋白效果越好。

（3）絮凝温度的选择 取5支具塞试管，分别加入姜黄色素提取液5mL，再滴加壳聚糖溶液数滴，摇匀，分别在15℃、30℃、40℃、50℃、60℃水浴上加热30min，静置，观察结果，利用分光光度计在600nm波长处测定透光率。

（4）絮凝时间的选择 取5支具塞试管，分别加入姜黄色素提取液10mL，再滴加壳聚糖溶液数滴，摇匀，在50℃水浴上加热一定时间，静置，观察结果，利用分光光度计在600nm波长处测定透光率。

（5）pH条件的选择 取5支具塞试管，分别加入姜黄色素提取液5mL，滴加壳聚糖溶液数滴，再用酸碱调节至不同的pH值，摇匀，在50℃水浴上加热一定时间，静置，观察结果，利用分光光度计在600nm波长处测定透光率。

（6）复合絮凝效果的考察 取5支具塞试管，分别加入姜黄色素提取液5mL，滴加壳聚糖溶液数滴，再加入另一种絮凝剂鞣酸溶液，摇匀，在50℃水浴上加热一段时间，静置，观察结果，利用分光光度计在600nm波长处测定透光率。

### 5.1.2.2 姜黄素样品的制备

经过超临界流体萃取姜黄中的脂性成分后，姜黄油成分已大大降低，为得到高纯度的姜黄素产品，有必要对超临界-微波提取的姜黄提取液进行进一步萃取。量取适量的姜黄色素提取液，浓缩至一定量后，用1:1（体积比）的石油醚萃取2次，减压蒸馏回收石油醚。

### 5.1.2.3 大孔树脂筛选及其分离纯化工艺

（1）树脂的预处理 在树脂的生产过程中一般采用的都是工业级的原料，产品没有经过进一步的净化处理，因此在树脂中往往残留少量单体、致孔剂和其他的有机杂质。同时在产品储存期间为了防止细菌、霉菌的生长，往往添加防腐剂。所以在树脂使用之前，必须进行预处理，以除去制备和储存过程中引入的杂质。

一般的预处理如下：

① 树脂的水合。吸附树脂一般以湿态保存，如果暴露在空气中，树脂可能部分干燥失水。为了使树脂水合，必须用乙醇充分浸泡。

② 去杂。先用乙醇浸泡、洗涤至添加水无白色浑浊，这样可以洗去醇溶性杂质，再用去离子水洗至无醇味，最后用酸碱处理。用5% HCl溶液和2%NaOH溶液反复处理2～3次，最后用去离子水洗至pH7.0备用。

（2）树脂的物理性能 吸附树脂的吸附作用不仅和树脂的物理及化学结构有关，而且还和吸附质的性质、介质的性质及其操作方法等因素有关：

① 吸附剂物理结构的影响。大孔吸附树脂是由单体、交联剂在致孔剂存在下通过共聚而成。因此，大孔吸附树脂的宏观小球是由许多微观小球组成，这些微观小球中间存在孔穴，有利于溶液中溶质在树脂孔道中的扩散，所以树脂的孔径、比表面积是主要的影响因素。通常情况下，树脂在具有适当的孔径可以确保吸附质良好扩散的条件下，吸附树脂的比表面积越大，吸附量越大。而孔径是吸附质扩散的基本条件，孔径太大，比表面积必然较小，不利于吸附；孔径太小，尽管比表面积较大，但是吸附质扩散受阻，也不利于吸附，所以要选择适当孔径的树脂。

② 吸附剂化学结构的影响。吸附树脂对吸附质的吸附遵循相似相溶原理。

③ 吸附质结构、缔合作用、离解作用、极化度和氢键的影响。其中非极性吸附质在极性介质内易被非极性吸附剂吸附，反之亦然。吸附质与吸附剂能形成氢键则有利于吸附，反之若吸附质与溶剂形成氢键，则不易被树脂吸附，不利于物质的分离。因此，在选择吸附剂时，要求吸附剂具有如下性质：对被分离物质具有很强的吸附能力，即平衡吸附量大；有较高的选择性；有一定的机械强度，再生容易；性能稳定，价廉易得。

（3）H形和S形大孔树脂的筛选及工艺优化　姜黄素分子带有酚羟基，具有多酚的结构，显中极性，有利于中极性树脂的吸附，通过参考文献，初步筛选出了H形树脂和S形树脂两种中极性树脂，通过静态吸附试验比较两种树脂的吸附动力学曲线、脱附动力学曲线、等温吸附曲线，最终确定分离纯化姜黄素用的试验树脂。

① 吸附动力学曲线的测定。将预处理好的树脂用滤纸吸干表面液体，称取约2g，装入具塞磨口锥形瓶中，准确加入已知浓度的姜黄色素提取液100mL，置于摇床（120r·min$^{-1}$）中恒温（20℃）振荡，每隔30min取样测其在425nm处的吸光度，依式（5-1）计算出比吸附量$Q$。以时间为横坐标、吸附量为纵坐标，绘制吸附动力学曲线。比吸附量计算公式如下：

$$Q = \frac{c_0 V_0 - c_1 V_1}{W} \tag{5-1}$$

式中，$Q$为比吸附量，mg·g$^{-1}$；$c_0$为姜黄色素提取液的初始浓度，mg·mL$^{-1}$；$c_1$为吸附平衡后姜黄色素提取液的浓度，mg·mL$^{-1}$；$V_0$为姜黄色素提取液的初始体积，mL；$V_1$为吸附平衡后姜黄色素提取液的体积，mL；$W$为树脂质量，g。

② 脱附动力学曲线的测定。将吸附达到平衡后的树脂用蒸馏水淋洗至洗水不再浑浊，以除去树脂表面黏附的姜黄色素，用滤纸吸干树脂表面液体，装入具塞磨口锥形瓶中，准确加入95%乙醇50mL，置于摇床（120r·min$^{-1}$）中恒温（20℃）振荡，每隔30min取样测其在425nm处的吸光度，依式（5-2）计算出脱附率，直至达到洗脱平衡。以时间为横坐标、脱附率为纵坐标，绘制脱附动力学曲线。脱附率计算公式如下：

$$D = \frac{c_2 V_2}{c_0 V_0 - c_1 V_1} \times 100\%\qquad(5\text{-}2)$$

式中，$D$ 为脱附率，%；$c_2$ 为洗脱后姜黄色素提取液的浓度，$mg \cdot mL^{-1}$；$V_2$ 为洗脱后姜黄色素提取液的体积，mL。

③ 等温吸附曲线的测定。配制等体积的一系列浓度的姜黄色素溶液，加入等量的树脂进行静态吸附直至平衡，计算平衡吸附量。以平衡浓度为横坐标、吸附量为纵坐标，绘制等温吸附曲线。

④ 大孔吸附树脂的动态试验。动态吸附：利用筛选出的试验树脂，采用动态柱色谱法对姜黄色素进行分离纯化。将上样液以一定的流速通过大孔吸附树脂柱，每隔一定时间收集流出液，用紫外分光光度法检测其中姜黄色素的含量。重点考察上样液浓度、上样量、上样速度、上样液的盐酸浓度等对泄漏率的影响。泄漏率依式 (5-3) 计算：

$$泄漏率 = \frac{c_3 V_3}{c_4 V_4} \times 100\%\qquad(5\text{-}3)$$

式中，$c_3$ 为单位时间内流出液的浓度，$mg \cdot mL^{-1}$；$V_3$ 为单位时间内流出液的体积，mL；$c_4$ 为单位时间内上柱液的浓度，$mg \cdot mL^{-1}$；$V_4$ 为单位时间内上柱液的体积，mL。

动态脱附：将吸附姜黄色素完全的树脂，首先用 4BV（4BV 表示树脂体积的 4 倍）的蒸馏水以 $2BV \cdot h^{-1}$ 的流速进行淋洗，再用一定浓度的洗脱液在一定流速下进行脱附，每隔一定时间收集洗脱液，用紫外分光光度法检测其中姜黄色素的含量，并将每份洗脱液蒸干得干浸膏，称重，计算姜黄色素纯度。重点考察洗脱剂种类、用量、流速对脱附率的影响。脱附率和纯度依式 (5-4) 和式 (5-5) 计算：

$$脱附率 = \frac{W_0}{W_1} \times 100\%\qquad(5\text{-}4)$$

$$纯度 = \frac{W_0}{W_2} \times 100\%\qquad(5\text{-}5)$$

式中，$W_0$ 为洗脱的姜黄色素的质量，mg；$W_1$ 为姜黄色素的上样量，mg；$W_2$ 为干浸膏的质量，mg。

⑤ H 形大孔吸附树脂的再生。再生液的选择：试验考察 95% 乙醇水溶液、2% HCl 水溶液、5% NaOH 水溶液等再生液对 H 形大孔吸附树脂的再生效果。称取 3 份各约 3g 使用过的树脂，放入锥形瓶中并分别加入 10mL 95% 乙醇水溶液、10mL 2% HCl 水溶液和 10mL 5% NaOH 水溶液，置入摇床中在 $120r \cdot min^{-1}$ 转速下振荡 24h。而后用水冲洗树脂至中性或无醇味，用滤纸擦干树脂表面的水。将再生后的树脂放入锥形瓶中，加入大约 $1mg \cdot mL^{-1}$ 的姜黄色素溶液 10mL，置入摇床中在 $120r \cdot min^{-1}$ 转速下振荡 24h，取样测其在 425nm 处的吸光度，根据式 (5-6) 计算再生树脂的相对吸附量。

$$相对吸附量 = \frac{再生树脂的比吸附量}{新鲜树脂的比吸附量} \times 100\% \tag{5-6}$$

再生液用量的确定：在洗脱后的树脂柱内加入再生液至液面高出床层顶部 10cm，浸泡 2~4h，再用再生液淋洗树脂柱，收集流出液，每份 1BV。将收集的流出液蒸干、称重，直至流出液的蒸余物重量不再变化为止。

（4）YD318 型和 SYD01 型大孔树脂的筛选　在该研究中使用了两种大孔吸附树脂，其物理参数见表 5-1。

表 5-1　不同型号的大孔吸附树脂的物理参数

| 树脂型号 | 极性 | 外观 | 比表面积/$m^2 \cdot g^{-1}$ | 平均孔径/nm | 孔容/$mL \cdot g^{-1}$ |
|---|---|---|---|---|---|
| SYD01 | 非极性 | 乳白色小球 | 500~550 | 9~10 | |
| YD318 | 非极性 | 米白色小球 | 500~600 | 约9 | 1.2~1.3 |

① 静态吸附试验。静态吸附是将树脂直接投放于待吸附物质的溶液中进行吸附，便于选择树脂的类型和条件的优化。在试验中，需要考虑的参数有树脂的比吸附量、吸附率及脱附率。

吸附率的测定：称取一定量经预处理的树脂置于 100mL 具塞锥形瓶中，并加入适量姜黄色素溶液，置于水浴摇床中，振荡频率为 120 次·$min^{-1}$，振荡 24h 后，过滤，测定溶液中姜黄色素的浓度，通过式（5-1）计算比吸附量，通过式（5-7）计算吸附率。

$$E = \frac{c_0 V_0 - c_1 V_1}{c_0 V_0} \times 100\% \tag{5-7}$$

式中，$E$ 为吸附率，%；$c_0$ 为姜黄色素溶液的初始浓度，$mg \cdot mL^{-1}$；$c_1$ 为吸附后姜黄色素溶液的浓度，$mg \cdot mL^{-1}$；$V_0$ 为姜黄色素溶液的初始体积，mL；$V_1$ 为吸附后姜黄色素溶液的体积，mL。

脱附率的测定：将上述已吸附样品液的大孔吸附树脂用蒸馏水漂洗后，准确加入 10mL95%（体积分数）乙醇，恒温水浴振荡 24h，过滤，以姜黄色素含量为指标，根据含量测定方法测定洗脱液的浓度，通过式（5-2）计算脱附率。

② 动态吸附试验。由上面筛选出的树脂，应用动态法即柱色谱法来进一步吸附分离。在一定温度下，将上柱液以一定的流速通过装有树脂的玻璃色谱柱，测定流出液中组分的含量，作出树脂的动态吸附曲线。重点考察影响吸附、洗脱的因素，包括吸附液的浓度、流速，洗脱液的组成、流速，分离效果等。

收集各洗脱液，根据标准曲线测定其中姜黄色素的总量，再分别将各洗脱液浓缩干燥，计算纯化液中的姜黄色素的干基纯度［式（5-8）］：

$$姜黄色素纯度 = \frac{姜黄色素类化合物的质量}{总固形物的质量} \times 100\% \tag{5-8}$$

（5）DM301 型大孔树脂分离姜黄素的工艺　将经絮凝处理得到的提取物浸膏按固液比 1∶30［质量（g）∶体积（mL）］的比例加入石油醚，在 38℃下搅拌 2h 左右，除去浸膏中的部分油溶性杂质，过滤，将滤渣用适量的蒸馏水溶解，浸泡 3h，除去浸膏中的水溶性杂质，再次过滤，滤出物在 45℃烘干得到处理好的浸膏。取适量浸膏用 60％乙醇溶液进行溶解，得上样液，用 HPLC 测定上样液内姜黄素浓度（432.5μg•mL⁻¹），备用。

动态吸附：用量筒量取 20mL 处理好的 DM301 湿树脂，湿法上柱于 Φ15mm× 40mm 色谱柱内，先用 3BV 蒸馏水冲洗至柱平衡，之后将上样液以 1BV•h⁻¹ 的速度进样，进样 10BV，每 10mL 流出液为一份接样，用 HPLC 检测其中姜黄素含量，考察上样量对该大孔树脂吸附性能的影响，绘制泄漏曲线，计算树脂的比吸附量及泄漏率。

比吸附量计算公式如式（5-9）所示：

$$Q = \frac{c_0 V_0 - c_1 V_1}{V} \tag{5-9}$$

式中，$Q$ 为比吸附量，mg•mL⁻¹；$c_0$ 为上样液的浓度，mg•mL⁻¹；$V_0$ 为上样液的体积，mL；$c_1$ 为吸附平衡后溶液的浓度，mg•mL⁻¹；$V_1$ 为吸附平衡后溶液的体积，mL；$V$ 为大孔树脂的体积，mL。

泄漏率计算公式如式（5-3）所示。

动态脱附：将吸附姜黄素完全的 DM301 大孔树脂先用 4BV 蒸馏水以 2BV•h⁻¹ 的流速进行淋洗，再用 70％乙醇溶液在 1.5BV•h⁻¹ 流速下进行解吸，每 20mL 洗脱液为一份接样，用 HPLC 检测其中姜黄素的含量，绘制解吸曲线，将所有解吸液集中旋转蒸发浓缩，冷冻干燥后称重，计算树脂的脱附率和纯化后物质的纯度。脱附率和纯度计算公式分别如式（5-4）和式（5-5）所示。

### 5.1.2.4　离心薄层法

（1）薄层板的制备　取 30g 薄层色谱硅胶 G，加入 80mL 0.5％CMC-Na 溶液于研钵中研磨均匀，倒在转子的光面上，置室温下 24h 以上晾干。随后用刮板器修整薄层的中心及边缘部分，去除多余的硅胶，切忌用力过猛，造成薄层缺口。将修整后的离心薄层板置于烘箱中，在 70～90℃下活化 2h，存于干燥器中备用。

（2）上样分离　用展开剂预走一次薄层板后上样，调节流速，同时在紫外灯下观察色带的变化。随着洗脱剂的注入，不同的色带圈被依次从薄层板边缘甩出，分别收集，用 TLC（薄层色谱）板及 HPLC 法检验纯度。

### 5.1.2.5　姜黄素的制备液相色谱纯化

（1）样品制备　将经大孔树脂纯化后姜黄素含量为 29.21％的浸膏用适量的甲醇溶解，配制成适宜姜黄素浓度的溶液，用 0.45μm 微孔滤膜过滤，备用。

（2）溶剂体系的选择方法　姜黄素的分析液相色谱检测所用的溶剂体系主要以

甲醇、乙腈等有机溶剂为主，再辅以酸溶液来调节 pH，尤以乙腈与冰醋酸、乙腈与磷酸盐缓冲溶液等体系较多。制备液相色谱是以分析色谱为基础的放大试验，但又不只是简单的放大，放大过程中还要考虑多种可变和不可变因素。因此本试验结合分析液相色谱的检测条件，主要选用盐酸调节好 pH 的甲醇-水和乙腈-水两种溶剂体系进行试验。

（3）制备液相色谱纯化方法　选用 Sinochrom ODS-BP（10$\mu$m，20.0mm×250mm）色谱柱，分别用配制好的甲醇-水、乙腈-水溶剂体系作为流动相，由于姜黄素在 425nm 时吸收范围窄，吸收值大，灵敏度高，且无其他杂质的影响，因此试验检测波长选用 425nm。当制备色谱柱压稳定、柱平衡后，吸取适量的样品进样，在一定的流速、波长 425nm 下进行色谱分离，观察色谱图的分离情况，并根据色谱图接收馏分。

# 5.2　结果与分析

## 5.2.1　姜黄提取液中姜黄素的絮凝纯化工艺

### 5.2.1.1　絮凝剂加入量对姜黄提取液絮凝效果的影响

絮凝剂的量为 0mL、0.05mL、0.15mL、0.25mL 和 0.35mL 的条件下，考察不同絮凝剂加入量对姜黄提取液的絮凝效果，结果见图 5-1。

由图 5-1 可知，絮凝剂的加入可以使姜黄提取液的澄清度提高，当加入量超过 0.25mL 后，澄清度变化不大。分析认为，当絮凝剂加入量过大时，高分子链将体系中的胶体粒子完全包裹，由于高分子链之间的静电排斥作用，反而使胶体粒子稳定悬浮于体系中，此时并不利于胶体粒子的絮凝，导致体系浊度上升。从 425nm 处测得的吸光度可以看出，絮凝剂的加入，对姜黄素浓度的影响较小，因此认为，絮凝剂的加入量应控制在 0.25～0.35mL，使得絮凝剂浓度在 5%（体积分数）为宜。

### 5.2.1.2　絮凝温度对姜黄提取液絮凝效果的影响

分别在絮凝温度为 15℃、30℃、40℃、50℃和 60℃的条件下，考察不同絮凝温度对姜黄提取液的絮凝效果，结果见图 5-2。

由图 5-2 可知，随着絮凝温度的升高，姜黄素提取液的透光率呈现增大的趋势。这可能是由于絮凝温度升高，体系内粒子热运动逐渐增强，电中和、吸附架桥及网捕和卷扫作用比较充分，因此能将体系的澄清度提高。当絮凝温度过高时，絮凝效果变差，这可能是由于温度过高，使絮凝的高分子老化，因而影响了絮凝剂的絮凝作用，使絮凝效果变差，体系澄清度下降。同时，温度过高时，化学反应速率加快，絮凝体的水合作用增加，产生的絮凝沉淀物含水量高，体积大，较难进行后处理，因此，絮凝温度宜选择 50℃。

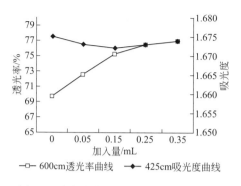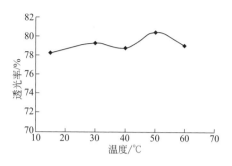

图 5-1　絮凝剂加入量对絮凝效果的影响　图 5-2　絮凝温度对姜黄提取液絮凝效果的影响

### 5.2.1.3　絮凝时间对姜黄提取液絮凝效果的影响

分别在絮凝时间为 0.5h、1h、1.5h 和 2h 的条件下，考察不同絮凝时间对姜黄提取液的絮凝效果，结果见图 5-3。

由图 5-3 可知，延长絮凝时间，可以使提取液的澄清度提高，同时，提高温度，也有利于缩短絮凝时间。在 50℃条件下，反应 1h 就可以达到较好的絮凝效果。

### 5.2.1.4　pH 值对姜黄提取液絮凝效果的影响

分别在 pH 值为 4、5、6 和 7 的条件下，考察不同 pH 值对姜黄提取液的絮凝效果，结果见图 5-4。

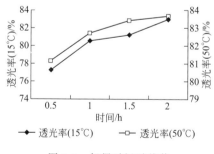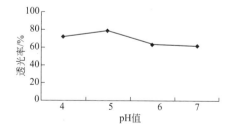

图 5-3　絮凝时间对姜黄  
提取液絮凝效果的影响

图 5-4　不同 pH 值对姜黄  
提取液絮凝效果的影响

壳聚糖是含氨基基团的高分子长链化合物，在酸性条件下，可很好地伸展其长链，成为阳离子型絮凝剂，同时发挥吸附架桥作用和中和作用，以达澄清的效果。因此，絮凝 pH 值一般应小于 7。由图 5-4 可知，pH 值增大，絮凝效果差异不大，因此 pH 值在试验范围内不需调整。

#### 5.2.1.5 复合絮凝剂对姜黄提取液絮凝效果的影响

以壳聚糖和鞣酸为复合絮凝剂，考察了不同鞣酸加入量对姜黄提取液的絮凝效果，结果见图5-5。

在加入壳聚糖对姜黄提取液进行一级絮凝0.5h后再加入阴离子絮凝剂鞣酸进行二级絮凝，二级絮凝剂的加入可将一级絮凝所形成的雾状微粒迅速凝聚成可滤出的较大颗粒，从而实现溶液的快速澄清，但溶液透光率变差。分析认为，一级絮凝后形成的絮凝物微粒上带有过量的正电荷，用带有负电荷的二级絮凝剂将其聚集是靠正、负电荷的引力，可以使絮凝速度加快，而且絮凝体结构紧密，不容易因破碎而堵塞滤孔，故而能进行整体过滤。但阴离子絮凝剂组分均为分子量较小的成分，稍微过量时就会影响溶液的澄清度。

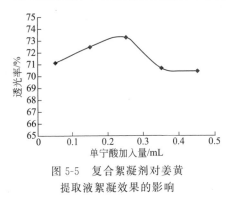

图5-5 复合絮凝剂对姜黄
提取液絮凝效果的影响

### 5.2.2 H形和S形大孔树脂的筛选及对姜黄素的纯化工艺

#### 5.2.2.1 H形和S形大孔树脂的预处理

大孔树脂中可能存在由其合成原料、交联剂及致孔剂等带来的正己烷、苯、甲苯、对二甲苯、邻二甲苯、苯乙烯、二乙烯苯等残留物，因此在使用前有必要对树脂进行处理，除去这些残留物。按5.1.4中所述方法处理树脂，利用紫外分光光度计、气相色谱检测树脂中残留物去除效果。H形和S形树脂乙醇淋洗液的紫外光谱图和气相色谱图见图5-6和图5-7。

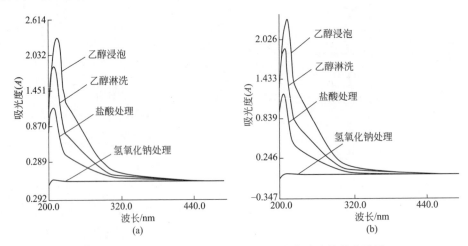

图5-6 H形（a）和S形树脂（b）乙醇淋洗液紫外光谱图

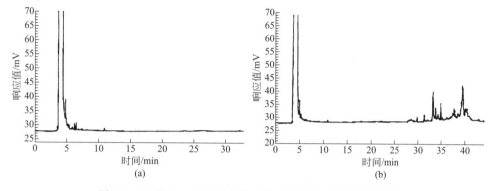

图 5-7　H 形（a）和 S 形树脂（b）乙醇淋洗液气相色谱图

紫外光谱分析显示：各处理液的最大吸收波长均为 254nm，此系苯的同系物的紫外特征吸收峰，证明三种处理液能有效地减少大孔树脂中的溶剂残留。润胀树脂 24h 后的乙醇浸泡液吸光度最大，用乙醇淋洗后其吸光度减小，再采用盐酸处理后其吸光度进一步减小，经过氢氧化钠处理后，其吸光度急剧减小。结果表明：氢氧化钠对树脂中有机残留物的处理效果最为明显，采用 5.1.4 中所述方法对大孔吸附树脂进行预处理能够达到预期目的。气相色谱分析发现：采用上述方法处理后，H 形树脂中有机物残留清除比 S 形树脂更彻底。

### 5.2.2.2　大孔吸附树脂的筛选结果

（1）吸附动力学曲线的测定　由图 5-8 可知，两种大孔吸附树脂对姜黄素的吸附量都随着吸附时间的延长而增加，在 150min 左右基本达到吸附平衡。在吸附时间相等的情况下，H 形树脂对姜黄素的吸附量明显大于 S 形树脂，这可能是因为 H 形树脂与姜黄素的极性接近，且该树脂颗粒的比表面积更大、内部孔隙更为发达。

（2）吸附等温线的测定　图 5-9 为室温时姜黄素在两种大孔吸附树脂上的吸附等温线。由图可知，两种大孔吸附树脂对姜黄素的吸附量均随其溶液浓度的升高而逐渐增大。但在相同的浓度下，H 形树脂对姜黄素表现出更大的吸附能力，此结

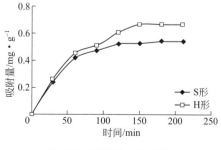

图 5-8　吸附动力学曲线

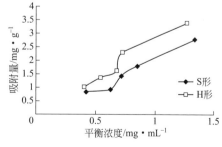

图 5-9　吸附等温线

果与吸附动力学曲线试验结果一致。另外，两条吸附等温线上都出现了明显的拐点。因为当姜黄素溶液浓度较低时，吸附以单分子层吸附为主，而随着姜黄素浓度的增加，当姜黄素分子在树脂表面吸满一层后，溶液中的色素分子还会以氢键形式与树脂表面吸附的姜黄素分子结合，从而表现为多分子层吸附。因此，姜黄素的浓度对吸附效果具有显著影响。

（3）脱附动力学曲线的测定　如图 5-10 所示，姜黄素的脱附率随脱附时间的延长而逐渐增加，两种树脂在 150min 时都基本达到洗脱平衡，但在脱附时间相同的情况下，H 形树脂上姜黄素的脱附率更大。从两种树脂的洗脱液的薄层检识（图 5-11）可知：H 形树脂对姜黄素的吸附选择性更高。

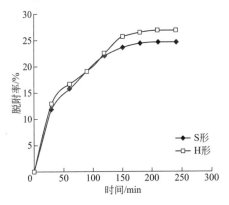

图 5-10　脱附动力学曲线

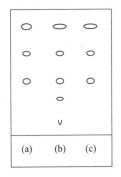

图 5-11　洗脱液薄层色谱图
(a) 姜黄素标样；(b) S 形树脂
洗脱液；(c) H 形树脂洗脱液

### 5.2.2.3　大孔吸附树脂的筛选

工业生产对大孔吸附树脂的要求包括：有机残留少，对目标物质的吸附速度快、选择性高，洗脱容易。通过对比考察 H 形、S 形两种树脂的吸附动力学特性、等温吸附特性和脱附动力学特性可知，H 形大孔吸附树脂具有有机残留少且容易处理，对姜黄素的吸附量大、吸附速度快、选择性高，洗脱容易等多方面的优势。因此，该研究选用 H 形大孔吸附树脂作为纯化姜黄素的试验树脂。

### 5.2.2.4　H 形大孔树脂吸附姜黄素的单因素试验

（1）溶解样品用乙醇体积分数对吸附量的影响　用不同体积分数的乙醇水溶液配制 $1.72mg \cdot mL^{-1}$ 姜黄素溶液，按吸附动力学曲线的测定方法进行吸附试验，结果见表 5-2。

表 5-2　乙醇体积分数对吸附量的影响

| 乙醇体积分数/% | 60 | 70 | 80 | 95 |
|---|---|---|---|---|
| 吸附量/mg·g$^{-1}$ | 0.32 | 0.27 | 0.25 | 0.17 |

通常，溶质吸附量的大小和溶质与溶剂之间以及溶质与吸附剂之间的相对亲和力大小有关，如果溶质与溶剂的亲和力大于溶质与吸附剂之间的亲和力，则溶质的吸附量小，反之则吸附量就大。

从表 5-2 可知，随着乙醇水溶液中乙醇体积分数的提高，H 形大孔吸附树脂对姜黄素的吸附能力逐渐下降。原因在于姜黄素在乙醇水溶液中的溶解度随着乙醇比例的增加而增大，致使色素与树脂之间的结合力下降从而吸附量降低。该研究采用 60% 乙醇水溶液作为姜黄素的溶剂。

（2）上样液浓度对吸附量的影响　试验发现：当姜黄素溶液的浓度高于 $1.72\text{mg}\cdot\text{mL}^{-1}$ 时，易产生沉淀，且在吸附时易堵塞床层。故用 60% 乙醇水溶液配制成 $0.35\text{mg}\cdot\text{mL}^{-1}$、$0.88\text{mg}\cdot\text{mL}^{-1}$、$1.72\text{mg}\cdot\text{mL}^{-1}$ 的姜黄素溶液，以 $3.6\text{BV}\cdot\text{h}^{-1}$ 的流速进行动态吸附试验，当泄漏率达到 5% 时终止吸附操作，考察上样液浓度对吸附量的影响，结果见表 5-3。

表 5-3　上样液浓度对吸附量的影响

| 浓度/mg·mL$^{-1}$ | 泄漏前吸附体积/BV | 泄漏前树脂吸附量/mg |
| --- | --- | --- |
| 0.35 | 5.70 | 96.90 |
| 0.88 | 4.50 | 192.60 |
| 1.72 | 3.30 | 275.00 |

样品溶液中姜黄素的浓度越高，越有利于吸附的进行，但浓度过高时，溶质容易堵塞树脂内的微孔，从而降低内孔的利用率，在动态吸附过程中表现为泄漏点大幅度提前。在兼顾吸附量和泄漏点的前提下，该试验确定适宜的上样液浓度为 $1.72\text{mg}\cdot\text{mL}^{-1}$。

（3）上样流速对吸附量的影响　将用 60% 乙醇水溶液配制成的 $1.72\text{mg}\cdot\text{mL}^{-1}$ 的姜黄素溶液分别在 $1.0\text{BV}\cdot\text{h}^{-1}$、$1.4\text{BV}\cdot\text{h}^{-1}$、$2.4\text{BV}\cdot\text{h}^{-1}$ 和 $3.6\text{BV}\cdot\text{h}^{-1}$ 的流速条件下进行动态吸附试验，当泄漏率达到 5% 时终止吸附操作，结果见表 5-4。

表 5-4　上样流速对吸附量的影响

| 流速/BV·h$^{-1}$ | 泄漏前吸附体积/BV | 泄漏前树脂吸附量/mg |
| --- | --- | --- |
| 1.0 | 7.20 | 609.1 |
| 1.4 | 6.72 | 565.3 |
| 2.4 | 4.20 | 352.5 |
| 3.6 | 3.3 | 275.0 |

流速对于树脂实际处理的样品量有较大影响。流速过大，溶液与树脂的接触时间太短，目标物质得不到充分吸附，试验表现为泄漏点提前。泄漏点出现得过早会

大大降低目标物质的回收率，若欲提高回收率则必须对流出液进行再吸附，但这样会使操作变得烦琐，且操作效率降低。于是在实际操作中应尽量采用低流速，保证目标物质与树脂有充分的作用时间，提高吸附效率。表 5-4 的试验结果表明，随着流速增加，泄漏点明显提前、吸附量显著减少。因此，该试验确定 $1.0BV\cdot h^{-1}$ 为合理的上样流速。

（4）上样液盐酸浓度对吸附量的影响　分别用盐酸浓度为 $0.1mol\cdot mL^{-1}$、$0.001mol\cdot mL^{-1}$、$0.00001mol\cdot mL^{-1}$、$0mol\cdot mL^{-1}$ 的 60%乙醇水溶液配制成 $1.72mg\cdot mL^{-1}$ 的姜黄素溶液，以 $1.0BV\cdot h^{-1}$ 的流速进行动态吸附试验，结果见表 5-5。

表 5-5　上清液盐酸浓度对吸附量的影响

| 盐酸浓度/mol·mL$^{-1}$ | 0 | 0.00001 | 0.001 | 0.1 |
|---|---|---|---|---|
| 吸附量/mg | 288.26 | 290.72 | 300.28 | 305.47 |

姜黄素为多酚羟基化合物，呈现一定的酸性，在酸性介质中因酚羟基离解受到抑制从而其溶解度降低，这样将有利于姜黄素在树脂中的吸附。由表 5-5 可知，随着盐酸浓度增加，树脂对色素的吸附量明显增大，当盐酸浓度为 $0.1mol\cdot mL^{-1}$ 时，吸附量达到最大值。因此，该试验确定上样液中盐酸浓度为 $0.1mol\cdot mL^{-1}$。

（5）上样量对吸附量的影响　将用盐酸浓度为 $0.1mol\cdot mL^{-1}$ 的 60%乙醇水溶液配制成的 $1.72mg\cdot mL^{-1}$ 的姜黄素溶液以 $1BV\cdot h^{-1}$ 的流速进行动态吸附试验，以泄漏率为指标考察上样量对吸附量的影响，结果见图 5-12。

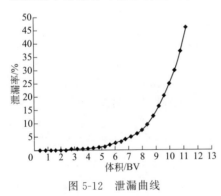

图 5-12　泄漏曲线

理论上，当上样量达到一定值时，即会出现泄漏，但此时吸附并未达到饱和。若在出现泄漏后继续增加上样量，将能使流出液中姜黄素的含量、树脂对姜黄素的吸附量同步增加，此过程将一直持续到流出液中姜黄素浓度与上样溶液中姜黄素浓度相同时为止（即饱和吸附）。然而在实际吸附过程中，考虑到吸附的效率问题，上样量是以最大吸附量与最小泄漏损失为确定基准的。

由图 5-12 可知，当上样量达 8BV 后，泄漏率急剧增加，因此该试验确定适宜的上样量为低于 8BV。

### 5.2.2.5　H 形大孔吸附树脂脱附姜黄素的单因素试验

（1）洗脱剂的选择　将完成吸附的树脂先用 4BV 蒸馏水以 $2BV\cdot h^{-1}$ 的流速冲洗，继而再用 7BV 不同体积分数的乙醇水溶液以 $3BV\cdot h^{-1}$ 的流速进行动态脱附试验，结果见表 5-6。

表 5-6　洗脱剂对脱附率的影响

| 洗脱剂种类 | 脱附率/% | 纯度/% |
|---|---|---|
| 60%乙醇水溶液 | 65.30 | 94.23 |
| 70%乙醇水溶液 | 78.87 | 86.10 |
| 80%乙醇水溶液 | 84.26 | 79.38 |
| 95%乙醇水溶液 | 92.58 | 73.90 |

洗脱剂的选择原则包括对吸附质的洗脱能力最强、沸点低且易于回收利用、低毒等多个方面。对于非极性大孔吸附树脂和极性较小的化合物来说，洗脱剂极性越小，洗脱能力越强。综合以上因素，该试验选择水溶性、低沸点的乙醇为洗脱剂。一方面，不同体积分数的乙醇水溶液极性不同，与姜黄素间的作用力也不同，致使姜黄素在乙醇溶液中的溶解度不一样。另一方面，不同体积分数的乙醇溶液对杂质的溶解性大小不同，这将直接影响产品中色素的纯度。

由表 5-6 可知，随着乙醇体积分数的增加，脱附率增大，但同时洗脱液中的色素纯度降低（乙醇体积分数大于 70%时，洗脱产物中色素的纯度已低于 80%），这是杂质的洗脱率随乙醇体积分数的提高而增加的结果。因此，该试验确定合理洗脱剂为体积分数小于 70%的乙醇水溶液。

（2）洗脱剂流速对脱附率的影响　将完成吸附的树脂先用 4BV 蒸馏水以 2BV·h$^{-1}$ 的流速冲洗，继而再用 7BV 的 70%乙醇水溶液以 1.0BV·h$^{-1}$、1.5BV·h$^{-1}$、2.0BV·h$^{-1}$、3.0BV·h$^{-1}$ 的流速进行动态脱附试验，结果见表 5-7。

表 5-7　流速对脱附率的影响

| 流速/BV·h$^{-1}$ | 1.0 | 1.5 | 2.0 | 2.5 | 3.0 |
|---|---|---|---|---|---|
| 脱附率/% | 86.27 | 80.02 | 76.11 | 72.50 | 69.21 |

不同流速的乙醇水溶液对姜黄素的洗脱效果有很大的差别。流速过大，洗脱剂与树脂的接触时间过短，洗脱剂与目标物质之间相互作用的时间短，脱附率低。由表 5-7 可知，当洗脱剂的流速在 2.0BV·h$^{-1}$ 以下时，脱附率均比较高，因此该试验确定合理流速范围为 1.0~2.0BV·h$^{-1}$。

（3）洗脱剂用量对脱附率的影响　将完成吸附的树脂先用 4BV 蒸馏水以 2BV·h$^{-1}$ 的流速冲洗，继而再用 7BV 70%乙醇水溶液以 1.0BV·h$^{-1}$ 的流速进行动态脱附试验，结果见图 5-13。

由图 5-13 可知，当洗脱剂用量为 17BV 时，脱附率已经达到 86.67%，脱附率增加趋势减缓，继续洗脱，洗脱液中色素纯度降

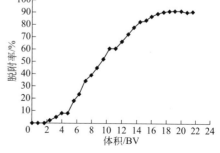

图 5-13　洗脱曲线

低。因此该试验确定洗脱剂体积为17BV。

### 5.2.2.6 H形大孔树脂纯化姜黄素的优化工艺

（1）H形大孔树脂纯化姜黄素的吸附工艺优化　根据吸附单因素试验结果，选取乙醇体积分数、上样液浓度、上样液流速、上样液盐酸浓度、上样液用量5个因素，进行$L_{18}$（$3^5$）正交试验，正交试验因素水平见表5-8，结果见表5-9。

表5-8　正交试验因素水平表

| 项目 | A（乙醇体积分数）/% | B（上样液浓度）/mg·mL⁻¹ | C（上样液流速）/BV·h⁻¹ | D（上样液盐酸浓度）/mol·mL⁻¹ | E（上样液用量）/BV |
|---|---|---|---|---|---|
| 水平1 | 60 | 0.35 | 1.0 | 0 | 6 |
| 水平2 | 70 | 0.88 | 1.5 | 0.001 | 7 |
| 水平3 | 80 | 1.72 | 2.0 | 0.1 | 8 |

表5-9　吸附正交试验结果

| 试验号 | 乙醇体积分数/% | 上样液浓度/mg·mL⁻¹ | 上样液流速/BV·h⁻¹ | 上样液盐酸浓度/mol·mL⁻¹ | 上样液用量/BV | 吸附量/mg |
|---|---|---|---|---|---|---|
| 1 | 1 | 1 | 1 | 1 | 1 | 271.13 |
| 2 | 1 | 2 | 2 | 2 | 2 | 281.24 |
| 3 | 1 | 3 | 3 | 3 | 3 | 301.91 |
| 4 | 2 | 1 | 1 | 2 | 2 | 274.57 |
| 5 | 2 | 2 | 2 | 3 | 3 | 247.9 |
| 6 | 2 | 3 | 3 | 1 | 1 | 276.26 |
| 7 | 3 | 1 | 2 | 1 | 3 | 311.41 |
| 8 | 3 | 2 | 3 | 2 | 1 | 261.37 |
| 9 | 3 | 3 | 1 | 3 | 2 | 350.43 |
| 10 | 1 | 1 | 3 | 3 | 2 | 250.5 |
| 11 | 1 | 2 | 1 | 1 | 3 | 326.62 |
| 12 | 1 | 3 | 2 | 2 | 1 | 337.41 |
| 13 | 2 | 1 | 2 | 3 | 1 | 303.14 |
| 14 | 2 | 2 | 3 | 1 | 2 | 263.27 |
| 15 | 2 | 3 | 1 | 2 | 3 | 361.53 |
| 16 | 3 | 1 | 3 | 2 | 3 | 210.24 |
| 17 | 3 | 2 | 1 | 3 | 1 | 279.94 |
| 18 | 3 | 3 | 2 | 1 | 2 | 302.37 |
| $K_1$ | 294.80 | 270.17 | 310.70 | 291.84 | 288.21 | |
| $K_2$ | 287.78 | 276.72 | 297.25 | 287.73 | 287.06 | |
| $K_3$ | 285.96 | 321.65 | 260.59 | 288.97 | 293.27 | |
| $R$ | 8.84 | 51.48 | 50.11 | 4.11 | 5.06 | |

由表 5-9 可知，各因素的影响大小顺序为上样液浓度＞上样液流速＞乙醇体积分数＞上样液用量＞上样液盐酸浓度，H 形大孔吸附树脂纯化姜黄素的吸附优化工艺为 $A_1B_3C_1D_1E_3$，即乙醇体积分数 60%、上样液浓度 1.72mg·mL$^{-1}$、上样液流速 1.0BV·h$^{-1}$、上样液盐酸浓度 0mol·mL$^{-1}$、上样液用量 8BV。在此优化工艺下姜黄素的吸附量达 13.84mg·mL$^{-1}$，吸附率达到 98.61%。相对文献报道的树脂吸附量为 0.608mg·mL$^{-1}$、吸附率为 56.10% 要有明显优势。

(2) H 形大孔树脂纯化姜黄素的脱附工艺优化　根据脱附单因素试验结果，选取洗脱剂用量、洗脱剂中乙醇体积分数、洗脱剂流速 3 个因素，进行 $L_9$（3³）正交试验，正交试验因素水平见表 5-10，结果见表 5-11。

表 5-10　正交试验因素水平表

| 项目 | A（洗脱剂用量）/BV | B（洗脱剂中乙醇体积分数）/% | C（洗脱剂流速）/ BV·h$^{-1}$ |
|---|---|---|---|
| 水平 1 | 16 | 60 | 1.0 |
| 水平 2 | 17 | 70 | 1.5 |
| 水平 3 | 18 | 80 | 2.0 |

表 5-11　脱附正交试验表

| 试验号 | 洗脱液用量/BV | 洗脱剂中乙醇体积分数/% | 洗脱剂流速/BV·h$^{-1}$ | 脱附率/% |
|---|---|---|---|---|
| 1 | 1 | 1 | 1 | 30.16 |
| 2 | 1 | 2 | 2 | 78.41 |
| 3 | 1 | 3 | 3 | 32.36 |
| 4 | 2 | 1 | 2 | 35.26 |
| 5 | 2 | 2 | 3 | 32.34 |
| 6 | 2 | 3 | 1 | 87.69 |
| 7 | 3 | 1 | 3 | 35.58 |
| 8 | 3 | 2 | 1 | 44.08 |
| 9 | 3 | 3 | 2 | 74.23 |
| $K_1$ | 46.98 | 33.67 | 53.98 | |
| $K_2$ | 51.76 | 51.61 | 62.63 | |
| $K_3$ | 51.30 | 64.76 | 33.43 | |
| $R$ | 4.78 | 31.67 | 29.20 | |

由表 5-11 可知，各因素的影响大小顺序为洗脱剂中乙醇体积分数＞洗脱剂流速＞洗脱剂用量，脱附优化工艺为 $A_2B_3C_2$，即洗脱剂用量 17BV、洗脱剂乙醇体积分数 80%、洗脱剂流速 1.5BV·h$^{-1}$。考虑到乙醇体积分数大于 80% 时色素纯度降低，因此选取 70% 乙醇水溶液为洗脱剂进行验证试验，在洗脱剂为 17BV、洗脱剂为 70% 乙醇水溶液、洗脱剂流速为 1.5BV·h$^{-1}$ 的试验条件下，姜黄素的脱附率达 88.36%，产品中色素的纯度达 83.12%。比文献中报道的树脂脱附率

（81.02%）要高 7.34%[4]。

### 5.2.2.7　H 形大孔吸附树脂的再生试验

（1）再生液的选择　以相对吸附量为指标，比较 95%乙醇水溶液、2%HCl 水溶液、5%NaOH 水溶液三种再生液对 H 形大孔吸附树脂的再生效果，结果见表5-12。

表 5-12　再生液对树脂吸附量的影响

| 项目 | 95%乙醇水溶液 | 2% HCl 水溶液 | 5% NaOH 水溶液 | 新鲜树脂 |
|---|---|---|---|---|
| 比吸附量/mg·g$^{-1}$ | 5.74 | 4.59 | 4.71 | 7.92 |
| 相对吸附量/% | 72.5 | 58.0 | 59.5 | 100 |

使用后的树脂表面或内部残存着许多非极性成分或非目标吸附性成分，这些杂质会堵塞树脂孔道，或使某些官能团失去吸附性能，即会使树脂毒化，因此在再次使用树脂前必须对其进行再生处理。树脂的再生方法是由树脂本身的性质和吸附于其中的物质性质共同决定的。由表 5-12 可知，经三种再生液处理后树脂的吸附能力都有显著的恢复，相对吸附量均高于 50%（即相当于新鲜树脂吸附能力的50%），其中经 95%乙醇水溶液处理过的树脂再生效果最好。

（2）再生液用量的确定　用不同量的 95%乙醇水溶液对使用过的 H 形大孔吸附树脂进行再生处理，收集流出物并烘干、称重，结果见表 5-13。

表 5-13　再生液的用量对再生效果的影响

| 95%乙醇水溶液体积/BV | 蒸余物质量/g |
|---|---|
| 3.0 | 0.015 |
| 6.0 | 0.010 |
| 9.0 | 0.008 |
| 12.0 | 0.001 |
| 15.0 | 0.000 |
| 18.0 | 0.000 |

由表 5-13 可知，当 95%乙醇水溶液用量达到 12BV 时，流出液的蒸余物质量已相当小，表明树脂的再生已接近完全。

## 5.2.3　YD318 型和 SYD01 型大孔树脂的筛选

准确称取预处理好的树脂 2g，装入具塞磨口锥形瓶中，准确加入已知浓度的姜黄提取液 4mL，恒温水浴振荡 24h，充分吸附后，过滤，测定溶液中姜黄素的浓度，同时按照式（5-6）与式（5-7）计算各种树脂的吸附率。树脂用蒸馏水漂洗后，准确加入 10mL 95%（体积分数）乙醇，恒温水浴振荡 24h，过滤，测定滤液中姜黄素的浓度，按照式（5-2）计算各种树脂的脱附率，结果见表 5-14。

表 5-14 不同吸附树脂对姜黄素的吸附和解吸情况

| 树脂型号 | 树脂质量 /g | 原液浓度 /mg·mL$^{-1}$ | 吸附后溶液浓度 /mg·mL$^{-1}$ | 解吸后溶液浓度 /mg·mL$^{-1}$ | 吸附量 /mg·g$^{-1}$ | 吸附率 /% | 脱附率 /% |
|---|---|---|---|---|---|---|---|
| SYD01 | 2.222 | 2.094 | 0.079 | 0.574 | 3.63 | 96.24 | 71.21 |
| | 2.211 | 1.005 | 0.011 | 0.173 | 1.80 | 98.95 | 43.36 |
| | 2.208 | 0.551 | 0.009 | 0.111 | 0.98 | 98.38 | 51.38 |
| YD318 | 2.198 | 2.094 | 0.231 | 0.728 | 3.39 | 88.98 | 97.70 |
| | 2.231 | 1.005 | 0.015 | 0.286 | 1.78 | 98.50 | 72.20 |
| | 2.241 | 0.551 | 0.014 | 0.183 | 0.96 | 97.38 | 85.16 |

### 5.2.3.1 YD318 大孔树脂动态吸附曲线

量取提取液加入装有 10g YD318 树脂的玻璃柱中，以 1mL·min$^{-1}$ 流速通过树脂柱，直到吸附饱和，流出液用部分收集器收集，测定各管中的姜黄素浓度，以上样液与树脂的体积比为横坐标，流出液浓度为纵坐标作图，结果见图 5-14。

由图 5-14 可知，当上样液与树脂的体积比为 5～7 左右时，流出液中的姜黄素含量急速升高，并在 7 左右达到了树脂的饱和吸附，由此可见 YD318 树脂可处理树脂体积 7～8 倍的提取液。

### 5.2.3.2 流速对吸附效果的影响

将样品液 10mL 通过已处理好的装有 YD318 型大孔吸附树脂的吸附柱，分别以 1mL·min$^{-1}$、1.5mL·min$^{-1}$、2mL·min$^{-1}$、2.5mL·min$^{-1}$、3mL·min$^{-1}$ 的流速进行动态吸附，以姜黄素吸附量为指标，优化吸附流速，结果见图 5-15。

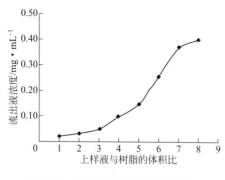

图 5-14 YD318 树脂的吸附曲线

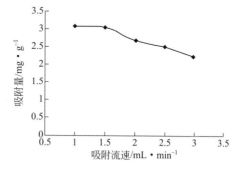

图 5-15 吸附流速的确定

理论上，流速对吸附的影响主要是由于影响溶质向树脂表面扩散，从而影响吸附效果。如果流速太高，溶质分子来不及扩散到树脂的内表面，就会发生漏过。由图 5-15 可知，上样液的流速越慢，越有利于姜黄素的充分吸附，但流速过慢，会延长生产周期，因此流速宜选择 1.5mL·min$^{-1}$。

### 5.2.3.3 洗脱剂的选择

化合物经树脂吸附后,根据吸附力强弱不同选用不同的洗脱剂。一般来说,吸附剂与吸附质以分子间色散力作用时,吸附力较弱,易于洗脱,而当吸附剂与吸附质以偶极间作用力或氢键作用时,吸附力强,不易于洗脱。该研究中使用的大孔树脂极性较弱,同时姜黄素是含有酚羟基的化合物,易于与树脂形成氢键,对其洗脱需要用对它有更强溶解效果的溶剂。姜黄素在醇和丙酮中溶解度较大,考虑到甲醇的毒性和丙酮的挥发性,该试验中选用不同乙醇含量的水溶液作为洗脱剂。

试验中分别用体积分数为 60%、70%、80%、90% 和 95% 的乙醇水溶液洗脱,结果见图 5-16。

由图 5-16 可知,用 60%、70% 的乙醇水溶液可以将姜黄素基本洗脱下来,尽管 80% 以上的乙醇水溶液洗脱率更高,但洗脱液中杂质含量太高,达不到有效分离的效果。所以,选用 70% 乙醇水溶液作为洗脱液。

经测定,70% 乙醇水溶液所得洗脱液中姜黄素的干基纯度达 85.3%,基本达到了纯化目的,此洗脱液经冷冻干燥后得到的样品可用于下一步的成分鉴定。

### 5.2.3.4 离心薄层法

图 5-17 为收集液的薄层展开图。以氯仿:甲醇:甲酸(30:1:1)为展开剂,展开 10cm,分离的三个物质 $R_f$ 值由上至下分别为 0.77、0.52、0.39,结合相关资料[5]分析,确定其分别为姜黄素、脱甲氧基姜黄素、双脱甲氧基姜黄素。

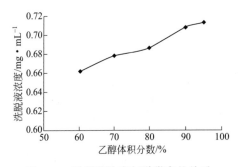

图 5-16　洗脱液浓度与脱附率的关系

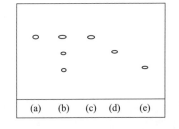

图 5-17　收集液薄层展开图
(a)姜黄素标样;(b)样品;(c)1 号收集液;
(d)2 号收集液;(e)3 号收集液

## 5.2.4 DM301 型大孔树脂纯化姜黄素的工艺

### 5.2.4.1 DM301 型大孔树脂的动态吸附试验

按照 5.1.2.3(3)中所述的动态吸附方法进行 DM301 型大孔树脂的动态吸附试验,以上样体积(BV)为横坐标、泄漏率(%)为纵坐标绘制的泄漏曲线见图 5-18。

一般来说,当上样量达到一定值时,就会出现泄漏,但此时树脂还没有达到吸附的饱和状态，之后随着上样量的继续增加，姜黄素的流出和大孔树脂对其的吸附将同时进行，直至吸附达到饱和。考虑到吸附效率的问题，在实际应用中，流出液的浓度接近上样液浓度的 1/10 时，作为泄漏点，也就是说此时达到了最佳上样量。由图 5-18 可知，当上样量为 6BV 时，流出液浓度约为上样液浓度的 1/10，达到了泄漏点，之后随着上样量的增加，流出液中姜黄素浓度和泄漏率快速升高，所以该试验确定的姜黄素浓度为 $432.5\mu g\cdot mL^{-1}$，经计算得，湿 DM301 型大孔树脂的吸附量为 $2.592mg\cdot mL^{-1}$。

## 5.2.4.2 DM301 型大孔树脂的动态解吸试验

当树脂吸附完全后，按着 5.1.2.3（3）的动态解吸方法来进行 DM301 型大孔树脂的动态解吸试验，以上样解吸液的体积（BV）为横坐标、流出液中姜黄素的浓度（$\mu g\cdot mL^{-1}$）为纵坐标绘制的解吸曲线见图 5-19。

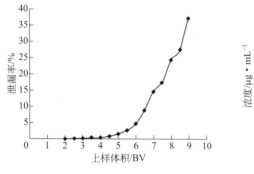

图 5-18　吸附泄漏曲线

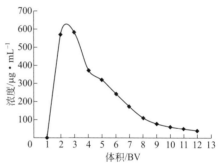

图 5-19　解吸曲线

由图 5-19 可知，随着解吸液上样体积的增加，流出液中姜黄素的浓度先快速增加，在 3BV 时达到最大值 $650\mu g\cdot mL^{-1}$ 左右，是上样液中姜黄素浓度的 1.5 倍，之后流出液中姜黄素的浓度逐渐降低，在 10BV 时，流出液的颜色已经很淡，姜黄素浓度为 $60\mu g\cdot mL^{-1}$，12BV 时浓度仅为 $40\mu g\cdot mL^{-1}$。由于解吸过程中也会将部分吸附的杂质洗脱下来，降低产品纯度，结合生产效率和产品质量综合考虑，选用 70％乙醇水溶液洗脱时的最佳体积为 10BV。

## 5.2.4.3 DM301 型大孔树脂性能的验证

按照 5.1.2.3（3）中所述的动态吸附解吸的条件，用量筒称取 3 份 100mL 已处理的 DM301 型大孔树脂分别湿法装柱于 $\Phi30mm\times400mm$ 的玻璃色谱柱内，先用 3BV 蒸馏水冲洗，之后将浓度为 $432.5\mu g\cdot mL^{-1}$ 的姜黄素溶液以 $1BV\cdot h^{-1}$ 的速度进样，进样 6BV。进样完毕，待大孔树脂吸附完全后，先用 4BV 蒸馏水以 $2BV\cdot h^{-1}$ 的速度进行淋洗，以除去未被吸附的姜黄素，再用 10BV 的 70％乙醇水溶液以 $1.5BV\cdot h^{-1}$ 的流速进行解吸，计算树脂的吸附率与脱附率，结果见表 5-15。

表 5-15　大孔树脂性能的验证结果

| 序号 | 吸附率/% | 脱附率/% | 浸膏中姜黄素纯度 | |
| --- | --- | --- | --- | --- |
| | | | 过柱前/% | 过柱后/% |
| 1 | 88.93 | 69.32 | | 29.64 |
| 2 | 89.51 | 68.63 | 11.54 | 28.92 |
| 3 | 88.36 | 70.12 | | 29.03 |
| 平均值 | 88.93 | 69.36 | | 29.20 |

由表 5-15 可知，DM301 型大孔树脂的吸附率和脱附率可分别达到 88.93%、69.36%。浸膏中姜黄素的纯度由过柱前的 11.54% 提高到过柱后的 29.20%，提高了 1.53 倍，表明 DM301 型大孔树脂能有效提高姜黄素的纯度。

## 5.2.5　制备液相色谱纯化姜黄素的工艺

### 5.2.5.1　溶剂体系的选择

由于姜黄素溶液在酸性条件下较为稳定及制备色谱的特性，宜选择较容易挥发的盐酸溶液来调节流动相的 pH 值为 3。选用配制好的不同比例、pH 值为 3 的甲醇-水或乙腈-水作为流动相，在流速为 10mL·min$^{-1}$、检测波长为 425nm、姜黄素进样量为 1.93mg 条件下进行试验，在目标峰开始出现时，接收馏分，检测不同时间段内馏分的物质组成，以保留时间、峰形及分离效果为指标来评价溶剂体系，并用 HPLC 检测有无姜黄素类物质出现，结果见表 5-16。

表 5-16　不同溶剂体系的制备液相分离结果

| 流动相比例 | 保留时间 | 峰形及分离效果 |
| --- | --- | --- |
| 甲醇/水＝50/50 | 280min 内无目标峰出现 | 只有杂峰，无目标峰，完全未分离 |
| 甲醇/水＝60/40 | 280min 内无目标峰出现 | 只有杂峰，无目标峰，完全未分离 |
| 甲醇/水＝70/30 | 45min 时目标峰出现 | 有目标峰及杂峰出现，但与杂峰未分开 |
| 甲醇/水＝80/20 | 20min 时目标峰出现 | 有目标峰及杂峰出现，但与杂峰未分开 |
| 乙腈/水＝55/45 | 17min 时目标峰出现 | 目标峰出现，并且与杂质初步分离 |

由表 5-16 可知，在甲醇-水体系中，在比例为 50/50、60/40 时，在保留时间足够长的条件下，目标峰没有出现，完全没有分离效果；在比例为 70/30、80/20 时，保留时间分别为 45min、20min 时有目标峰出现，但与杂质峰的界限不清晰。根据检测结果可知，目标峰为我们所需分离出的姜黄素类化合物，在目标峰不同的时间段，随着保留时间的不同，姜黄素、脱甲氧基姜黄素和双脱甲氧基姜黄素三种物质所占的比例也不相同，这表明甲醇-水体系随着甲醇所占比例的增加能够使姜黄素类化合物达到初步的分离，但是实际效果不理想。乙腈-水体系，在比例为 55/45 时，在保留时间为 17min 时，就能出现目标峰，并且能够使姜黄素类化合物

在谱图上大致分离，形成 3 个较明显的峰。经 HPLC 分析知，三个峰分别是双脱甲氧基姜黄素、脱甲氧基姜黄素、姜黄素，所以我们选用乙腈-水体系作为分离姜黄素的溶剂体系。

### 5.2.5.2 不同因素对制备液相色谱分离条件的影响

（1）流动相比例对分离效果的影响　流动相的比例对提高制备色谱的产品效率和分离结果有着重要的影响。在试验中用盐酸将不同比例的乙腈-水溶液调节至 pH 值为 3，在流动相流速为 $10\text{mL}\cdot\text{min}^{-1}$、检测波长为 425nm、进样量 1.93mg 条件下进行试验，在乙腈/水比例分别为 50/50、55/45、60/40 时考察不同流动相比例对分离效果的影响。结果见表 5-17。

**表 5-17　流动相比例对分离效果的影响**

| 乙腈/水（体积比） | 循环周期/min | 乙腈消耗量/mL·mg$^{-1}$ | 分离情况 |
|---|---|---|---|
| 50/50 | 32 | 82.90 | 目标峰出现，与杂质峰界限较明显，且三种物质在峰顶初步分离 |
| 55/45 | 24 | 68.39 | 目标峰出现，与杂质峰界限不太明显 |
| 60/40 | 18 | 55.96 | 目标峰出现，与杂质峰界限不明显 |

由表 5-17 可知，随着流动相中乙腈比例的增加，流动相洗脱能力增强，各组分出峰时间缩短，因此循环周期显著变短。虽然循环周期变短，提高了产品的产率，减少了流动相的消耗量；但是使得各组分峰的保留时间逐渐接近，直至重叠，造成目标峰与杂质峰的界限不明显，使得色谱的分离效果下降。因此，为了使产品达到一定的纯度，合适的流动相组成为乙腈/水＝50/50（体积比）。

（2）进样量对分离效果的影响　通过增加进样量，可以使制备色谱在保证产品一定纯度的条件下，提高产品效率。选用 pH 值为 3 的乙腈/水＝50/50（体积比）的体系作为流动相，在流速为 $10\text{mL}\cdot\text{min}^{-1}$、检测波长为 425nm 条件下考察进样量分别为 1.16mg、1.93mg、2.57mg 时对分离效果的影响。结果见表 5-18。

**表 5-18　进样量对分离效果的影响**

| 进样量/mg | 循环周期/min | 乙腈消耗量/mL·mg$^{-1}$ | 分离情况 |
|---|---|---|---|
| 1.16 | 30 | 129.31 | 目标峰出现，与杂质峰界限较明显，且三种物质能够大致分离 |
| 1.93 | 32 | 82.90 | 目标峰出现，与杂质峰界限较明显，三种物质在峰顶初步分离 |
| 2.57 | 34 | 66.15 | 目标峰出现，与杂质峰界限不太明显，目标峰三种物质未分离 |

由表 5-18 可知，随着进样量的逐渐增加，目标峰出现的时间延后，使得每单位进样物质的乙腈消耗量下降，但分离能力下降，目标峰与杂质不能得到较好的分

离。这可能是由于色谱柱的处理物质量的增加，造成了组分的色谱峰重叠，使得分离效果下降所致。从产品纯度和工作效率两方面综合考虑，进样量宜选择1.93mg。

（3）流动相流速对分离效果的影响  提高流动相的流速也可提高产品效率。以pH值为3的乙腈/水＝50/50（体积比）的体系作为流动相，在检测波长为425nm、进样量为1.93mg时，考察流动相流速分别为5mL·min$^{-1}$、10mL·min$^{-1}$、15mL·min$^{-1}$时对分离效果的影响。结果见表5-19。

表 5-19  流动相流速对分离效果的影响

| 流速/mL·min$^{-1}$ | 循环周期/min | 乙腈消耗量/mL·mg$^{-1}$ | 分离情况 |
| --- | --- | --- | --- |
| 5 | 60 | 77.72 | 目标峰出现，与杂质峰界限明显,且三种物质能够初步分离 |
| 10 | 32 | 82.90 | 目标峰出现，与杂质峰界限较明显,且三种物质在峰顶初步分离 |
| 15 | 24 | 93.26 | 目标峰出现，与杂质峰界限不太明显 |

由表5-19可知，随着流动相流速的增加，循环周期显著变短，使得产品的产率增加。但流速增加时，由于扩散阻力在固定相内起到控制作用，溶质组分在固定相和流动相两相之间的分配平衡和分配偏离的幅度增加，使得色谱峰扩展加剧，分离能力降低，溶质稀释度增加，这就表现为流动相消耗增大，同时组分峰重叠，而流动相消耗增大必然增加蒸发溶剂回收产品的能耗。因此，我们选用10mL·min$^{-1}$的流速较为合适。

### 5.2.5.3  姜黄素纯度的检测

筛选出的色谱条件为流动相为pH＝3的乙腈/水＝50/50（体积比），检测波长425nm，进样量1.93mg，流动相流速10mL·min$^{-1}$。在此条件下进行姜黄素纯化的制备液相色谱试验，其结果见图5-20。

由图5-20可知，在该制备色谱条件下，能够将杂质与目标峰分离，并且能使目标峰的3种物质成分达到基本分离，按出峰时间分别接收3个峰的馏分，并根据分析液相的保留时间来判别各峰的主要成分。在前20min内，各图基线平稳，几乎没有杂质峰出现，在25min以后姜黄素类化合物峰出现，这说明制备液相出现的目标峰内其他杂质含量极少，主要为总姜黄素。但是每个峰并不是总姜黄素的某一单一组分，还含有其他姜黄素类物质，这主要是因为制备液相没有把姜黄素类化合物达到基线分离。由各峰的保留时间分析可知，1号峰主要是双脱甲氧基姜黄素、2号峰为脱甲氧基姜黄素、3号峰为姜黄素。重复进样，收集制备色谱25～32min内的流出液，旋转蒸发后冷冻干燥，得到最终产品，经鉴定，其中总姜黄素含量为93.57％。

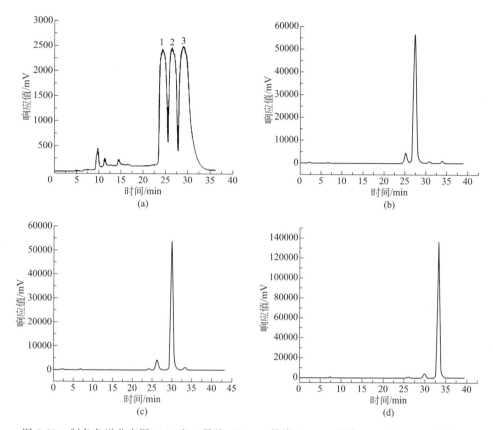

图 5-20 制备色谱分离图（a）和 1 号峰（b）、2 号峰（c）、3 号峰（d）的 HPLC 分离图

# 5.3 本章小结

以壳聚糖为絮凝剂，利用絮凝沉降法对姜黄提取液中的姜黄素进行分离纯化，单因素试验获得的最佳絮凝工艺为壳聚糖的浓度为 5%，加热时间 1h，加热温度 50℃。同时，在壳聚糖絮凝后，加入鞣酸进行二次絮凝，可有效提高絮凝效果。

大孔吸附树脂纯化组合工艺富集得到姜黄素纯化物。考察了净化、精制工艺过程中的多种因素对姜黄素纯度的影响，从而筛选出优化的工艺条件。在研究确定的工艺参数条件下，可得到含量为 85.3% 的姜黄素，表明此方法操作简单、易于扩大、能耗低、材料可反复使用。

利用丙烯酸型大孔吸附树脂对姜黄素进行分离纯化，确定的 H 形大孔树脂纯化姜黄素的动态吸附优化工艺为上样液浓度 $1.72\text{mg}\cdot\text{mL}^{-1}$、上样液流速 $1.0\text{BV}\cdot\text{h}^{-1}$、乙醇体积分数 60%、上样液量 8BV、上样液盐酸浓度 $0\text{mol}\cdot\text{mL}^{-1}$，在此优化工艺下 H 形大孔树脂对姜黄素的吸附量为 $13.84\text{mg}\cdot\text{mL}^{-1}$、吸附率为 98.61%。确定的 H 形大孔树脂纯化姜黄素的动态洗脱优化工艺为洗脱剂 70% 乙醇水溶液、洗脱剂用量 17BV、洗脱剂流速 $1.5BV \cdot h^{-1}$，在此优化工艺下姜黄素的洗脱率达 88.36%，所得色素的纯度达 83.12%。

研究了 YD318 型大孔吸附树脂对姜黄提取液中姜黄素的动态吸附与解吸试验，获得了优化工艺，在优化条件下，姜黄素的纯度可达 85.3%，此方法操作简单、易于扩大生产、能耗低、树脂可重复利用。

研究了 DM301 型大孔吸附树脂对姜黄素的分离纯化工艺，确立了 DM301 型树脂的吸附量为 $2.592mg \cdot mL^{-1}$，在上样浓度为 $432.5\mu g \cdot mL^{-1}$、上样量为 6BV、上样速度为 $1BV \cdot h^{-1}$ 条件下，用 10BV 的 70% 乙醇水溶液以 $1.5BV \cdot h^{-1}$ 的流速进行解吸时，树脂的吸附率和脱附率分别达到 88.93%、69.36%，浸膏中姜黄素的纯度由 11.54% 提高至 29.20%。

利用制备液相分离技术对姜黄素提取物进行纯化，在流动相为 pH=3 的乙腈/水 1:1（体积比）、检测波长 425nm、进样量 1.93mg、流动相流速 $10mL \cdot min^{-1}$ 条件下，姜黄素纯化产物中总姜黄素的含量可达 93.57%，实现了姜黄素的有效分离富集。

## 参 考 文 献

[1] 周昕，徐莲英. 抗感颗粒剂絮凝澄清工艺的研究[J]. 中成药，1999, 21(4)：167-169.

[2] 苏宏，黄铭铸. 天然絮凝剂对四逆汤提取液的精制研究[J]. 中医药研究，1999, 15(4)：55-57.

[3] 申连长，田金强，王彦敏. 果汁快速澄清技术研究[J]. 食品与机械，2005, 21(6)：71-73.

[4] 程光明. 姜黄素的提取纯化、脂质体的制备和组织分布的研究[D]. 武汉：湖北中医学院，2008.

[5] 吴桂碧. 薄层扫描法测定姜黄中姜黄素的含量[J]. 华西药学杂志，1995, 10(3)：172-174.

# 第**6**章  姜黄素的稳定性及抗氧化活性研究

姜黄素分子中含有多个双键、酚羟基及羰基等，具有较强的化学反应位点[1]。因此，姜黄素在提取、精制及应用过程中，容易受到外界环境如光、热、空气中的氧气等一些因素的影响而发生分解，不利于这类天然色素的大规模开发和广泛应用。研究表明，姜黄素不受$Zn^{2+}$等金属离子影响，而碳酸钠可增强姜黄素的吸收峰，从而提高其稳定性。$Fe^{3+}$等可氧化破坏姜黄素分子中的双键，且可与苯环上的酚羟基作用而变性[2]。

本章系统地研究了姜黄素在光、热、食品添加剂、氧化剂、还原剂和金属离子等不同外界环境下的稳定性，为姜黄素的高值化利用提供理论依据。

## 6.1  材料、仪器与方法

### 6.1.1  材料与仪器

UV-1201紫外分光光度计，北京北分瑞利分析仪器公司；AUY 220型分析天平，岛津有限公司；数显恒温水浴锅等。

姜黄素，河南中大生物工程有限公司；1,1-二苯基-2-苦基苯肼（DPPH），美国Sigma公司产品；叔丁基对苯二酚（TBHQ）、二甲酚橙、磷酸氢二钠、柠檬酸、硫酸铁、硫酸铜、苯甲酸钠、氯化钠、维生素C、双氧水、亚硫酸钠、乙酸钠、乙酸、硫酸亚铁、无水乙醇等均为分析纯试剂；蒸馏水为实验室自制。

### 6.1.2  方法

#### 6.1.2.1  姜黄素的稳定性研究

（1）pH值对姜黄素稳定性的影响  精密称取经低温真空干燥至恒重的姜黄素25mg，用95％乙醇溶解并移至1000mL棕色容量瓶中，摇匀并定容，作为姜黄素储备液，备用。准确量取姜黄素储备液5mL置于50mL棕色容量瓶中，用pH值为2.2～8.0的磷酸盐-柠檬酸缓冲溶液定容，迅速混匀，置于25℃恒温水浴锅中，定时取样，测定吸光度，计算姜黄素的实时浓度$c$，以$\lg c$对时间$t$作图，求出

25℃、不同 pH 值条件下的动力学方程以及半衰期 $T_{1/2}$。

（2）温度对姜黄素稳定性的影响 称取适量姜黄素，加入过量的 95％乙醇，充分摇动至完全溶解，调整溶液浓度以使其吸光度位于紫外扫描分析的线性范围内（吸光度 $A<1$）。各取 10mL 色素溶液装入具塞比色管中，在恒温水浴锅中 30℃、40℃、50℃、60℃恒温，定时取样，冷却至室温后，用紫外-可见分光光度计在 425nm 处测定吸光度。并计算姜黄素浓度 $c$，以 $\lg c$ 对时间 $t$ 作图，求出不同受热温度条件下的动力学方程以及半衰期 $T_{1/2}$。

（3）光照对姜黄素稳定性的影响 称取适量姜黄素，加入过量的 95％乙醇，充分摇动至完全溶解，调整溶液浓度以使其吸光度位于紫外扫描分析的线性范围内（吸光度 $A<1$）。将姜黄素溶液分别置于室内暗处、室内自然光、室外强日光下，按照 2h 一次的频率用紫外-可见分光光度计于 425nm 处分别测定三种溶液的吸光度，连续检测 8h。

（4）金属离子对姜黄素稳定性的影响 称取适量姜黄素，加入过量的 95％乙醇，充分摇动至完全溶解，调整溶液浓度以使其吸光度位于紫外扫描分析的线性范围内（吸光度 $A<1$）。在姜黄素溶液中分别添加不同量的金属离子，避光置于 4℃冰箱中保存。静置过夜后，用紫外-可见分光光度计于 425nm 处测定溶液的吸光度。

（5）食品添加剂对姜黄素稳定性的影响 称取适量姜黄素，加入过量的 95％乙醇，充分摇动至完全溶解，调整溶液浓度以使其吸光度位于紫外扫描分析的线性范围内（吸光度 $A<1$）。在姜黄素溶液中分别添加不同浓度的维生素 C、苯甲酸钠、氯化钠，避光置于 4℃冰箱中保存。静置过夜后，用紫外-可见分光光度计于 425nm 处测定溶液的吸光度。

（6）氧化还原剂对姜黄素稳定性的影响 称取适量姜黄素，加入过量的 95％乙醇，充分摇动使其完全溶解。在姜黄素溶液中分别添加不同浓度的双氧水和亚硫酸钠，避光置于 4℃冰箱中保存。采用紫外-可见分光光度计对姜黄素溶液进行扫描分析：按照每天 1 次的频率测定姜黄素溶液的吸光度，连续检测 5d。

### 6.1.2.2 姜黄素的抗氧化活性研究

（1）姜黄素、TBHQ、维生素 C 溶液的配制

① 姜黄素溶液的配制：精确称取姜黄素 0.0100g，用少量 95％乙醇溶解，定量转入 100mL 容量瓶中，用 95％乙醇稀释至刻度，摇匀，得到浓度为 $100\mu g \cdot mL^{-1}$ 的姜黄素储备溶液。分别移取该溶液 0.5mL、1.0mL、1.5mL、2.0mL、2.5mL、3.0mL、3.5mL、4.0mL、4.5mL、5.0mL 放入 10 个 10mL 容量瓶中，用 95％乙醇定容，得到浓度分别为 $5\mu g \cdot mL^{-1}$、$10\mu g \cdot mL^{-1}$、$15\mu g \cdot mL^{-1}$、$20\mu g \cdot mL^{-1}$、$25\mu g \cdot mL^{-1}$、$30\mu g \cdot mL^{-1}$、$35\mu g \cdot mL^{-1}$、$40\mu g \cdot mL^{-1}$、$45\mu g \cdot mL^{-1}$、$50\mu g \cdot mL^{-1}$ 的姜黄素工作溶液。

② TBHQ 溶液的配制：精确称取 TBHQ 0.0100g，用少量 95% 乙醇溶解，定量转入 100mL 容量瓶中，用 95% 乙醇定容，得到浓度为 $100\mu g \cdot mL^{-1}$ 的 TBHQ 溶液。分别移取该溶液 0.5mL、1.0mL、1.5mL、2.0mL、2.5mL、3.0mL、3.5mL、4.0mL、4.5mL、5.0mL 放入 10 个 10mL 容量瓶中，用 95% 乙醇定容，得到浓度分别为 $5\mu g \cdot mL^{-1}$、$10\mu g \cdot mL^{-1}$、$15\mu g \cdot mL^{-1}$、$20\mu g \cdot mL^{-1}$、$25\mu g \cdot mL^{-1}$、$30\mu g \cdot mL^{-1}$、$35\mu g \cdot mL^{-1}$、$40\mu g \cdot mL^{-1}$、$45\mu g \cdot mL^{-1}$、$50\mu g \cdot mL^{-1}$ 的 TBHQ 溶液。

③ 维生素 C 溶液的配制：精确称取维生素 C 0.0100g，用少量 95% 乙醇溶解，定量转入 100mL 容量瓶中，用 95% 乙醇定容，得到浓度为 $100\mu g \cdot mL^{-1}$ 的维生素 C 溶液。分别移取该溶液 0.5mL、1.0mL、1.5mL、2.0mL、2.5mL、3.0mL、3.5mL、4.0mL、4.5mL、5.0mL 放入 10 个 10mL 容量瓶中，用 95% 乙醇稀释定容，得到浓度分别为 $5\mu g \cdot mL^{-1}$、$10\mu g \cdot mL^{-1}$、$15\mu g \cdot mL^{-1}$、$20\mu g \cdot mL^{-1}$、$25\mu g \cdot mL^{-1}$、$30\mu g \cdot mL^{-1}$、$35\mu g \cdot mL^{-1}$、$40\mu g \cdot mL^{-1}$、$45\mu g \cdot mL^{-1}$、$50\mu g \cdot mL^{-1}$ 的维生素 C 溶液。

(2) DPPH·清除率的测定[3]　准确称取 DPPH 试剂 0.2577g，用 95% 乙醇溶解，并定量转入 1000mL 容量瓶中，用 95% 乙醇定容，摇匀得质量浓度为 $257.7mg \cdot L^{-1}$ DPPH 储备液（约 $6.5 \times 10^{-4} mol \cdot L^{-1}$），置于冰箱中冷藏备用，使用前用 95% 乙醇稀释。

将 DPPH 储备液稀释至质量浓度为 $51.54mg \cdot L^{-1}$ 使用。在试管中依次加入 4.0mL DPPH 溶液和 1.0mL 样品提取溶剂，混匀后用 1cm 比色皿在 517nm 波长处测定吸光度，记为 $A_0$；加入 4.0mL DPPH 溶液和 1.0mL 待测试液，混匀后在黑暗处静置 30min，测定值记为 $A_i$；加入 4.0mL 95% 乙醇溶液和 1.0mL 待测试液，混匀后测定值记为 $A_j$。

样品对 DPPH·的清除能力（scavenging activity，$SA$）可用式（6-1）计算：

$$SA(\%) = \left(1 - \frac{A_i - A_j}{A_0}\right) \times 100\% \tag{6-1}$$

抗氧化剂清除自由基的能力采用清除 DPPH·的 $IC_{50}$ 值表示。将待测抗氧化剂配制成系列溶液，测定抗氧化剂对 DPPH·的清除率，并绘制曲线，由曲线读取 DPPH·清除率为 50% 时所需抗氧化剂的浓度，即为样品半清除率 $IC_{50}$。$IC_{50}$ 值越小，抗氧化剂的自由基清除能力越强。

(3) 羟基自由基清除率的测定[4]　利用 Fenton 反应产生羟基自由基，该反应产生的羟基自由基可使二甲酚橙 $Fe^{2+}$ 显色剂褪色，通过测定吸光度的变化实现对抗氧化活性的测定。

二甲酚橙溶液的配制：称取一定量的二甲酚橙，用水溶解，配成浓度为 $0.4mmol \cdot L^{-1}$ 的溶液。

$FeSO_4$ 溶液的配制：准确称取 0.2780g $FeSO_4 \cdot 7H_2O$，用水溶解并定量转入

1000mL 容量瓶中，配成浓度为 1mmol•L$^{-1}$ 的溶液。

1% H$_2$O$_2$ 溶液的配制：移取 30% H$_2$O$_2$ 3.33mL，用水定容至 100mL。

配制 pH=4.6 的 NaAc-HAc 溶液。缓冲液的配制方法按《中国药典》（2005 年版）。

在 10mL 的具塞比色管中，依次加入 3mL pH 值为 4.6 的缓冲溶液、0.75mL 0.4mmol•L$^{-1}$ 二甲酚橙溶液、1.25mL 1mmol•L$^{-1}$ FeSO$_4$ 溶液、1mL 1% H$_2$O$_2$ 溶液（新鲜配制），每种物质加入后都要摇匀，用双蒸水稀释至刻度，使总体积为 10mL，置于 37℃ 水浴中恒温反应 30min，用 1cm 比色皿在 584nm 处测定吸光度 $A_b$。同时测定不加 H$_2$O$_2$ 体系的吸光度 $A_0$。

在上述操作中加 H$_2$O$_2$ 之前加入一定量的抗氧化剂样品，测定其吸光度为 $A_s$，按照式（6-2）计算羟基自由基清除率：

$$S(\%) = \frac{A_s - A_b}{A_0 - A_b} \times 100\% \tag{6-2}$$

式中，$A_s$ 为加入抗氧化剂样品的吸光度；$A_0$ 为不加 H$_2$O$_2$ 体系的吸光度；$A_b$ 为加入 H$_2$O$_2$ 后体系的吸光度。

根据体系中抗氧化剂系列溶液的浓度和清除率，线性回归，求出它们之间的线性关系。当清除率为 50% 时，即可求得清除羟基自由基的 IC$_{50}$ 值。IC$_{50}$ 值越小，抗氧化剂的自由基清除能力越强。

# 6.2 结果与分析

## 6.2.1 姜黄素的稳定性研究

### 6.2.1.1 pH 值对姜黄素稳定性的影响

按 6.1.2.1（1）中所述方法研究了不同 pH 值条件下姜黄素的稳定性，以 lg$c$ 对时间 $t$ 作图，结果见表 6-1 和图 6-1。

表 6-1 pH 值对姜黄素稳定性的影响

| pH 值 | 动力学方程 | $R^2$ | $T_{1/2}$/h |
|---|---|---|---|
| 2.2 | lg$c$=−0.0007$t$+0.0942 | 0.9852 | 430.04 |
| 3.0 | lg$c$=−0.0028$t$+0.0603 | 0.9897 | 107.51 |
| 4.0 | lg$c$=−0.0028$t$+0.0731 | 0.9903 | 107.51 |
| 5.0 | lg$c$=−0.0063$t$+0.0184 | 0.9897 | 47.78 |
| 6.0 | lg$c$=−0.0067$t$+0.0129 | 0.992 | 44.93 |
| 8.0 | lg$c$=−0.0126$t$+0.1144 | 0.9958 | 23.89 |

当 pH=2.2 时，姜黄素溶液最稳定。当 pH 值增至 8.0 时，溶液颜色由黄色变为红色，色素降解速率明显加快。试验表明姜黄素溶液受 pH 值影响较大。

#### 6.2.1.2　温度对姜黄素稳定性的影响

按 6.1.2.1（2）中所述方法研究了不同温度条件下姜黄素的稳定性，以 $\lg c$ 对时间 $t$ 作图，结果见表 6-2 和图 6-2。

**表 6-2　温度对姜黄素稳定性的影响**

| 温度/℃ | 动力学方程 | $R^2$ | $T_{1/2}/h$ |
|---|---|---|---|
| 30 | $\lg c = -0.0002t + 0.3678$ | 0.9964 | 1505.15 |
| 40 | $\lg c = -0.0005t + 0.3668$ | 0.9880 | 602.06 |
| 50 | $\lg c = -0.0013t + 0.3673$ | 0.9955 | 231.56 |
| 60 | $\lg c = -0.0032t + 0.3758$ | 0.9816 | 94.07 |

从表 6-2 和图 6-2 可知，随着受热时间的延长，姜黄素溶液的稳定性降低，姜黄素的含量下降。温度越高，姜黄素受热分解得越快，姜黄素的含量下降得越快。低温对姜黄素溶液的稳定性有利。

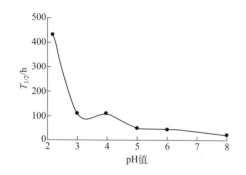

图 6-1　pH 值对姜黄素稳定性的影响

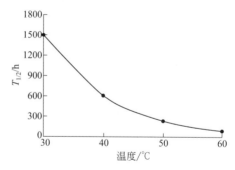

图 6-2　温度对姜黄素稳定性的影响

#### 6.2.1.3　光照对姜黄素稳定性的影响

按 6.1.2.1（3）中所述方法研究了光照对姜黄素稳定性的影响，结果见图 6-3。

由图 6-3 可知，姜黄素溶液在室内暗处避光时保存稳定性较好，室内自然光线对其的影响也很小。避光条件下放置 8h 后的姜黄素溶液的吸光度相对保存率为 99.89%，在室内自然光条件下放置 8h 后的姜黄素溶液的吸光度相对保存率为 99.06%。而当色素溶液处于强日光照射条件下时，姜黄素溶液极不稳定，随光照时间的延长吸光度急剧下降，姜黄素降解速率最快，放置 8h 后的姜黄素溶液的吸光度相对保存率仅为 15.91%。因此，姜黄素是一种光敏性很强的物质，应避光保存。

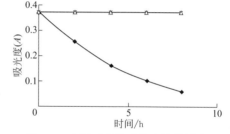

图 6-3　光照对姜黄素稳定性的影响
◆室外太阳光　×室内暗处　△室内自然光

#### 6.2.1.4 金属离子对姜黄素稳定性的影响

按 6.1.2.1（4）中所述方法研究了不同金属离子对姜黄素稳定性的影响，结果见图 6-4。

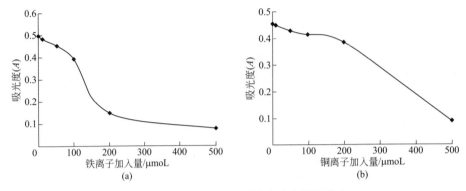

图 6-4 $Fe^{3+}$ 和 $Cu^{2+}$ 对姜黄素稳定性的影响

由图 6-4 可知，$Fe^{3+}$ 和 $Cu^{2+}$ 对姜黄素溶液的吸光度影响比较大。$Fe^{3+}$ 的加入量在 $100\mu mol$ 以上时，溶液中出现色素沉淀，上清液颜色明显变浅。$Fe^{3+}$ 浓度较高时不仅引起姜黄素沉淀，而且上清液中溶解的部分色素的吸收光谱呈直线状，无明显吸收峰。原因可能是 $Fe^{3+}$ 氧化破坏姜黄素分子中的双键，且与苯环上的酚羟基作用而使姜黄素变性，因此姜黄素应避免与铁器接触。当 $Cu^{2+}$ 的加入量为 $500\mu mol$ 时，溶液中出现色素沉淀，上清液颜色明显变浅。低浓度的 $Fe^{3+}$ 和 $Cu^{2+}$ 虽不使姜黄素沉淀，但可使色素溶液吸收光谱的吸收峰左移。

#### 6.2.1.5 食品添加剂对姜黄素稳定性的影响

按 6.1.2.1（5）中所述方法研究了不同食品添加剂对姜黄素稳定性的影响，结果见图 6-5。

由图 6-5 可知，姜黄素溶液中加入一定浓度的苯甲酸钠、氯化钠、维生素 C 后吸光度变化不大，说明这些介质的加入对姜黄素的稳定性无明显影响。

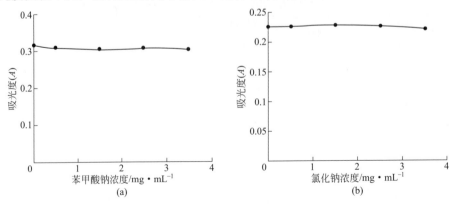

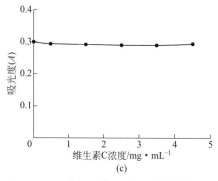

图 6-5 苯甲酸钠、氯化钠、维生素 C 对姜黄素稳定性的影响

#### 6.2.1.6 氧化还原剂对姜黄素稳定性的影响

按 6.1.2.1（6）中所述方法研究了不同氧化还原剂及不同浓度的还原剂对姜黄素稳定性的影响，结果见图 6-6 和图 6-7。

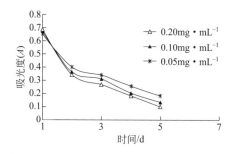

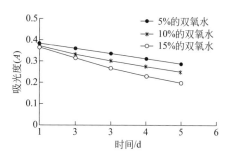

图 6-6 还原剂 $Na_2SO_3$ 对姜黄素稳定性的影响　图 6-7 氧化剂 $H_2O_2$ 对姜黄素稳定性的影响

由图 6-6 和图 6-7 可知，氧化剂 $H_2O_2$ 和还原剂 $Na_2SO_3$ 对姜黄素溶液稳定性的影响都比较大，溶液的吸光度在 5d 内下降的幅度都比较大。氧化剂 $H_2O_2$ 对姜黄素溶液稳定性的影响相对较小。

### 6.2.2 姜黄素的抗氧化活性研究

#### 6.2.2.1 姜黄素对 DPPH• 的清除作用

（1）DPPH 溶液的光谱扫描图　将 DPPH 乙醇溶液在 400～680nm 波长范围内进行扫描测定，结果见图 6-8。

由图 6-8 可知，DPPH• 在 517nm 处有强吸收峰。DPPH• 是一种很稳定的自由基，其乙醇溶液呈紫色，在可见光区最大吸收峰为 $\lambda_{max}=517nm$。当 DPPH 溶液中加入自由基清除剂时，溶液颜色变浅，517nm 处的吸光度变小，而吸光度变小的程度与自由基被清除的程度呈线性关系。因此，吸光度的变化可用来检测自由基的清除情况，从而评价某物质的抗氧化能力。

（2）几种抗氧化剂的 DPPH• 清除率曲线　以清除率对抗氧化剂溶液的浓度作

图，得到维生素 C、TBHQ 和姜黄素三种不同抗氧化剂的清除率曲线，结果见图 6-9。

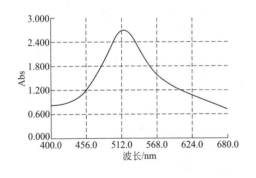

图 6-8　DPPH· 的吸收光谱曲线　　　　图 6-9　抗氧化剂对 DPPH· 的清除率

由图 6-9 可知，维生素 C、TBHQ 和姜黄素对 DPPH· 均具有一定的清除作用，且清除率随着各种抗氧化剂浓度的增大而增大。在一定范围内，DPPH· 的清除率（$y$）与各种抗氧化剂的浓度（$x$）呈近似线性关系，各回归方程如表 6-3 所示。

**表 6-3　抗氧化剂清除 DPPH· 的线性回归方程**

| 试样 | 回归方程 | 相关系数 $R^2$ | 浓度范围/μg·mL$^{-1}$ |
|---|---|---|---|
| 维生素 C | $y = 2.3758x - 0.2895$ | 0.9980 | 5~25 |
| TBHQ | $y = 2.6503x + 1.4353$ | 0.9952 | 5~25 |
| 姜黄素 | $y = 1.3565x + 1.5452$ | 0.9921 | 5~50 |

（3）抗氧化剂清除 DPPH· 的能力评价　为了评价抗氧化剂的抗氧化性能和自由基清除能力，根据清除率与抗氧化剂浓度之间的线性回归关系，计算出姜黄素、TBHQ 和维生素 C 的 IC$_{50}$ 值，结果见表 6-4。

**表 6-4　抗氧化剂的 IC$_{50}$ 值**

| 试样 | TBHQ | 维生素 C | 姜黄素 |
|---|---|---|---|
| IC$_{50}$/μg·mL$^{-1}$ | 18.32 | 21.17 | 35.72 |

由表 6-4 可知，当姜黄素、维生素 C、TBHQ 对 DPPH· 的清除率达到 50% 时，TBHQ 的浓度最小，说明 TBHQ 对 DPPH· 的清除能力最强，三种抗氧化剂清除 DPPH· 能力的大小顺序为：TBHQ>维生素 C>姜黄素。

#### 6.2.2.2　姜黄素对羟基自由基的清除作用

（1）几种抗氧化剂的羟基自由基清除率　以清除率对抗氧化剂溶液的浓度作图，得到 TBHQ、维生素 C 和姜黄素三种不同抗氧化剂的清除率曲线，结果见图 6-10。

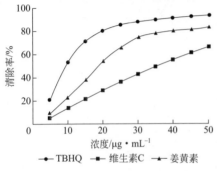

图 6-10　抗氧化剂对羟基自由基的清除率

由图 6-10 可知，维生素 C、TBHQ 和姜黄素对羟基自由基均具有一定的清除作用，且清除率随着各种抗氧化剂浓度的增大而增大。各回归方程如表 6-5 所示。

**表 6-5 抗氧化剂清除羟基自由基的线性回归方程**

| 试样 | 回归方程 | 相关系数 $R^2$ | 浓度范围/$\mu g \cdot mL^{-1}$ |
|---|---|---|---|
| 维生素 C | $y = 1.3642x + 0.1298$ | 0.9953 | 5～50 |
| TBHQ | $y = 43.847\ln(x) - 49.422$ | 0.9970 | 5～20 |
| 姜黄素 | $y = 2.9207x - 6.068$ | 0.9969 | 5～25 |

（2）抗氧化剂清除羟基自由基能力评价 为了评价抗氧化剂的抗氧化性能和自由基清除能力，根据清除率与抗氧化剂浓度之间的回归方程，计算出姜黄素、TBHQ 和维生素 C 清除羟基自由基的 $IC_{50}$ 值，结果见表 6-6。

**表 6-6 抗氧化剂清除羟基自由基的 $IC_{50}$ 值**

| 试样 | TBHQ | 维生素 C | 姜黄素 |
|---|---|---|---|
| $IC_{50}/\mu g \cdot mL^{-1}$ | 9.66 | 36.56 | 19.20 |

# 6.3 本章小结

本章对姜黄素的稳定性进行了系统研究，结果表明，当 pH<4.0 时，姜黄素溶液比较稳定。当 pH 值为 8 时，溶液颜色由黄色变为红色，色素降解速率明显加快。强光和高温可以造成姜黄素的降解。温度越高，姜黄素降解得越快。强光对姜黄素的稳定性有显著的影响，姜黄素应避光保存。苯甲酸钠、氯化钠、维生素 C 等食品添加剂对姜黄素的稳定性影响不大。$Fe^{3+}$、$Cu^{2+}$ 等金属离子易使姜黄素沉淀，影响程度与金属离子的浓度有关。在 $Fe^{3+}$ 的添加量达到 $100\mu mol$ 以上和 $Cu^{2+}$ 的添加量达到 $500\mu mol$ 时，不仅引起姜黄素沉淀，而且上清液中溶解的部分色素的吸收光谱呈直线状，无明显吸收峰。氧化剂 $H_2O_2$、还原剂 $Na_2SO_3$ 对姜黄素的稳定性都有显著影响，姜黄素的耐还原性和耐氧化性都比较差。

本章还研究了姜黄素的抗氧化活性，结果表明姜黄素具有较好的清除活性自由基的能力，是一种具有开发潜力的天然植物抗氧化剂。

**参 考 文 献**

[1] Masuda T. Chemical studies on antioxidant mechanism of curcuminoid：analysis of radical reaction products from curcumin[J]. Food Chemistry，1999，47：71-77.

[2] Wang Y J，Pan M S，Cheng A. Stability of curcumin in buffer solutions and characterization of its degradation products[J]. Journal of Pharmaceutical and medical analysis，1997，15(12)：1867-1876.

[3] 郝晓丽，许申鸿. 用两种方法评价四种食品抗氧化剂的抗氧化活性[J]. 食品科学，2003，24(2)：127-129.

[4] 陆冬英. 天然抗氧化剂的筛选及抗氧化检测方法的研究[D]. 上海：华东理工大学，2006：23-45.

# 第 **7** 章 姜黄素超微粉体的制备及其抗肿瘤活性研究

姜黄素[1,7-二(3-甲氧基-4-羟基苯基)-1,6-庚二烯-3,5-二酮]作为一种重要的天然的食品添加剂，具有抗肿瘤、抗炎、抗氧化等[1~4]多种生物活性，因而广泛用于食品、医药和化妆品等领域[5]。姜黄素是脂溶性成分，其水溶性差，导致生物利用度低，这些天然的缺陷很大程度上限制了姜黄素的应用。因此，提高姜黄素的水溶性、促进其在人体内的吸收利用，成为姜黄素开发与利用过程中亟须解决的重要课题。国内外学者研究并改进了多种姜黄素的新剂型，其中减小姜黄素颗粒的尺寸是实现上述目的的重要技术手段[6]。

本章利用高压均质技术和超临界 $CO_2$ 反溶剂技术制备了姜黄素超微粉体，并对姜黄素超微粉体的制备工艺进行优化，研究了姜黄素超微粉体的理化性质、化学结构与体外溶出度，并对所制备的姜黄素超微粉体的体外抗肿瘤活性进行评价。获得的姜黄素超微粉体在一定程度上提高了姜黄素的水溶性与生物利用度，为姜黄素等脂溶性天然活性成分的开发与应用提供了新的思路。

## 7.1 材料、仪器与方法

### 7.1.1 材料与仪器

姜黄素，河南中大生物工程有限公司，纯度＞95%；大豆卵磷脂，上海太伟药业；甘露醇，天津市化学试剂三厂；二氧化碳，纯度≥90%，湖南长沙气体公司；人结肠癌细胞（HCT116）细胞株、人体肝癌细胞（HepG2）细胞株，由中南林业科技大学稻谷及副产物深加工国家工程实验室提供；阳性对照药顺铂，天津一方科技有限公司；胎牛血清，四季青生物工程有限公司；0.25%胰蛋白酶，美国 Sigma 公司；青链霉素双抗，中诺药业有限公司；PBS 缓冲液和改良型 RPMI-1640 培养基，美国 HyClone 公司；MTT，美国 Sigma 公司；丙酮、乙醇等试剂均为分析纯。

KQ2200B 超声波清洗仪，昆山市超声仪器有限公司；Model Pyris 1 热重分析仪，美国 Perkin Elmer 公司；DIAX900 匀浆机，德国 IKA 公司；GYB40-10S 高压均质机，上海东华高压均质机厂；UV-2600 紫外-可见分光光度计，上海天美科学仪器有限公司；SIZE3000HS 激光粒度仪，英国 Malver 公司；JEM-1200EX 透射电子显微镜，日本电子公司；Nicolet Avatar330 傅里叶转换红外光谱仪，美国 Termo Electron 公司；XD-2 多晶粉末 X 射线衍射仪，北京普析通用仪器公司；LC-10ATVP-ODS 高效液相色谱仪，日本岛津株式会社；台式高速冷冻离心机，德国 HETTICH 公司；MCO-15AC 型 $CO_2$ 培养箱，日本三洋公司；MB-530 酶标仪，中国深圳汇松仪器有限公司；CKX41 型倒置相差显微镜，日本 Olympus 公司；超净工作台，苏州净化设备有限公司等。

## 7.1.2　方法

### 7.1.2.1　姜黄素纳米混悬剂的制备

参考文献［7］利用高压均质技术制备姜黄素纳米混悬剂。称取适量的磷脂分散于水中，将姜黄素分散于上述所得的水溶液中，超声 10min，形成初混悬液；将初混悬液高速剪切 3min，形成初乳，利用高压均质技术将初乳制备成姜黄素纳米混悬剂。

（1）稳定剂　磷脂是含有磷脂根的类脂化合物，是生命基础物质，细胞膜由 40％的蛋白质和 50％的脂质（磷脂为主）构成，同时磷脂是一种性能优良且天然的两性离子型表面活性剂。药剂学方面常用的是大豆卵磷脂和蛋黄卵磷脂，其具有无免疫原性、无毒性、生物相容性好及可供静脉注射给药等特点，现已广泛用于脂肪乳剂、脂质体及纳米脂质载体等的制备。因此，本部分选用大豆卵磷脂材料作为稳定剂，采用高压均质法制备姜黄素纳米混悬剂。

（2）稳定剂浓度的选择　称取 10mg、15mg、20mg、25mg、30mg 大豆卵磷脂置于 250mL 蒸馏水中，将 200mg 姜黄素分散于上述溶液中，超声 10min，使姜黄素分散于水中形成初混悬剂。随后在 $10000r \cdot min^{-1}$ 条件下高速剪切 3min，制得初乳。将初乳注入高压均质机中，利用高压均质将姜黄素制备成姜黄素纳米混悬剂。在透射电子显微镜下观察纳米混悬剂的形态，确定最佳稳定剂浓度。

### 7.1.2.2　高压均质法制备姜黄素纳米混悬剂

（1）高压均质法对姜黄素含量稳定性的影响　精确称取姜黄素 200mg 和大豆卵磷脂 10mg，分散于 250mL 的蒸馏水中，而后在 $10000r \cdot min^{-1}$ 条件下高速剪切 3min，制得初乳，将制得的初乳分别在 200bar（$1bar = 10^5 Pa$）、400bar、600bar、800bar 压力下均质 5 次，1000bar 压力下均质 20 次，制得姜黄素纳米混悬剂。采用此工艺制备三批次样品。取所制备的姜黄素纳米混悬剂适量，参照第 3 章中的姜黄素测定方法进行测定，计算姜黄素回收率。

（2）均质压力对姜黄素纳米混悬剂粒径和一致性的影响　称取姜黄素 200mg 和大豆卵磷脂 10mg，分散于 250mL 的蒸馏水中，超声 10min，在 $10000r \cdot min^{-1}$ 条件下高速剪切 3min，形成初乳，将初乳在高压均质机中均质 20 次，设定均质压力为200bar、400bar、600bar、800bar、1000bar、1200bar，相同条件下进行三个批次试验，测定所得姜黄素纳米混悬剂的粒径和一致性，考察均质压力对纳米混悬剂的粒径及一致性的影响。

（3）均质循环次数对姜黄素纳米混悬剂粒径和一致性的影响 称取姜黄素200mg和大豆卵磷脂10mg，分散于250mL的蒸馏水中，超声10min，在10000r·$min^{-1}$条件下高速剪切3min，形成初乳，设定均质压力为1000bar，均质循环次数分别为10、15、20、25、30。相同条件下进行三个批次试验，测定所得姜黄素纳米混悬剂的粒径和一致性，考察均质循环次数对粒径及一致性的影响。

（4）姜黄素纳米混悬剂外观形态观察 采用透射电镜观察姜黄素纳米混悬剂物理形态。操作方法：取适当稀释的姜黄素纳米混悬剂适量，滴加于覆盖碳膜的铜网上，静置5min后用滤纸吸干多余的混悬剂，再以0.5%磷钨酸负染，于30℃的温度下干燥30min，在透射电镜下观察粒子的大小和形态。

### 7.1.2.3 姜黄素超微冻干粉体的制备

冷冻干燥技术对热敏性物料亦能脱水比较彻底，且经干燥的药品十分稳定，便于长时间储存。由于物料干燥是在冻结状态下完成，与其他干燥方法相比，物料的物理结构和分子结构变化极小，其组织结构和外观形态被较好地保存。在真空冷冻干燥过程中，物料不存在表面硬化问题，且其内部形成多孔的海绵状，因而具有优异的复水性，可在短时间内恢复干燥前的状态。由于干燥过程是在很低的温度下进行，而且基本隔绝了空气，因此有效地抑制了热敏性物质发生生物、化学或物理变化，并较好地保存了原料中的活性物质，以及保持了原料的色泽。冷冻干燥过程一般分三步进行，即预冻结、升华干燥（或称第一阶段干燥）及解析干燥（或称第二阶段干燥）。

（1）冻干保护剂的筛选 姜黄素超微粉体冻干品以致密饱满、表面光洁、无瓶裂现象、冻干前后粒径变化不大、无塌陷的饼状外形为佳，在加原体积的注射用水后，轻微振摇能使其迅速恢复至原状态。冻干品质地具有一定韧性，轻触捻磨即能变成粉状。

（2）冻干保护剂种类的选择 甘露醇化学名为己六醇[$C_6H_8(OH)_6$]，它是山梨糖醇的异构化体。由于甘露醇能够被人体所吸收，发生代谢，有比较强的自由基清除能力，还能渗透性脱水，因此甘露醇被广泛用于医药临床。甘露醇注射液作为高渗透降压药，是临床抢救特别是脑部疾患抢救常用的一种药物，具有降低颅内压药物所要求的降压快、疗效准确的特点。作为片剂用赋形剂，甘露醇无吸湿性、干燥快、化学稳定性好，而且具有爽口、造粒性好等特点，用于抗癌药、抗菌药、抗组织胺药以及维生素等大部分片剂[8]。

甘露醇常被用作冻干粉针剂的低温保护剂和赋形剂。这是因为甘露醇属于多元醇，具有低温保护的特性；成型特性较好，有利于形成外观完好并且稳定的冻干药品；共晶物熔化温度高，有利于提高冻干效率[9]。因此，本试验选用甘露醇作为姜黄素纳米混悬剂的冻干保护剂。

（3）冻干保护剂用量的选择　精密量取新制备的姜黄素纳米混悬剂 5 份，每份 5mL，分别加入 1%、2%、3%、4%、5%（质量分数）的甘露醇作为冻干保护剂，轻轻振荡混悬剂，待其完全溶解混合均匀后放入超低温冰箱中预冻 12h，取出，迅速放入冷冻干燥机中冷冻干燥 48h。对冻干粉的外观、复溶能力及冻干前后粒径的变化进行考察，确定冻干保护剂的最佳用量。

（4）冻干保护剂的加入方式　冻干保护剂的加入方式分为内加法和外加法[10,11]。内加法指的是在纳米混悬剂制备过程中将保护剂加至混悬剂中，外加法则是将保护剂加至已制备好的纳米混悬剂中。

（5）预冻温度的考察　冷冻干燥的第一步是对样品进行预冻处理，控制好预冻温度可以防止药物的起泡、皱缩等不可逆的变化。预冻温度应低于药液的最低共熔点，否则样品冻结不实，在减压升华时会膨胀起泡或药液喷瓶[12]。在冻干过程中，控制温度低于样品的玻璃化转变温度，可得到结构疏松、表面美观、复溶后粒径变化小的冻干粉体。预冻试验分别考察 $-20℃$、$-30℃$、$-40℃$、$-50℃$、$-60℃$、$-70℃$ 预冻 12h 后再进行冷冻干燥的效果。

（6）预冻时间的考察　预冻过程的关键是需保证体系中的游离水能够完全冻结，预冻时间对脂质体稳定性的影响与预冻温度有关。预冻时间短，体系中的游离水未能完全冻结，易造成样品萎缩或塌陷。预冻过程要确保样品被完全冻实，防止在干燥过程中造成喷瓶现象。因此考察 $-20℃$ 下，不同预冻时间对姜黄素纳米混悬剂的保护作用。

### 7.1.2.4　超临界 $CO_2$ 反溶剂法制备姜黄素超微粉体

（1）试验装置流程　见图 7-1。

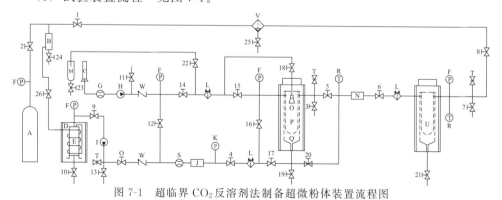

图 7-1　超临界 $CO_2$ 反溶剂法制备超微粉体装置流程图

A—$CO_2$ 钢瓶；F—压力表；K—电接点压力表；P—全膜结晶器；U—分离釜；B—净化器；G—携带剂流量计；L—热交换器；Q—萃取（结晶）釜；V—气液分离器；C—携带剂量筒；H—携带剂泵；M—反料筒；R—温度计；W—单向阀；D—制冷系统；I—高压 $CO_2$ 泵；N—过滤器；S—$CO_2$ 流量计；E—$CO_2$ 储罐；J—混合器；O—喷嘴；T—安全阀；1～5，7～26—截止阀；6—调节阀

(2) 超临界二氧化碳反溶剂法制备微粉的过程　超临界二氧化碳反溶剂法 (SAS) 是目标溶质溶于某一有机溶剂中形成溶液，选择 SCF（$CO_2$）作为反溶剂的粉体制备技术。这种反溶剂通常不能溶解溶质或者是溶质在其中的溶解度较小，但是却能与溶剂互溶，当这种反溶剂与溶液接触时，反溶剂迅速地扩散到该溶液中，使其体积迅速地膨胀，改变溶剂与溶质之间的作用力，从而使溶质在溶剂中的溶解度大幅度下降，并且在极短时间内形成非常大的过饱和度，促使溶质以纳米或者微米颗粒析出。该过程所形成的超微颗粒纯度高、粒径分布均匀[13,14]。这种方法已经成功地应用于纳米晶体药物和其他生物活性物质上，并且在许多领域中证明是非常有效的[15,16]。

使用图 7-1 所示的装置制备姜黄素超微粉体的过程如下：经冷却装置冷却的二氧化碳通过高压泵压缩，由背压阀调控压力；然后二氧化碳通过热交换器预热进入置于沉淀室内的不锈钢结晶釜（釜壁孔径 200nm）中。同时，姜黄素溶液由打料泵经过喷嘴连续泵入结晶釜中，位于沉淀室中的结晶釜用来收集姜黄素粉末并且排放出有机溶剂和二氧化碳的混合气体。此混合气体进入气液分离釜中分出气态二氧化碳和液态有机溶剂；当注入一定量的姜黄素溶液后高压泵停止工作，保持此压力连续不断地泵入超临界二氧化碳 30min，以除去沉淀颗粒中的残留溶剂；最后从结晶釜中取出姜黄素超微粉体。

(3) 超临界 $CO_2$ 反溶剂法制备姜黄素超微粉体的工艺　依据相关文献考察结果[17~19]，本试验确定的考察因素为：结晶温度、结晶压力、溶液浓度、溶液流速（打料流速）。同时，前期的预试验考察了结晶釜喷嘴的口径和有机溶剂对颗粒粒径的影响，结果发现：喷嘴口径为 $150\mu m$ 所制备的微粉颗粒优于其他口径所制备的微粉颗粒。因此，正交试验选用喷嘴口径为 $150\mu m$，确定丙酮为有机溶剂。

结晶压力：本试验装置设计的工作压力上限为 60MPa，出于安全考虑，最高的工作压力设定为 30MPa。考虑到 $CO_2$ 达到超临界的临界压力以及大量预试验得到的试验经验，最低压力设为 15MPa，因此试验结晶压力确定为 15MPa、20MPa、25MPa、30MPa 四个水平。

结晶温度：二氧化碳达到超临界状态的临界温度为 $31.04\degree C$[20]，前期预试验的数据以及以上因素确定结晶釜的最低温度为 $35\degree C$，最高温度为 $53\degree C$。因此确定结晶温度为 $35\degree C$、$43\degree C$、$48\degree C$、$53\degree C$ 四个水平。

姜黄素溶液流速：姜黄素溶液的最低打料流速设为 $3mL\cdot min^{-1}$，最高流速设为 $12mL\cdot min^{-1}$，溶液流速设定为 $3.0mL\cdot min^{-1}$、$6.0mL\cdot min^{-1}$、$9.0mL\cdot min^{-1}$、$12.0mL\cdot min^{-1}$ 四个水平。

姜黄素溶液浓度：考虑到姜黄素在丙酮中的溶解度，确定姜黄素溶液的最小浓度为 $12.5mg\cdot mL^{-1}$，最大浓度为 $50mg\cdot mL^{-1}$，姜黄素丙酮溶液的浓度确定为 $12.5mg\cdot mL^{-1}$、$25.0mg\cdot mL^{-1}$、$37.5mg\cdot mL^{-1}$、$50.0mg\cdot mL^{-1}$ 四个水平。

考察指标的确定：采用超临界反溶剂法制备姜黄素超微粉体，主要考察微粉化颗粒尺寸的大小。本试验的目的是考察不同水平因素对姜黄素颗粒粒径的影响，以探索超临界二氧化碳反溶剂法制备姜黄素超微粉体的最佳试验工艺。

正交试验设计：根据以上试验水平因素，设计了四因素四水平的正交试验，试验因素水平表见表 7-1。

**表 7-1 试验因素水平表**

| 水平 | 因素 | | | |
| --- | --- | --- | --- | --- |
| | 浓度/mg•mL$^{-1}$ | 流速/mg•min$^{-1}$ | 结晶压力/MPa | 结晶温度/℃ |
| 1 | 12.5 | 3.0 | 15 | 35 |
| 2 | 25.0 | 6.0 | 20 | 43 |
| 3 | 37.5 | 9.0 | 25 | 48 |
| 4 | 50.0 | 12.0 | 30 | 53 |

### 7.1.2.5 姜黄素超微粉体理化性质研究

（1）紫外光谱分析 利用紫外光谱可以推导有机化合物的分子骨架中是否含有共轭结构体系，而姜黄素为芳香族化合物且分子具有共轭体系，在近紫外区有吸收，因此可以利用紫外光谱对姜黄素的结构进行鉴定。本试验采用 UV 法分析高压均质处理前后的姜黄素超微粉体在化学结构上有无变化。

分别取一定量的姜黄素原粉、姜黄素超微粉体，用乙醇溶解，定容，适当稀释后，在波长 350～500nm 范围内进行扫描。

（2）红外光谱分析 傅里叶红外光谱技术（FT-IR）用于有机化合物的定性和定量分析，是鉴别物质和分析物质化学组成的有效方法。本试验采用 FT-IR 对高压均质处理前后的姜黄素超微粉体在化学结构上有无变化、有无新化学键的出现进行分析。

分别取适量姜黄素原粉、姜黄素超微粉体，KBr 压片后进行红外光谱测定，扫描次数为 24 次，扫描范围 400～4000cm$^{-1}$。

（3）X 射线分析 X 射线衍射分析方法（XRD）是研究晶体物质和某些非晶态物质微观结构的有效方法。本试验采用 X 射线对高压均质处理前后的姜黄素晶型有无变化进行分析。

取适量姜黄素原粉、姜黄素超微粉体进行 X 射线衍射，衍射角扫描范围 5°～60°，管电压 36kV，管电流 20mA，扫描速率 4°/min，采样间隔 0.01°。

（4）高效液相色谱分析 取适量姜黄素原粉、姜黄素超微粉体，用乙醇溶解，各取 10μL 注入高效液相色谱仪中，色谱条件为 HyperCLone C$_{18}$ 色谱柱（250mm×4.6mm，5μm），流动相为乙腈-4%冰醋酸（45∶55），体积流量 1.0mL•min$^{-1}$，检测波长 430nm，柱温 30℃，在此条件下考察两者的保留时间是否一致。

（5）溶出度测定 按照《中国药典》2005 版二部附录ⅩC 中溶出度的测定方法"第二法（浆法）"测定姜黄素原粉与姜黄素超微粉体的溶出度。采用 pH6.8 的磷酸盐缓冲液介质 900mL 作为溶出介质，转速 50r•min$^{-1}$，温度（37±0.5）℃。

精确称取 10.0mg 的姜黄素原粉与姜黄素超微粉体分别均匀撒布在介质表面,从药物开始接触液面的瞬间计时,分别于 0min、10.0min、20.0min、30.0min、40.0min、60.0min、80.0min、120.0min 取样 1mL,离心,采用液相色谱法对姜黄素含量进行测定,并同时补加相同体积、温度的新鲜溶出介质于杯中。

(6) 粒度测试  姜黄素超微粉体颗粒的粒径是姜黄素制剂的一个重要指标。本试验所制备的姜黄素超微粉体颗粒粒径采用激光粒度仪进行测试。其测试原理是通过测量样品散射光强度起伏的变化来得出样品颗粒大小的信息。测试样品粒子不停地做布朗运动,而这种运动使散射光产生多普勒频移从而测得溶液中分子的扩散系数 $D$,其中 $D = KT/(6\pi\eta r)$,可求出颗粒的流体动力体积直径 $d$。

测试前,将一定量姜黄素微粉分散在水中,形成一定浓度的悬浮液,并将悬浮液放在超声波清洗器中超声 5min,防止颗粒团聚。测试温度为 25℃,遮光强度为 3.0%,测试角为 90°。

(7) 差示扫描量热分析  差示扫描量热 (DSC) 技术是一种热分析方法,其原理是在程序控制温度条件下,测量输给物质和参比物的功率差 (如以热的形式) 与温度的关系。差示扫描量热仪记录的曲线称为 DSC 曲线,它以样品吸热或放热的速率,即热流率 $dH/dt$(单位 mJ•s$^{-1}$)为纵坐标,以温度或时间为横坐标,可以测定多种热力学参数和动力学参数,例如比热容、反应热、转变热、高聚物结晶度和样品纯度等。该法使用温度范围宽、分辨率高、试样用量少,适用于无机化合物、有机化合物及药物分析。

DSC 分析测试时,称取 5mg 的样品放入一个小的金属铝坩埚中,然后压实。试验在氮气保护氛围中进行,氮气流速为 20mL•min$^{-1}$,从 20℃ 升温至 300℃,升温速率为 10℃•min$^{-1}$。

(8) 水溶性测试  本试验采用紫外分光光度法测定姜黄素超微粉体颗粒的粒径与其溶解度的关系。将姜黄素超微粉体置于小烧杯中,加入适量的水溶解,配制成饱和水溶液。取饱和水溶液适量置于高速离心机中,以 10000r•min$^{-1}$ 的转速离心 5min,定量取上清液备用。调节紫外分光光度计吸收波长至 426nm,参比溶液为去离子水,标准溶液为样品姜黄素饱和水溶液,将标准溶液倒入比色皿,溶液量约为比色皿高度的 3/4,用擦镜纸按一定的方向将透光面擦拭干净,将比色皿放入样品架。合上样品室盖,调整样品架拉杆使其进入光路,读取吸光度测量数据。

### 7.1.2.6  姜黄素超微粉体抗肿瘤活性研究

(1) 姜黄素、姜黄素超微粉体溶液的配制  分别称取高压均质法制备的姜黄素超微粉体 (A)、超临界二氧化碳反溶剂法制备的姜黄素超微粉体 (B)、姜黄素原粉 10mg 于 1.5mL EP 管中,加入 1mL 灭菌水制成 10mg•mL$^{-1}$ 的母液,振荡使药物完全溶解。放入灭菌离心机中,在 13000r•min$^{-1}$ 下灭菌 20min,放入超净工作台将上清液吸出置于新的 EP 管中,放入 4℃ 冰箱中,备用。

（2）DMEM 和 RPMI-1640 培养基的配制 加入青链霉素液，使青链霉素的浓度最终为 100unit·mL$^{-1}$，加入胎牛血清，放入 4℃的冰箱中待用。

（3）PBS 缓冲液的配制 称取 NaCl 8.0g、KCl 0.2g、Na$_2$HPO$_4$·H$_2$O 1.56g、KH$_2$PO$_4$ 0.2g 倒入盛有双蒸水的烧杯中，用玻璃棒搅拌均匀。

（4）HepG2 细胞的体外培养

① HepG2 细胞的复苏：从液氮冰箱中取出储存细胞，迅速放入 37℃水浴中快速解冻，并要不断地摇动，使管中的固体迅速融化。约 1～2min 后冻存管内固体完全溶解，用酒精擦拭冻存管的外壁，再拿入超净台内。将细胞转入离心管中，放入离心机中以 3000r·min$^{-1}$ 的转速，离心 3min。向离心管内加入 10mL 培养液，吹打制成细胞悬液。将细胞导入培养瓶中，加入培养基，放入 37℃ CO$_2$ 培养箱中培养 2～4h 后换液继续培养，换液的时间视细胞情况而定。

② HepG2 细胞的传代培养：细胞贴壁装满 80%后进行传代培养，将旧培养液倒出，用 PBS 缓冲液清洗 2～3 次，加入适量胰蛋白酶，放入 CO$_2$ 培养箱中，消化 5min 左右，胞质回缩，细胞之间不再连接成片，弃去胰蛋白酶液，加入 DMEM 培养基。用滴管将已经消化细胞吹打成细胞悬浮液。准备 1～2 个新培养瓶，将细胞悬液吸出分装至新的培养瓶中，在培养瓶上做好标记，放入 CO$_2$ 培养基中继续培养，选取对数生长期细胞用于试验。

③ HepG2 细胞的冻存：将要冻存的细胞消化后，选取对数生长期细胞进行冻存处理。先将冻存管放入 4℃冰箱中约 40min，接着置于−20℃冰箱中约 30～60min，最后置于液氮罐中长期保存。

（5）HCT116 细胞的体外培养

① HCT116 细胞的复苏：从液氮罐或−80℃环境中取出储存细胞的冻存管，迅速放入 36～37℃水浴中快速解冻，并要不断地摇动，使管中的固体迅速融化。约 1～2min 后冻存管内固体完全溶解，用 70%酒精擦拭消毒后，在净化台上打开盖，用吸管吸出细胞悬液，装入离心管中，再补加 10mL 培养液，吹打使细胞悬浮。将细胞转入离心管中，放入离心机中低速（1000r·min$^{-1}$）离心 5min。加入培养液适当稀释后，再移装入培养瓶中，标记细胞名称、传代时间、代数。置于 37℃、5% CO$_2$ 培养箱中培养，次日更换一次培养液后再继续培养。

② HCT116 细胞的传代培养：细胞贴壁装满 80%后进行传代培养，将旧培养液倒出，用 PBS 缓冲液清洗 2～3 次，根据细胞特性选择适宜浓度胰蛋白酶（采用 0.25%的胰蛋白酶），加入 8 滴，轻摇铺匀，放入培养箱计时，消化 3min，胞质回缩，细胞之间不再连接成片，弃去胰蛋白酶液，立即加入 RPMI-1640 培养基。用吸管上下吸放数次以打散细胞团块，混合均匀后，准备 1～2 个新培养瓶，将细胞悬液依稀释比例转移至新的培养瓶中，用滴管将已经消化细胞吹打成细胞悬浮液，在培养瓶上做好标记，放入培养箱中继续培养，选取对数生长期细胞用于试验。

③ HCT116 细胞的冻存：选用生长情况好、数量较多的原代细胞，冻存前一

天换液一次，贴壁细胞需用适宜浓度胰蛋白酶常规消化将细胞消化下来，将细胞悬液收集至离心管中。用 15mL 的 EP 管在 $1000r\cdot min^{-1}$ 的转速下离心 5min，弃上清液。沉淀加通用冻存液吹打为细胞悬液，计数，使细胞数调整至每毫升 $1\times10^{6}$ 个，将悬液分至冻存管中，每管 1mL，密封冻存管，封口一定要严，否则复苏时易出现爆裂。用记号笔标明细胞种类、冻存日期。按下列顺序降温：室温，4℃ 中存放 20min，冰箱 -20℃ 中存放 30min，超低温冰箱 -80℃ 储存 12h，放于液氮中。

（6）姜黄素超微粉体对 HepG2 细胞、HCT116 细胞的生长抑制作用  用胰蛋白酶消化细胞，用 RPMI-1640 培养基吹打均匀，进行细胞计数，制成每毫升 $4\times10^{4}\sim5\times10^{4}$ 的单细胞悬液，以每孔 100μL 接种在 96 孔板内，在 37℃、5% $CO_2$ 条件下培养 4h，待贴壁后，分别加入浓度为 $3.125\mu g\cdot mL^{-1}$、$6.25\mu g\cdot mL^{-1}$、$12.5\mu g\cdot mL^{-1}$、$25.0\mu g\cdot mL^{-1}$ 和 $50.0\mu g\cdot mL^{-1}$ 的姜黄素超微粉体（A）、姜黄素超微粉体（B）、姜黄素原粉的样品溶液。其中加入姜黄素超微粉体（A）、姜黄素超微粉体（B）、姜黄素原粉的为试验组，不加姜黄素的为对照组，每组重复 3 孔，放入培养箱中培养 24h，每孔加入 20μL MTS，再培养 4h，用酶标仪将波长设置为 492nm，测其吸光度（OD），记录数据，按式（7-1）计算姜黄素超微粉体及姜黄素原粉对 HepG2 细胞、HCT116 细胞的抑制作用。

$$抑制率(\%)=\frac{1-给药组\,OD\,值}{空白组\,OD\,值}\times100\% \tag{7-1}$$

# 7.2  结果与分析

## 7.2.1  高压均质法制备姜黄素超微粉体的工艺研究

### 7.2.1.1  稳定剂浓度的选择

按 7.1.2.1（2）中所述方法，考察稳定剂浓度对姜黄素纳米混悬剂粒径和一致性的影响，结果见图 7-2。

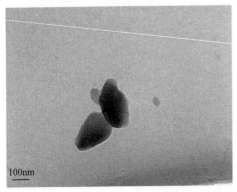 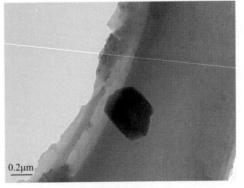

图 7-2  姜黄素纳米混悬剂 TEM 图（10.0%大豆卵磷脂）

由图 7-2 可知，在透射电镜观察下，加有 10.0%（质量分数）大豆卵磷脂的姜黄素纳米混悬剂中粒子形态好，粒径较小，分散最均匀。而在加有 5.0%、7.5% 的姜黄素纳米混悬剂中，透射电镜下有粒子囤聚在一起，分散性一般。而在 12.5%、15.0% 的混悬剂体系中，混悬剂表面有一层厚厚的膜，可能是大豆卵磷脂浓度过大在体系中没有完全分散开。因此，选择加入 10.0%（质量分数）的大豆卵磷脂作为纳米混悬剂的稳定剂。

### 7.2.1.2 姜黄素纳米混悬剂制备方法的工艺

（1）高压均质过程对姜黄素含量稳定性的影响　分别取 3 份新制备的姜黄素纳米混悬剂，用乙醇破乳溶解，过滤，各取 $10\mu L$ 注入高效液相色谱仪中，测定姜黄素含量，计算回收率，结果见表 7-2。

表 7-2　高压均质过程后的回收率测定结果（$n=3$）

| 加入量/mg·mL$^{-1}$ | 检测量/mg·mL$^{-1}$ | 回收率/% | 检测量平均值±标准差 | RSD/% |
|---|---|---|---|---|
| 0.80 | 0.756 | 94.5 | 0.76±0.005 | 6.5 |
| | 0.75 | 93.75 | | |
| | 0.761 | 95.15 | | |

由表 7-2 可知，高压均质过程对姜黄素含量的影响较小，实际测得量小于进药量是因为在均质的过程中姜黄素有极少部分残留在高压均质机管道中。因此，可以使用高压均质技术来制备姜黄素纳米混悬剂。

（2）均质压力对姜黄素纳米混悬剂粒径和一致性的影响　以粒径和一致性为主要考察指标，在均质循环次数为 20 次的条件下，均质压力对姜黄素纳米混悬剂粒径的影响见图 7-3。

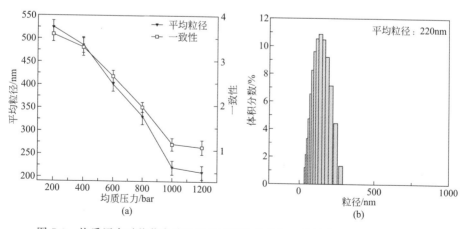

图 7-3　均质压力对姜黄素纳米混悬剂平均粒径与一致性的影响及其粒度分析

由图 7-3 可知，随着均质压力的增加，姜黄素纳米混悬剂的平均粒径逐渐减小，同时混悬剂中纳米粒子的一致性也逐渐降低。这是因为高压均质的过程是让具有一定压力的液体物料通过液压装置，产生强烈的空穴作用而使液体物料中的微粒分散、变小，作用于体系的压力越大，致使缝隙越小，空穴作用越强烈，获得的粒径越小[21]。当均质压力达到 1000bar，姜黄素纳米粒子的平均粒径已经下降到（220.0±13.34）nm，已能满足对粒径的要求，同时考虑到减小仪器损耗，故采用 1000bar 的均质压力。

（3）均质循环次数对姜黄素纳米混悬剂粒径和一致性的影响　以粒径和一致性为主要考察指标，在均质压力为 1000bar 的条件下，姜黄素纳米混悬剂制备工艺的优化结果见图 7-4。

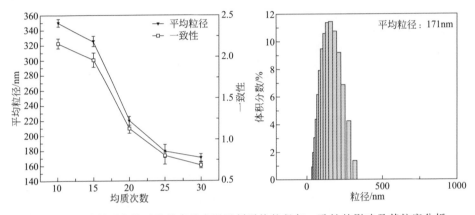

图 7-4　均质循环次数对姜黄素纳米混悬剂平均粒径与一致性的影响及其粒度分析

由图 7-4 可知，在均质压力一定的条件下，循环次数增加，纳米粒子的粒径、一致性随之减小，粒径更均一。当循环次数达到 25 次，姜黄素纳米粒子的平均粒径为（171.0±8.56）nm，一致性为 0.6940±0.05，在循环次数从 25 增加到 30 的过程中，平均粒径与一致性虽有减小，但趋势不再明显，同时从节约能源的角度出发综合考虑，故选取循环次数为 25 次。

（4）外观形态　由图 7-5 可知，姜黄素纳米混悬剂中纳米粒子在透射电子显微镜下呈不规则的球状晶体，姜黄素纳米混悬剂中粒子的粒径为 300nm 左右。

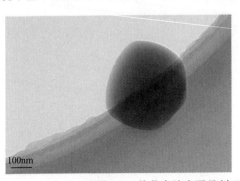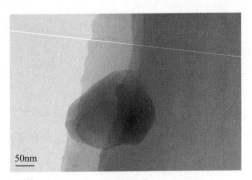

图 7-5　姜黄素纳米混悬剂 TEM 图（×90000、×100000）

（5）姜黄素超微粉体的冻干工艺

① 冻干保护剂用量的选择　不同浓度的冻干保护剂对纳米混悬剂在冷冻干燥过程中的保护能力有所差异，我们分别考察加入1%、2%、3%、4%、5%（质量分数）的甘露醇对制备姜黄素超微粉体的影响，结果见表7-3。

表7-3　甘露醇含量的影响

| 甘露醇的质量分数 | 冻干后外观 | 粒径/nm | | 复溶能力 |
| --- | --- | --- | --- | --- |
| | | 冻干前 | 冻干后 | |
| 1% | 蜂巢状，有喷瓶现象、瓶裂现象 | 223 | 650 | － |
| 2% | 蜂巢状，有瓶裂现象，有萎缩 | 210 | 555 | － |
| 3% | 表面光洁，无喷瓶现象、瓶裂现象 | 229 | 484 | ＋ |
| 4% | 致密饱满，表面光洁，稍有萎缩 | 230 | 378 | ＋＋ |
| 5% | 致密饱满，表面光洁，稍有萎缩 | 236 | 456 | ＋＋ |

注：＋＋表示轻微振荡即可复溶；＋表示用力振荡才能复溶；－表示用力振荡也能复溶，但速度比较缓慢。

由表7-3可知，不同量的甘露醇对姜黄素冻干超微粉体的保护作用各不相同，加入甘露醇量少的姜黄素纳米混悬剂冻干之后复溶能力差，外观也不理想。而加入甘露醇量多的混悬剂体系虽然冻干之后外观较理想，但粒子的粒径有所增大。综合分析，本试验部分选用加入4%（质量分数）的甘露醇作为姜黄素冻干超微粉体的冻干保护剂。

② 冻干保护剂的加入方式　内加入法和外加入法对姜黄素纳米混悬剂冻干过程的影响结果见表7-4。

表7-4　不同加入方式的影响

| 加入方式 | 冻干前粒径/nm | 冻干后粒径/nm | 冻干粉外观 | 复溶能力 |
| --- | --- | --- | --- | --- |
| 内加法 | 201 | 331 | ＋＋ | ＋＋ |
| 外加法 | 210 | 379 | ＋ | ＋ |

注：表中外观指标　＋＋表示无塌陷且饱满；＋表示轻微塌陷；表中复溶能力指标　＋＋表示轻微振摇即可复溶；＋表示用力振摇才能复溶。

由表7-4可知，外加法和内加法对冻干前粒径的影响差别较小，但是，内加法得到的姜黄素超微粉体外观致密饱满、无萎缩、复溶后粒径变化小于外加法。综合分析，选择内加法作为甘露醇的加入方式。

③ 预冻温度对冻干粉性能的影响　按7.1.2.3（5）中所述方法考察了预冻温度对冻干粉性能的影响，结果见表7-5。

表7-5　预冻温度的影响

| 预冻温度/℃ | 冻干前粒径/nm | 冻干后粒径/nm | 冻干粉外观 | 复溶能力 |
| --- | --- | --- | --- | --- |
| －20 | 213 | 327 | ＋＋ | ＋＋ |

续表

| 预冻温度/℃ | 冻干前粒径/nm | 冻干后粒径/nm | 冻干粉外观 | 复溶能力 |
|---|---|---|---|---|
| −30 | 213 | 346 | ++ | ++ |
| −40 | 213 | 348 | ++ | + |
| −50 | 213 | 351 | + | + |
| −60 | 213 | 367 | + | + |
| −70 | 213 | 379 | − | + |

注：表中外观指标　++表示无塌陷且饱满；+表示轻微塌陷；−表示塌陷不饱满；表中复溶能力指标 ++表示轻微振摇即可复溶；+表示用力振摇才能复溶。

由表 7-5 可知，在−20℃下的冻干样品，外观致密饱满，表面平整光洁，冻干样品的体积与原体积相同。随着预冻温度的降低，冻干超微粉体外观和复溶能力都有所下降。−70℃下的冻干样品有严重萎缩现象，且冻干前后样品的粒径相差较大。综合分析，选择−20℃作为制备姜黄素超微粉体的预冻温度。

④ 预冻时间对冻干粉性能的影响　按 7.1.2.3（6）中所述方法考察了预冻时间对冻干粉性能的影响，结果见表 7-6。

**表 7-6　预冻时间的影响**

| 预冻温度/℃ | 预冻时间/h | 冻干前粒径/nm | 冻干后粒径/nm | 冻干粉外观 | 复溶能力 |
|---|---|---|---|---|---|
| −20 | 6 | 202 | 397 | + | − |
| | 12 | 202 | 346 | + | + |
| | 24 | 202 | 315 | ++ | ++ |
| | 36 | 202 | 318 | ++ | ++ |

注：表中外观指标　++表示无塌陷且饱满；+表示轻微塌陷；表中复溶能力指标 ++表示轻微振摇即可复溶；+表示用力振摇才能复溶；−表示用力振荡只有一部分复溶。

由表 7-6 可知，在−20℃的条件下，不同预冻时间所得到的姜黄素超微粉体的外观、分散性均较好，冻干后的粒径均有所增大，而在−20℃的条件下，预冻时间为 24h 的粉体比预冻时间为 12h 的粉体的外观好，且复溶后得到的粒径较小。为保证体系中的游离水完全冻结，确定预冻温度为−20℃的条件下预冻时间为 24h。

（6）姜黄素超微粉体的理化性质

① 紫外光谱分析　分别将姜黄素原粉、姜黄素超微粉体在波长为 350～500nm 范围内进行紫外扫描，结果见图 7-6。

姜黄素为芳香族化合物且分子具有共轭效应，在近紫外区有吸收，因此可以根据紫外光谱图上最大吸收波长 $\lambda_{max}$ 对处理前后的姜黄素进行分析。由图 7-6

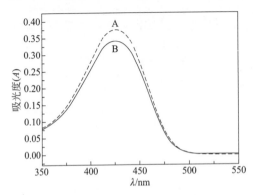

图 7-6　姜黄素原粉（A）、姜黄素超微粉体（B）的紫外吸收光谱

可知，姜黄素原粉、姜黄素超微粉体两者紫外最大吸收波长 $\lambda_{max}$ 都出现在 426nm 处[22]，表明姜黄素的化学结构在高压均质的过程中并没有改变，高压均质过程只是实现了颗粒的机械性减小和分散，这与高压均质的原理相吻合。

② 红外光谱分析　分别将姜黄素原粉、姜黄素超微粉体按 7.1.2.5（2）中所述方法进行红外光谱分析，结果见图 7-7。

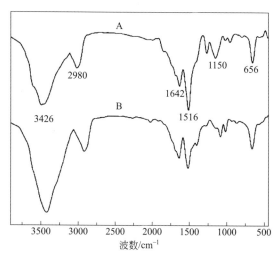

图 7-7　姜黄素原粉（A）和姜黄素超微粉体（B）的红外吸收光谱

由图 7-7 可知，图 7-7 中的 A、B 曲线分别是姜黄素原粉与姜黄素超微粉体的红外光谱图，$3426cm^{-1}$ 处的特征吸收峰是—OH 的伸缩振动，$2980cm^{-1}$ 处的特征吸收峰是 C—H 的伸缩振动，$1642cm^{-1}$、$1516cm^{-1}$ 处的特征吸收峰是姜黄素中苯环和碳碳双键的伸缩振动，$656cm^{-1}$ 处的特征吸收峰是苯环上取代基的伸缩振动。两者的红外图谱相比，均质后的姜黄素没有发现显著特征吸收峰峰位的改变，说明在高压均质过程中姜黄素的化学结构并没有发生改变。姜黄素超微粉体（B）红外光谱的—OH 特征吸收峰有偏移，可能是高压均质使姜黄素颗粒的粒径大幅度减小，导致分子之间形成了氢键，而分子间氢键的形成已经被证实能够显著改善难溶药物的溶解度和溶出度[23]。

③ X 射线衍射光谱分析　分别将姜黄素原粉、姜黄素超微粉体按 7.1.2.5（3）中所述方法进行 X 射线衍射光谱分析，结果见图 7-8。

从图 7-8 可知，姜黄素具有多个衍射峰，为结晶型药物，同时高压均质后的姜黄素也具有多个衍射峰，且未发现新的结晶衍射峰。因此，我们认为在高压均质的过程中姜黄素的存在状态并没有发生改变，均以结晶型的状态存在。除此之外，物质结晶程度的强弱可以从衍射峰振动强度的大小反映出来，从图 7-8 中两者的衍射图谱可以看出，姜黄素超微粉体衍射峰的强度明显比姜黄素原粉衍射峰的强度低，这是由于药物经过高压均质后，粒径减小，从而结晶度降低。研究者已证实，粒径

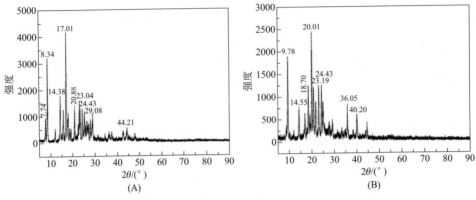

图 7-8　姜黄素原粉（A）和姜黄素超微粉体（B）的 X 射线衍射光谱

小、结晶度低的药物更容易溶出和吸收[24]。

④ HPLC 分析　分别将姜黄素原粉、姜黄素超微粉体按 7.1.2.5（4）中所述方法在波长为 430nm 处进行 HPLC 分析，结果见图 7-9。

由图 7-9 可知，姜黄素原粉与姜黄素超微粉体峰值保留时间一致。这说明高压均质过程没有破坏姜黄素的化学结构。同时，在高压均质过程以及冷冻干燥过程所加的表面活性剂、冻干保护剂并不影响姜黄素 HPLC 的分析。

⑤ 溶出度的测定　按 7.1.2.5（5）中所述方法对样品进行溶出度测试，结果见图 7-10。

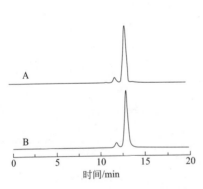

图 7-9　姜黄素原粉（A）和姜黄素超微粉体（B）的 HPLC 图谱

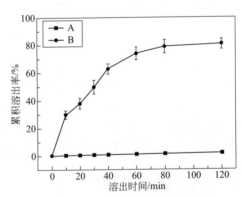

图 7-10　姜黄素原粉（A）和姜黄素超微粉体（B）的溶出度曲线

由图 7-10 可知，姜黄素原粉的溶出度极低，120min 时只释放了 3% 的药物，这与姜黄素本身溶解度极低有关。与姜黄素原粉相比，姜黄素超微粉体的溶出度明显得到改善，在 10min 时，其溶出度就接近 30%，120min 时，溶出度已达 80%，可见将姜黄素制备成姜黄素超微粉体后能显著地提高其溶出度，原因是姜黄素原粉经高压均质处理后，粒径减小，提高了其比表面积，从而有效提高了药物的体外溶出度。

## 7.2.2　超临界 $CO_2$ 反溶剂法制备姜黄素超微粉体的工艺研究

### 7.2.2.1　正交试验结果

SAS 制备姜黄素超微粉体的正交试验结果见表 7-7。

表 7-7　正交试验结果

| 试验编号 | 因素 | | | | 粒径/nm |
| --- | --- | --- | --- | --- | --- |
| | $A$(溶液浓度)/mg·mL$^{-1}$ | $B$(溶液流速)/mL·min$^{-1}$ | $C$(结晶压力)/MPa | $D$(结晶温度)/℃ | |
| 1 | 12.5(1) | 3(1) | 15(1) | 38(1) | 906.2 |
| 2 | 12.5(1) | 6(2) | 20(2) | 43(2) | 780.0 |
| 3 | 12.5(1) | 9(3) | 25(3) | 48(3) | 538.2 |
| 4 | 12.5(1) | 12(4) | 30(4) | 53(4) | 367.2 |
| 5 | 25.0(2) | 3(1) | 20(2) | 48(3) | 615.4 |
| 6 | 25.0(2) | 6(2) | 15(1) | 53(4) | 835.5 |
| 7 | 25.0(2) | 9(3) | 30(4) | 38(1) | 745.2 |
| 8 | 25.0(2) | 12(4) | 25(3) | 43(2) | 729.7 |
| 9 | 37.5(3) | 3(1) | 25(4) | 53(4) | 794.3 |
| 10 | 37.5(3) | 6(2) | 30(1) | 48(3) | 791.1 |
| 11 | 37.5(3) | 9(3) | 15(2) | 43(2) | 926.3 |
| 12 | 37.5(3) | 12(4) | 20(4) | 38(1) | 514.5 |
| 13 | 50.0(4) | 3(1) | 30(2) | 43(2) | 790.4 |
| 14 | 50.0(4) | 6(2) | 25(2) | 38(1) | 543.2 |
| 15 | 50.0(4) | 9(3) | 20(1) | 53(4) | 680.9 |
| 16 | 50.0(4) | 12(4) | 15(1) | 48(3) | 1242.0 |
| $K_1$ | 647.900 | 776.575 | 977.500 | 776.975 | |
| $K_2$ | 731.450 | 737.450 | 647.700 | 890.375 | |
| $K_3$ | 756.550 | 722.650 | 851.350 | 669.650 | |
| $K_4$ | 814.125 | 713.350 | 673.475 | 613.025 | |
| $R$ | 166.255 | 63.225 | 329.800 | 277.350 | |

### 7.2.2.2　正交设计方差分析

正交设计方差分析结果见表 7-8。

表 7-8　正交设计方差分析

| 因素 | 偏差平方和 | 自由度 | $F$ 比 | $F$ 临界值 |
| --- | --- | --- | --- | --- |
| $A$ | 57196.222 | 3 | 0.298 | 9.280 |
| $B$ | 9322.412 | 3 | 0.049 | 9.280 |
| $C$ | 308740.252 | 3 | 1.609 | 9.280 |
| $D$ | 66123.767 | 3 | 0.345 | 9.280 |

由表 7-7、表 7-8 可知，影响姜黄素粒径的因素顺序为 $C > D > A > B$，即结晶压力对姜黄素超微粉体颗粒的粒径影响最大，其次为结晶温度、溶液浓度、溶液流速对姜黄素超微粉体颗粒的粒径影响最小。正交试验得到的优化水平组合为 $A_4 B_1 C_1 D_2$，即姜黄素溶液浓度为 $50.0 \text{mg} \cdot \text{mL}^{-1}$，姜黄素溶液进料速度为 $3 \text{mL} \cdot \text{min}^{-1}$，结晶压力为 $15 \text{MPa}$，结晶温度为 $43 \text{℃}$。

### 7.2.2.3　最佳工艺条件的确定

由于正交试验结果与之前大量预试验结果有较大差异，决定采用单因素试验对结晶压力、温度、溶液流速及溶液浓度进行研究，进一步确定最优工艺条件。单因素试验设计方案见表 7-9。

**表 7-9　单因素试验设计方案**

| 方案 | 结晶压力/MPa | 结晶温度/℃ | 溶液浓度/$\text{mg} \cdot \text{mL}^{-1}$ | 溶液流速/$\text{mL} \cdot \text{min}^{-1}$ |
|---|---|---|---|---|
| 1 | 15、20、25、30 | 43 | 50.0 | 3 |
| 2 | 25 | 38、43、48、53 | 50.0 | 3 |
| 3 | 25 | 43 | 12.5、25.0、37.5、50.0 | 3 |
| 4 | 25 | 43 | 50.0 | 3、6、9、12 |

（1）结晶压力对姜黄素微粉粒径的影响　结晶压力对姜黄素微粉平均粒径的影响结果见图 7-11。

由图 7-11 可知，在不同的压力条件下姜黄素超微粉体的粒径有明显变化。当压力为 15MPa 时，颗粒平均粒径为 750nm 左右；当压力升到 30MPa 时，颗粒平均粒径减小到 500nm 左右。由此可知：压力的增大有利于姜黄素颗粒粒径的减小。但是，前期的预试验证明：当压力大于 30MPa 时，姜黄素颗粒粒径减小趋势不再明显，当压力超过 35MPa 时，颗粒粒径不再减小反而增大。可能的原因是过大的压力会阻碍姜黄素溶液从喷嘴喷出，从而干扰了姜黄素颗粒的形成。同时，过高的压力对设备的损耗极大。因此，选取 30MPa 的结晶压力制备姜黄素超微粉体。

（2）结晶温度对姜黄素微粉粒径的影响　结晶温度对姜黄素微粉粒径的影响结果见图 7-12。

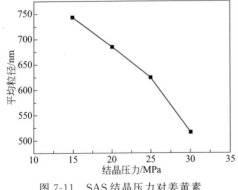

图 7-11　SAS 结晶压力对姜黄素
微粉粒径的影响

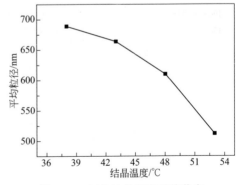

图 7-12　SAS 结晶温度对姜黄素
微粉粒径的影响

由图 7-12 可知，当结晶温度为 38℃时，SAS 所制备的姜黄素微粉颗粒粒径为 680nm，结晶温度上升到 53℃时，微粉颗粒粒径减小到 520nm 左右，由此证明，高温条件有利于制备粒径更小的姜黄素超微粉体，可能的原因是高温有利于姜黄素溶液在结晶釜内的雾化。雾化程度高可以使溶液与二氧化碳充分接触；同时，高温条件可以避免装置在减压过程中由于体系压力的骤降而在结晶釜内形成干冰。但前期的预试验证明，当温度超过 55℃时，容易导致姜黄素微粉颗粒粒径的增大。

（3）溶液浓度对姜黄素微粉颗粒粒径的影响 溶液浓度对姜黄素微粉粒径的影响结果见图 7-13。

由图 7-13 可知，当溶液浓度为 $12.5mg \cdot mL^{-1}$ 时，姜黄素超微粉体颗粒的粒径为 530nm 左右，当溶液浓度为 $50.0mg \cdot mL^{-1}$ 时，颗粒粒径为 630nm 左右，说明姜黄素溶液浓度与 SAS 制备的姜黄素微粉颗粒的粒径成正比。虽然，高浓度的姜黄素溶液具有更高的饱和度，从而加快成核速度，并形成粒径更小的颗粒。但是，前期预试验表明高浓度也更容易使药物颗粒发生聚集而导致颗粒粒径的增大。因此，SAS 制备姜黄素超微粉体的最佳溶液浓度为 $12.5mg \cdot mL^{-1}$。

（4）溶液流速对姜黄素微粉颗粒粒径的影响 由图 7-14 可知，在四种不同的溶液流速条件下，当溶液流速为 $9mL \cdot min^{-1}$ 时，所制备的姜黄素微粉颗粒粒径最小，粒径为 490nm 左右。流速太低，不利于溶液在结晶釜内的雾化；流速太高，导致姜黄素溶液与二氧化碳接触不充分，不利于姜黄素颗粒的成核。因此，SAS 制备姜黄素超微粉体的最佳溶液流速为 $9mL \cdot min^{-1}$。

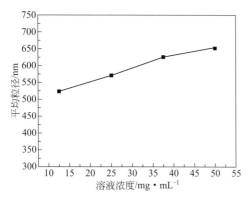

图 7-13 SAS 溶液浓度对姜黄素
微粉粒径的影响

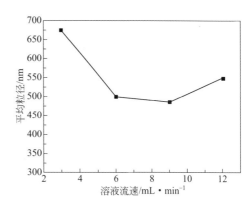

图 7-14 SAS 溶液流速对姜黄素
微粉粒径的影响

根据以上单因素试验结果分析，超临界二氧化碳制备姜黄素超微粉体的最佳工艺条件为：结晶压力 30MPa，结晶温度 53℃，溶液浓度 $12.5mg \cdot mL^{-1}$，溶液流速 $9mL \cdot min^{-1}$。

#### 7.2.2.4 超微粉体的粒径分析

在 SAS 最佳工艺条件下制备的姜黄素超微粉体的激光粒度分析仪分析结果见图 7-15。

#### 7.2.2.5 超微粉体的 FT-IR 表征

利用 FT-IR 技术可以确定姜黄素在制成超微粉体前后的化学结构有无变化。姜黄素原粉、姜黄素超微粉体的红外光谱结果见图 7-16。

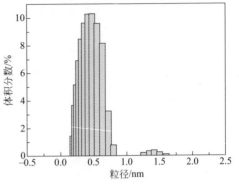

图 7-15 姜黄素超微粉体的粒度分析

由图 7-16 可知,姜黄素原粉与姜黄素超微粉体的红外光谱基本一致,$3440cm^{-1}$ 处的特征吸收峰是姜黄素分子中—OH 的伸缩振动,$2962cm^{-1}$ 处的特征吸收峰是甲基、亚甲基中 C—H 的伸缩振动,$1619cm^{-1}$ 和 $1588cm^{-1}$、$1506cm^{-1}$、$1444cm^{-1}$ 处的特征吸收峰是姜黄素中碳碳双键和苯环的伸缩振动,$672cm^{-1}$ 处的特征吸收峰是苯环上取代基的伸缩振动。两者的红外图谱相比,超微粉化后的姜黄素没有发现显著特征吸收峰峰位的改变,说明利用超临界反溶剂技术制备的姜黄素超微粉体的化学结构并没有发生改变。

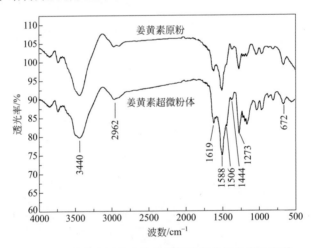

图 7-16 姜黄素原粉和姜黄素超微粉体红外吸收光谱

#### 7.2.2.6 超微粉体的 X 射线衍射表征

利用 X 射线衍射可以确定姜黄素超微粉体的晶型和结晶度有没有发生变化。姜黄素原粉、姜黄素超微粉体的 X 射线衍射检测结果见图 7-17。

由图 7-17 可知,姜黄素超微粉体的晶型和结晶度较姜黄素原粉都发生变化。姜黄素原粉在 $2\theta$ 约为 18°处有一尖峰,而姜黄素超微粉体在此处的尖峰明显出现减弱现象,说明姜黄素超微粉化后结晶强度有所减弱;姜黄素超微粉体在 $2\theta$ 为 14°～

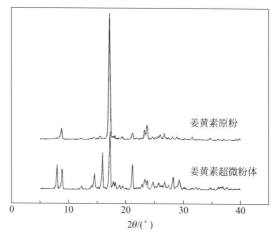

图 7-17　姜黄素原粉和姜黄素超微粉体的 X 射线衍射光谱

17°和 20°～30°范围内结晶峰强度有所增强，原因是姜黄素颗粒由于粒径的变化，导致物理结构和颗粒的晶型发生了变化，超微粉化的姜黄素颗粒为晶态无定形的颗粒。

### 7.2.2.7　超微粉体的热重分析

利用热重分析可以研究物质晶型的变化和热稳定性。姜黄素原粉和姜黄素超微粉体的热重分析（TGA/DTG）结果见图 7-18。

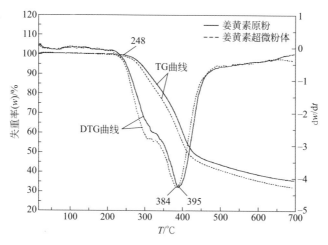

图 7-18　姜黄素原粉和姜黄素超微粉体的热重分析结果

由图 7-18 可知，两者的 TGA/DTG 曲线并无明显的差异，说明超微粉化前后姜黄素的结构并没有发生变化。对于 TGA 曲线，当温度达到 248℃时，两个样品的重量都开始明显减小，但是超微粉化后的姜黄素与姜黄素原粉相比，开始失重的温度更低，二者分别是 150℃和 248℃。同时，在达到相同失重率时，姜黄素超微粉体所需的温度低于姜黄素原粉；通过比较 DTG 曲线可见，姜黄素超微粉体在温度到达 384℃时，失重率即达到高峰，而姜黄素原粉则在 395℃时才达到。从以上分析可知，姜黄素超微粉体熔化所需能量低于姜黄素原粉，这是因为姜黄素超微粉化后颗粒粒径减小，表面能与表面原子增多，表面原子提供了一个不完全的配位层，能更充分地吸收热量。

### 7.2.2.8　超微粉体的差示扫描量热分析

姜黄素超微粉体与姜黄素原粉的 DSC 吸热曲线结果见图 7-19。

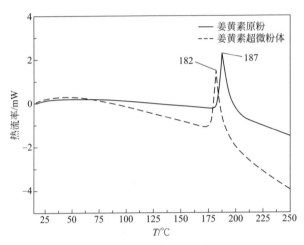

图 7-19　姜黄素原粉和姜黄素超微粉体的差示扫描量热分析结果

由图 7-19 可知，姜黄素原粉与姜黄素超微粉体的吸热峰均只有一个，分别出现在 187℃和 182℃，说明姜黄素超微粉化后的熔点比姜黄素原粉低。原因可能是姜黄素超微粉化后，粒径减小，颗粒由稳定型结晶转变为亚稳定型结晶，从而引起表面能提高、表面原子增多，表面原子提供了一个不完全的配位层，使姜黄素颗粒熔化不需要更多的热量。

### 7.2.2.9　超微粉体的紫外光谱分析

姜黄素原粉姜黄素超微粉体在波长为 350～500nm 范围内进行紫外扫描，结果见图 7-20。

姜黄素为芳香族化合物且分子具有共轭体系，在近紫外区有吸收，因此可以根据紫外光谱图上的一些特征吸收，特别是最大吸收波长 $\lambda_{max}$ 来鉴定化合物。由图 7-20 可知，姜黄素原粉（A）与 SAS 处理后的姜黄素超微粉体（B）的紫外光谱的最大吸收波长 $\lambda_{max}$ 都出现在 426nm 处，表明姜黄素的化学结构在超临界反溶剂的过程中并没有改变，超临界反溶剂过程只是实现了颗粒的机械性减小和分散[22]。

### 7.2.2.10　超微粉体的水溶性分析

姜黄素超微粉体粒径与其水溶性的关系见图 7-21。

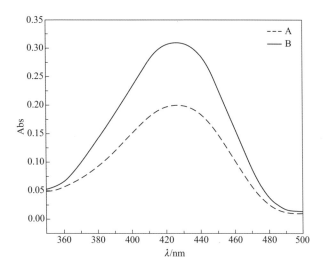

图 7-20 姜黄素原粉（A）和姜黄素超微粉体（B）的紫外吸收光谱

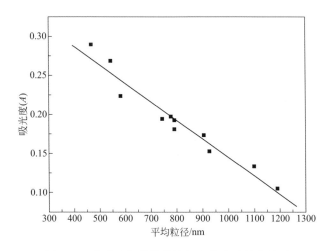

图 7-21 姜黄素超微粉体粒径与其水溶性的关系

由图 7-21 可知，随着姜黄素超微粉体粒径的减小，其水溶液的吸光度增大，与之相对应的饱和溶解度提高，其原因可能是超微粉体由于粒径减小，比表面积大大增加，表面能和表面结合能等都发生了很大的变化[25]。由此可见，通过超临界反溶剂方法制备的姜黄素超微粉体，能够提高姜黄素在水溶液中的饱和溶解度。

### 7.2.3 姜黄素超微粉体的体外抗肿瘤活性研究

#### 7.2.3.1 姜黄素超微粉体对 HepG2 细胞的生长抑制作用

不同浓度的姜黄素超微粉体对 HepG2 细胞的生长抑制作用的结果见图 7-22。

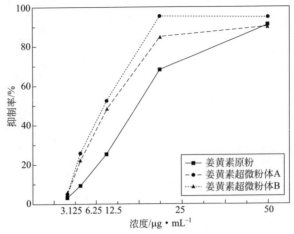

图 7-22  姜黄素超微粉体对 HepG2 细胞的生长抑制作用曲线

由图 7-22 可知，姜黄素原粉与姜黄素超微粉体（A 和 B）作用于 HepG2 细胞 24h 后，都表现出对 HepG2 细胞生长明显的抑制作用。三者对 HepG2 细胞生长的抑制率分别为 91.24%、92.54%（A）、90.87%（B），且三者对 HepG2 细胞的抑制均具有浓度依赖性，随浓度的增加抑制作用增强。相同低浓度的条件下，两种姜黄素超微粉体（A 和 B）对 HepG2 细胞的抑制作用均强于姜黄素原粉；相同抑制率条件下，两种姜黄素超微粉体的浓度均低于姜黄素原粉浓度。姜黄素超微粉体和姜黄素原粉分别作用于 HepG2 细胞 24h 后，$IC_{50}$ 值分别为 $11.95\mu g \cdot mL^{-1}$（A）、$12.76\mu g \cdot mL^{-1}$（B）和 $24.14\mu g \cdot mL^{-1}$。试验结果表明姜黄素超微粉体（A 和 B）对 HepG2 细胞的体外抑制作用强于姜黄素原粉。

### 7.2.3.2  姜黄素超微粉体对 HCT116 细胞的生长抑制作用

不同浓度的姜黄素超微粉体对 HCT116 细胞的生长抑制作用的结果见图 7-23。

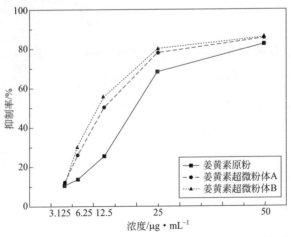

图 7-23  姜黄素超微粉体对 HCT116 细胞的生长抑制作用曲线

由图 7-23 可知，不同浓度的姜黄素原粉与两种姜黄素超微粉体（A 和 B）作用于 HCT116 细胞 24h 后，表现出了对 HCT116 细胞生长明显的抑制作用，但该抑制作用低于对 HepG2 细胞的抑制作用。三者对 HCT116 细胞生长的抑制率分别为 82.48%、85.77%（A）与 86.01%（B），三者对 HepG2 细胞的抑制也具有浓度依赖性，随浓度的增加抑制作用增强。相同低浓度的条件下，两种姜黄素超微粉体（A、B）对 HCT116 细胞的抑制作用均强于姜黄素原粉；相同抑制率条件下，两种姜黄素超微粉体的浓度均低于姜黄素原粉浓度。姜黄素超微粉体和姜黄素原粉分别作用 HCT116 细胞 24h 后，$IC_{50}$ 值分别为 $10.87\mu g\cdot mL^{-1}$（A）、$11.24\mu g\cdot mL^{-1}$（B）和 $24.14\mu g\cdot mL^{-1}$。体外试验结果表明姜黄素超微粉体（A 和 B）对 HepG2 细胞的体外抑制作用强于姜黄素原粉。

综上两个试验可知，高压均质法、超临界二氧化碳反溶剂法制备的姜黄素超微粉体均表现出对 HepG2 细胞、HCT116 细胞生长明显的抑制作用，抑制效果均优于姜黄素原粉。原因可能是姜黄素颗粒由于粒径的减小，溶解度增大，同时增强了姜黄素对肿瘤细胞膜的通透作用，提高了姜黄素的生物利用度，进一步提高了姜黄素的抗肿瘤活性。

# 7.3　本章小结

本章以天然色素姜黄素为研究对象，开展了姜黄素含量分析方法的建立、高压均质法制备姜黄素超微粉体、超临界二氧化碳反溶剂法制备姜黄素超微粉体、姜黄素超微粉体的体外抗肿瘤活性研究等工作，获得了较好的研究结果，研究内容和基本结论如下。

（1）高压均质法制备姜黄素超微粉体　优化的姜黄素纳米混悬剂的制备工艺条件为：均质压力 1000bar，循环次数 25 次［平均粒径为 $(171.0\pm8.56)$nm，一致性系数为 $0.6940\pm0.05$］。冻干保护剂最佳工艺为：甘露醇含量为 4%（质量分数），加入方式为内加法，预冻温度为 $-20$℃，预冻时间为 24h［姜黄素超微粉体为黄色圆饼状外观，致密饱满，表面光洁；姜黄素超微粉体化学结构未见改变；姜黄素超微粉体的体外溶出速率也明显提高］。

（2）超临界二氧化碳反溶剂法制备姜黄素超微粉体　确定的最佳工艺条件为：结晶压力 30MPa，结晶温度 53℃，溶液浓度 $12.5mg\cdot mL^{-1}$，溶液流速 $9mL\cdot min^{-1}$。所制备的姜黄素颗粒平均粒径为 450～550nm；姜黄素超微粉体化学结构未见改变，结晶化程度低于姜黄素原粉，水溶性优于姜黄素原粉，稳定性未见明显改变且姜黄素微粉熔化所需能量低于姜黄素原粉。

（3）姜黄素超微粉体的体外抗肿瘤活性研究　姜黄素超微粉体对 HepG2 细胞生长的抑制率分别为 92.54%（A）、90.87%（B），对 HCT116 细胞生长的抑制率分别为 85.77%（A）与 86.01%（B），对两种肿瘤细胞的抑制具有浓度依赖性，随浓度的增加抑制作用增强。姜黄素超微粉体和姜黄素原粉分别作用于 HepG2 细胞 24h 后，$IC_{50}$ 值分别为 $11.95\mu g \cdot mL^{-1}$（A）、$12.76\mu g \cdot mL^{-1}$（B）和 $24.14\mu g \cdot mL^{-1}$；作用 HCT116 细胞 24h 后，$IC_{50}$ 值分别为 $10.87\mu g \cdot mL^{-1}$（A）、$11.24\mu g \cdot mL^{-1}$（B）和 $24.14\mu g \cdot mL^{-1}$。

参 考 文 献

[1] 吴亚丽，谢俊霞，卢楠，等. 姜黄素对结肠癌细胞增殖抑制和凋亡诱导的作用研究[J]. 现代食品科技，2014，30(4):74-79.

[2] Moriyuki K，Sekiguchi F，Matsubara K，et al. Curcumin Inhibits the proteinase-activated receptor-2-triggered prostaglandin E2 production by suppressing cyclooxygenase-2 upregulation and Akt-dependent activation of nuclear factor-κB in human lung epithelial cells[J]. Journal of Pharmacological Sciences，2010，114(2):225-229.

[3] 旷春桃，李湘洲，薛海鹏，等. 姜黄素衍生物的合成和生物活性研究[J]. 林产化学与工业，2014，34(5):67-72.

[4] Tang H，Lu D，Pan R，et al. Curcumin Improves Spatial Memory Impairment Induced by Human Immunodeficiency Virus Type L glycoprotein 120 V3 Loop Peptide in Rats[J]. Life Sciences，2009，85(1):1-10.

[5] Sa G，Das T. Anti Cancer Effects of Curcumin: Cycle Of Life and Death[J]. Cell Division，2008，3(1):14.

[6] 潘艺茗. PLA/PLGA-姜黄素纳米粒的制备与性能研究[D]. 广州:华南理工大学，2012.

[7] Falciani M. Method for the treatment of solid tumors by albumin microparticles incorporating paclitaxel: US Patent 6，652，884[P]. 2003-11-25.

[8] 魏倩倩. 甘露醇的生产与应用研究进展[J]. 食品工业科技，2010，30(12):401-404.

[9] Kim A I，Akers M J，Nail S L. The physical state of mannitol after freeze - drying: Effects of mannitol concentration，freezing rate，and a noncrystallizing cosolute[J]. Journal of Pharmaceutical Sciences，1998，87(8):931-935.

[10] 邱永宏，戈延茹，王成润，等. 盐酸伊立替康脂质体冻干粉针的制备及其质量评价[J]. 江苏大学学报:医学版，2009，19(4):314-319.

[11] 张阳德，曹政科，张峰. 苯磺酸氨氯地平柔性纳米脂质体冻干工艺研究[J]. 中国现代医学杂志，2009，19(14):2111-2113.

[12] 刘占杰，华泽钊. 冻结过程对脂质体粒径影响的实验研究[J]. 青岛大学学报:工程技术版，2000，15(3):73-76.

[13] Park J，Cho W，Cha K H，et al. Solubilization of the poorly water soluble drug，telmisartan，using supercritical anti-solvent(SAS) process[J]. International Journal of Pharmaceutics，2013，441(1-2):50-55.

[14] Xia F，Hu D，Jin H，et al. Preparation of lutein proliposomes by supercritical anti-solvent technique[J]. Food Hydrocolloids，2012，26(2):456-463.

[15] Boonnoun P，Nerome H，Machmudah S，et al. Supercritical anti-solvent micronization of marigold-derived lutein dissolved in dichloromethane and ethanol[J]. The Journal of Supercritical Fluids，2013，77(4):103-109.

[16] 陈畅，詹世平，张苗苗，等. 应用超临界反溶剂技术制备吸入式给药微粒[J]. 高校化学工程学报，2011，25(3):470-474.

［17］王伟. 超临界反溶剂法制备羟基喜树碱 DDS 微粒的研究［D］. 广州：华南理工大学，2013.

［18］麻成金，吴竹青，黄伟，等. 响应面法优化茶叶籽油超临界二氧化碳萃取工艺［J］. 食品科学，2011，32 （20）：108-113.

［19］祖元刚，祖柏实，赵修华，等. 一种水溶性纳米材料超临界二氧化碳抗溶剂制备装置［P］. CN101205234A，2008-10-06.

［20］Fuchs J R, Pandit B, Bhasin D, et al. Structure‐activity relationship studies of curcumin analogues［J］. Bioorganic & Medicinal Chemistry Letters，2009，19(7)：2065-2069.

［21］Van Eerdenbrugh B, Van den Mooter G, Augustijns P. Top-down Production of Drug Nanocrystals：Nanosuspension Stabilization, Miniaturization and Transformation into Solid Products［J］. International Journal of Pharmaceutics，2008，364(1)：64-75.

［22］施文婷. 姜黄素类化合物的提取、分离及性能研究［D］. 合肥：安徽大学，2011.

［23］危华玲，蒙大平，郭炎荣. 苦丁茶含片的处方优化［J］. 时珍国医国药，2006，17(11)：2171-2173.

［24］Zhong J, Shen Z, Yang Y, et al. Preparation and Characterization of Uniform Nanosized Cephradine by Combination of Reactive Precipitation and Liquid Anti-Solvent Precipitation under High Gravity Environment［J］. International Journal of Pharmaceutics，2005，301(1)：286-293.

［25］蒋静智. 超临界流体膨胀减压过程制备药物超细微粒工艺研究［D］. 大连：大连理工大学，2009.

# 第8章 姜黄素与环糊精及其衍生物的包合作用研究

$\beta$-环糊精（$\beta$-cyclodextrins，$\beta$-CD）及其衍生物是由 7 个吡喃葡萄糖分子组成的环状低聚糖，具有亲水的外表面和亲脂的空腔，通常用作药物制剂中的赋形剂、增溶剂和稳定剂。药物与 $\beta$-CD 衍生物形成包合物后会影响药物的水溶性、稳定性和生物活性[1,2]。研究姜黄素包合物的包合比、形成常数、包合过程的热力学以及制备条件对形成常数的影响规律，对制剂工艺的开发具有重要的指导作用。

本章采用紫外-可见分光光度法研究了姜黄素与 $\beta$-CD 衍生物的包合作用，系统地研究了姜黄素与 $\beta$-CD 及其衍生物形成包合物的包合比、形成常数和包合过程的热力学，探讨了温度、pH 值以及不同 $\beta$-CD 衍生物对姜黄素包合物形成常数的影响，旨在研究包合过程的主要推动力和包合条件对形成常数的影响，为水溶性姜黄素包合物的制备提供理论指导。

## 8.1 材料、仪器与方法

### 8.1.1 材料与仪器

姜黄素，AR，上海国药集团化学试剂有限公司；$\beta$-环糊精（$\beta$-CD），AR，上海国药集团化学试剂有限公司；2,6-二甲基-$\beta$-环糊精（DM-$\beta$-CD），98%，上海晶纯试剂有限公司；随意甲基化-$\beta$-环糊精（RM-$\beta$-CD-m），平均分子量≈1290，西安敬业生物药物科技有限公司；乙醇、磷酸二氢钠等均为国产分析纯。

UV-2600 紫外-可见分光光度计，上海天美科学仪器有限公司；PE2400Ⅱ红外光谱仪，美国 Perkin-Elmer 公司；pyris 6 热重分析仪，美国 Perkin-Elmer 公司。

### 8.1.2 方法

#### 8.1.2.1 溶液的配制

（1）姜黄素溶液的配制　精确称取姜黄素 36.84mg，用乙醇溶解，转入 100mL 的容量瓶中，用乙醇定容，得到浓度为 $1.0 \times 10^{-3} \, \text{mol} \cdot \text{L}^{-1}$ 的姜黄素储备液，低温暗处储藏。

准确移取 $1.0\times10^{-3}$ mol·L$^{-1}$ 姜黄素储备液 2.0mL 加入 10mL 容量瓶中,用乙醇定容,摇匀,得到 $2.0\times10^{-4}$ mol·L$^{-1}$ 姜黄素溶液。

(2) 缓冲溶液的配制  pH=3 的缓冲溶液的配制:用 0.2mol·L$^{-1}$ 的磷酸氢二钠溶液和 0.1mol·L$^{-1}$ 的柠檬酸溶液按照体积比 4.11:15.89 的比例配制成 pH=3 的缓冲溶液。

(3) $\beta$-CD 及其衍生物溶液的配制  准确称取一定量的 $\beta$-CD、DM-$\beta$-CD 和 RM-$\beta$-CD-m,用 pH=3 的缓冲溶液加热溶解,冷却,转入 100mL 的容量瓶中,用 pH=3 的缓冲溶液定容,得到 $1.0\times10^{-2}$ mol·L$^{-1}$ 的 $\beta$-CD 溶液、DM-$\beta$-CD 溶液和 RM-$\beta$-CD-m 溶液。

### 8.1.2.2  姜黄素与 $\beta$-CD 衍生物体系的紫外吸收光谱测定

固定姜黄素溶液的浓度为 $2.0\times10^{-5}$ mol·L$^{-1}$,分别加入不同体积的 $1.0\times10^{-2}$ mol·L$^{-1}$ 的 $\beta$-CD 水溶液,然后加入 pH=3.0 的磷酸盐缓冲溶液 3mL,用蒸馏水定容,充分摇匀,在 20℃静置 30min,以对应相同浓度 $\beta$-CD 水溶液为空白在 200~550nm 范围内进行扫描。

姜黄素与其他 $\beta$-CD 衍生物体系的紫外吸收光谱测定同姜黄素与 $\beta$-CD 体系的紫外吸收光谱测定。

### 8.1.2.3  等摩尔系列法测姜黄素与 $\beta$-CD 衍生物的包合比

精确移取 $2.0\times10^{-4}$ mol·L$^{-1}$ 的姜黄素溶液 3mL,用 pH=3 的磷酸盐缓冲溶液配制成 $6.0\times10^{-5}$ mol·L$^{-1}$ 的姜黄素溶液 (S$_1$),用蒸馏水配制 $6.0\times10^{-5}$ mol·L$^{-1}$ 的 $\beta$-CD 溶液 (S$_2$)。固定姜黄素和 $\beta$-CD 的总摩尔浓度不变,姜黄素溶液 (S$_1$) 和 $\beta$-CD 溶液 (S$_2$) 按不同体积比混合,摇匀,静置 30min,以对应相同浓度的 $\beta$-CD 溶液为空白,测定最大吸收波长处的吸光度。同时以 pH=3 的磷酸盐缓冲溶液为空白,测定对应相同浓度姜黄素溶液的吸光度,计算与相同浓度的姜黄素溶液的吸光度之差 $\Delta A$,$\Delta A$ 对 $\lambda$ 作图,$\Delta A$ 最大处对应的摩尔比即为包合比。

姜黄素与其他 $\beta$-CD 衍生物包合比的测定同姜黄素与 $\beta$-CD 包合比的测定。

### 8.1.2.4  姜黄素与 $\beta$-CD 衍生物包合作用的形成常数测定

固定姜黄素溶液的浓度为 $2.0\times10^{-5}$ mol·L$^{-1}$,分别加入不同体积 $1.0\times10^{-2}$ mol·L$^{-1}$ 的 $\beta$-CD 水溶液,然后加入 pH=3.0 的磷酸盐缓冲溶液 3.0mL,用蒸馏水定容,充分摇匀,在 20℃静置 30min,以对应相同浓度的 $\beta$-CD 水溶液为空白,测定 430nm 处的吸光度。根据 $\dfrac{1}{\Delta A}-\dfrac{1}{c_{\beta\text{-CD}}}$ 曲线计算包合物的形成常数。

姜黄素与其他 $\beta$-CD 衍生物包合作用的形成常数的测定同姜黄素与 $\beta$-CD 包合作用的形成常数的测定。

### 8.1.2.5  姜黄素与 $\beta$-CD 衍生物的包合物制备

取 6.25mmol $\beta$-CD 在 60℃ 用蒸馏水制备成饱和溶液,称取 0.92g

(2.50mmol) 姜黄素溶解在少量乙醇中，在剧烈搅拌下将姜黄素溶液加入 $\beta$-CD 饱和溶液中，在 60℃ 下搅拌反应 2h，反应完成后，静置冷却，过滤，用蒸馏水和无水乙醇分别洗涤 3 次。在 50~55℃ 真空干燥 3h，得到姜黄素与 $\beta$-CD 形成的包合物。

姜黄素与其他 $\beta$-CD 衍生物的包合物制备同姜黄素与 $\beta$-CD 的包合物制备。

### 8.1.2.6　姜黄素-$\beta$-CD 包合物的制备

称取一定量的 $\beta$-CD 溶于 100mL 蒸馏水中制成饱和溶液，按不同的投料比加入少量乙醇溶解的姜黄素，搅拌，包合一定时间后冷却至室温，置于冰箱中 4℃ 冷藏过夜，过滤，用少量蒸馏水和无水乙醇洗涤，在真空干燥器中低温干燥，即得姜黄素-$\beta$-CD 包合物。

### 8.1.2.7　姜黄素-$\beta$-CD 包合物的水溶性测定

在带有电动搅拌器的三口烧瓶中加入水 100.0g 以及过量的姜黄素和姜黄素-$\beta$-CD 包合物，在 25℃ 恒温搅拌，直至溶液达到溶解平衡。过滤，采用紫外分光光度法测定滤液中姜黄素的含量。

### 8.1.2.8　姜黄素-$\beta$-CD 包合物的热稳定性测定

称取适量姜黄素和姜黄素-$\beta$-CD 包合物，加入过量的 95% 乙醇，摇匀，至完全溶解。将姜黄素及姜黄素-$\beta$-CD 包合物的乙醇溶液装入数只具塞比色管中，分别置于 50℃、60℃ 的恒温水浴锅中。每隔 12h 测定姜黄素溶液及姜黄素-$\beta$-CD 包合物溶液的吸光度。

### 8.1.2.9　姜黄素-$\beta$-CD 包合物的光稳定性测定

称取适量姜黄素及姜黄素-$\beta$-CD 包合物，加入过量的 95% 乙醇，摇匀，至完全溶解。将姜黄素溶液及姜黄素-$\beta$-CD 包合物溶液置于室内自然光下，每隔 72h 测定姜黄素溶液及姜黄素-$\beta$-CD 包合物溶液的吸光度。

### 8.1.2.10　姜黄素-$\beta$-CD 包合物的耐氧化性测定

称取适量姜黄素及姜黄素-$\beta$-CD 包合物，加入过量的 95% 乙醇，摇匀，至完全溶解。取 10mL 具塞比色管若干，各加入 5mL 浓度为 30% 的 $H_2O_2$，然后分别加入与 $H_2O_2$ 等体积的上述两种溶液。摇匀，避光置于 4℃ 冰箱中保存。每隔 24h 测定姜黄素溶液及姜黄素-$\beta$-CD 包合物溶液的吸光度。

# 8.2　结果与分析

## 8.2.1　姜黄素与 $\beta$-CD 衍生物体系的紫外吸收光谱

客体分子的光学性质受包合作用的影响而改变，$\beta$-CD 衍生物浓度对姜黄素紫外吸收光谱的影响见图 8-1～图 8-3。

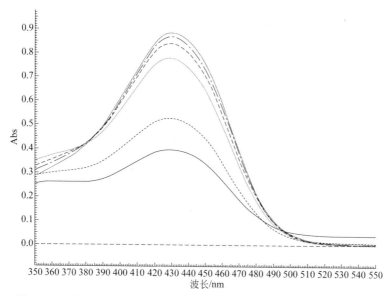

图 8-1　不同 $\beta$-CD 浓度时姜黄素的紫外吸收光谱（从下至上依次为：0mol·L$^{-1}$；$5.0\times10^{-4}$ mol·L$^{-1}$；$1.0\times10^{-3}$ mol·L$^{-1}$；$2.0\times10^{-3}$ mol·L$^{-1}$；$3.0\times10^{-3}$ mol·L$^{-1}$；$4.0\times10^{-3}$ mol·L$^{-1}$）

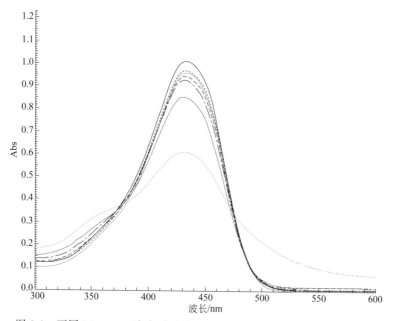

图 8-2　不同 DM-$\beta$-CD 浓度时姜黄素的紫外吸收光谱（从下至上依次为：0mol·L$^{-1}$；$5.0\times10^{-4}$ mol·L$^{-1}$；$1.0\times10^{-3}$ mol·L$^{-1}$；$2.0\times10^{-3}$ mol·L$^{-1}$；$3.0\times10^{-3}$ mol·L$^{-1}$；$4.0\times10^{-3}$ mol·L$^{-1}$；$5.0\times10^{-3}$ mol·L$^{-1}$）

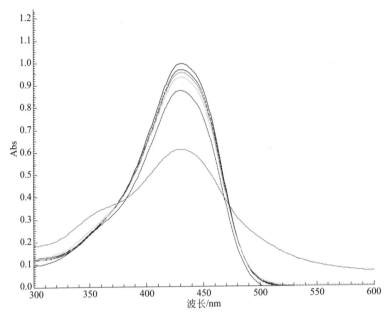

图 8-3　不同 RM-$\beta$-CD-m 浓度时姜黄素的紫外吸收光谱（从下至上依次为：0mol·L$^{-1}$；1.0×10$^{-3}$ mol·L$^{-1}$；2.0×10$^{-3}$ mol·L$^{-1}$；3.0×10$^{-3}$ mol·L$^{-1}$；4.0×10$^{-3}$ mol·L$^{-1}$；5.0×10$^{-3}$ mol·L$^{-1}$）

　　由图 8-1～图 8-3 可知，在相同的姜黄素溶液浓度条件下，随着 $\beta$-CD 衍生物浓度的增加，姜黄素的吸光度也相应有规律地增加，最大吸收波长由 425nm 红移到 430nm 或 431nm。因为 $\beta$-CD 衍生物疏水空腔内电子云密度较高，会对姜黄素分子发色团的电子云产生干扰，促进其电子云流动，从而使姜黄素分子的最大吸收波长迁移和增强[3,4]，这也说明姜黄素与 $\beta$-CD 衍生物形成了包合物。

## 8.2.2　姜黄素与 $\beta$-CD 衍生物的包合比

　　由图 8-4 和图 8-5 可知，当姜黄素和 $\beta$-CD 衍生物的总浓度固定为 6.0×10$^{-5}$ mol·L$^{-1}$、姜黄素的摩尔分数 $\lambda$ 为 0.5 时，$\Delta A$ 最大，说明姜黄素与 $\beta$-CD 衍生物形成了包合比为 1∶1 的包合物。

## 8.2.3　温度对姜黄素与 $\beta$-CD 衍生物包合作用形成常数的影响

　　双倒数法是紫外光谱法测定包合物形成常数时普遍采用的方法，当主体浓度远大于客体浓度时，包合比为 1∶1 的包合物的形成常数可按式（8-1）求取[3,4]。

$$\frac{1}{\Delta A} = \frac{1}{\Delta \varepsilon K c (\mathrm{Cur})_0 (\beta\text{-CD})_0} + \frac{1}{\Delta \varepsilon c (\beta-\mathrm{CD})_0} \tag{8-1}$$

　　式中，$\Delta A$ 为加入 $\beta$-CD 衍生物后客体吸光度的变化；$c(\mathrm{Cur})_0$ 为姜黄素的初始浓度；$c(\beta\text{-CD})_0$ 为 $c(\beta\text{-CD})c$ 衍生物的初始浓度。以 $1/\Delta A$ 对 $1/c(\beta\text{-CD})_0$ 作图，

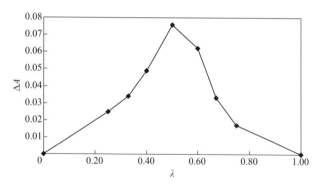

图 8-4 ΔA 与 λ 的关系图（姜黄素和 β-CD）

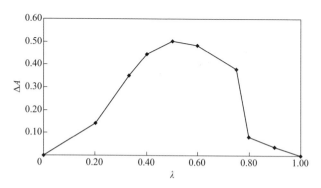

图 8-5 ΔA 与 λ 的关系图（姜黄素和 DM-β-CD）

所得直线的截距除以斜率即为形成常数 $K$。因为 β-CD 衍生物的初始浓度 $c$（β-CD）$_0$ 远远大于 $c$（Cur）$_0$，所以在包合过程中 $c$（β-CD）$_0$ 基本不变。图 8-6 为 pH＝3.0、20℃时姜黄素与 β-CD 体系的双倒数图，图 8-7 为 pH＝3.0、15℃时姜黄素与 DM-β-CD 体系的双倒数图，图 8-8 为 pH＝3.0、25℃时姜黄素与 RM-β-CD-m 体系的双倒数图。

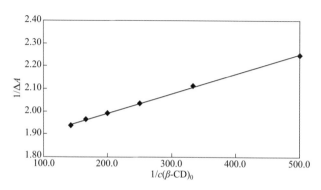

图 8-6 姜黄素与 β-CD 体系的双倒数图

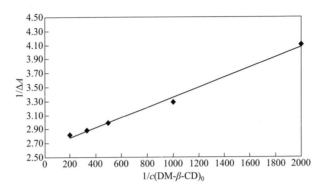

图 8-7 姜黄素与 DM-$\beta$-CD 体系的双倒数图

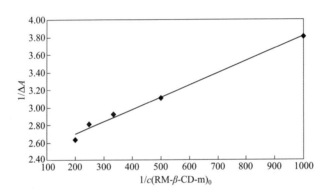

图 8-8 姜黄素与 RM-$\beta$-CD-m 体系的双倒数图

由图 8-6~图 8-8 可知，$1/\Delta A$ 对 $1/c(\beta$-CD$)_0$、$1/\Delta A$ 对 $1/c$(DM-$\beta$-CD$)_0$ 以及 $1/\Delta A$ 对 $1/c$ (RM-$\beta$-CD-m$)_0$ 作图，复相关系数 $R^2$ 分别为 0.9993、0.9930 和 0.9919，说明所得直线的线性关系良好，姜黄素与 $\beta$-CD 衍生物包合过程的包合比为 1 : 1，包合物的形成常数分别为 2110.5L·mol$^{-1}$、3767.6L·mol$^{-1}$ 和 1726.0L·mol$^{-1}$，其他温度下姜黄素-$\beta$-CD 包合物、姜黄素-DM-$\beta$-CD 包合物和姜黄素-RM-$\beta$-CD-m 包合物的形成常数见表 8-1~表 8-3。

表 8-1　不同温度下姜黄素-$\beta$-CD 包合物的形成常数 $K$

| $T/K$ | 线性回归方程 | $R^2$ | $K/\text{L·mol}^{-1}$ |
|---|---|---|---|
| 293 | $y = 0.0008623x + 1.8199$ | 0.9993 | 2110.5 |
| 303 | $y = 0.002962x + 2.6320$ | 0.9926 | 888.6 |
| 310 | $y = 0.003993x + 2.2534$ | 0.9945 | 564.3 |
| 313 | $y = 0.004421x + 2.1313$ | 0.9956 | 482.1 |
| 318 | $y = 0.004826x + 1.8787$ | 0.9930 | 389.3 |

表 8-2 不同温度下姜黄素-DM-$\beta$-CD 包合物的形成常数 $K$

| $T/K$ | 线性回归方程 | $R^2$ | $K/L \cdot mol^{-1}$ |
|---|---|---|---|
| 288 | $y=0.0007x+2.6373$ | 0.9930 | 3767.6 |
| 298 | $y=0.0015x+2.6842$ | 0.9964 | 1789.5 |
| 303 | $y=0.0021x+2.4345$ | 0.9833 | 1159.3 |
| 313 | $y=0.0035x+2.2319$ | 0.9982 | 637.7 |
| 318 | $y=0.0041x+1.9737$ | 0.9655 | 481.4 |

表 8-3 不同温度下姜黄素-RM-$\beta$-CD-m 包合物的形成常数 $K$

| $T/K$ | 线性回归方程 | $R^2$ | $K/L \cdot mol^{-1}$ |
|---|---|---|---|
| 298 | $y=0.0014x+2.4164$ | 0.9919 | 1726.0 |
| 303 | $y=0.0013x+3.4159$ | 0.9930 | 2627.6 |
| 310 | $y=0.0010x+2.8468$ | 0.9975 | 2846.8 |
| 313 | $y=0.0009x+2.6130$ | 0.9854 | 2903.3 |
| 318 | $y=0.0009x+2.7798$ | 0.9655 | 3088.7 |

由表 8-1 和表 8-2 可知，随着温度的升高，形成常数减小，说明随着温度的升高，包合物趋向于解离，所以在低温下有利于姜黄素-$\beta$-CD 包合物和姜黄素-DM-$\beta$-CD 包合物的形成。由表 8-3 可知，随着温度升高，形成常数增大，说明适当升高温度，有利于姜黄素-RM-$\beta$-CD-m 包合物的形成。

## 8.2.4 姜黄素与 $\beta$-CD 衍生物包合过程的热力学参数

姜黄素与 $\beta$-CD 衍生物包合过程的热力学参数——焓变（$\Delta H^{\ominus}$）、熵变（$\Delta S^{\ominus}$）和吉布斯自由能（$\Delta G^{\ominus}$）可根据范霍夫方程 $\ln K = -\Delta H^{\ominus}/RT + \Delta S^{\ominus}/R$ 得到，将 $\ln K$ 对 $1/T$ 作图，见图 8-9～图 8-11。然后进行线性回归，得到的线性方程见表 8-4。由直线的截距可计算包合过程的熵（$\Delta S^{\ominus}$），根据方程 $\Delta G^{\ominus} = -RT\ln K$ 可计算不同温度下姜黄素与 $\beta$-CD 衍生物包合过程的吉布斯自由能（$\Delta G^{\ominus}$），

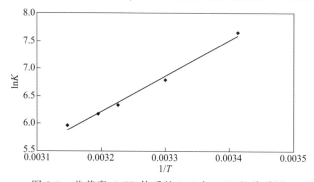

图 8-9 姜黄素-$\beta$-CD 体系的 $\ln K$ 与 $1/T$ 的关系图

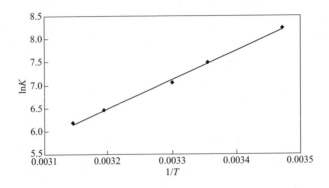

图 8-10　姜黄素-DM-$\beta$-CD 体系的 ln$K$ 与 1/$T$ 的关系图

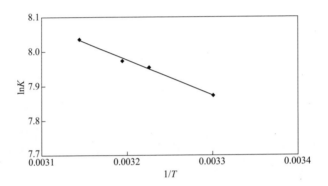

图 8-11　姜黄素-RM-$\beta$-CD-m 体系的 ln$K$ 与 1/$T$ 的关系图

然后将 $\Delta S^{\ominus}$ 和 $\Delta G^{\ominus}$ 代入方程 $\Delta H^{\ominus} = \Delta G^{\ominus} + T\Delta S^{\ominus}$，计算出不同温度下的焓变（$\Delta H^{\ominus}$），计算结果见表 8-5～表 8-7。

表 8-4　姜黄素与 $\beta$-CD 衍生物体系的 ln$K$ 与 1/$T$ 的回归方程

| 体系 | 线性回归方程 | $R^2$ |
|---|---|---|
| 姜黄素与 $\beta$-CD 体系 | $\ln K = 6426.51T^{-1} - 14.342$ | 0.9945 |
| 姜黄素与 DM-$\beta$-CD 体系 | $\ln K = 6309.7T^{-1} - 13.699$ | 0.9975 |
| 姜黄素与 RM-$\beta$-CD-m 体系 | $\ln K = -1021.1T^{-1} + 11.24$ | 0.9936 |

由图 8-9～图 8-11 可知，ln$K$ 与 1/$T$ 符合范霍夫方程，复相关系数分别为 0.9945、0.9975 和 0.9936。根据线性回归方程，可得姜黄素-$\beta$-CD 包合物、姜黄素-DM-$\beta$-CD 包合物和姜黄素-RM-$\beta$-CD-m 包合物包合过程的熵（$\Delta S^{\ominus}$）分别为 $-119.24\text{J}\cdot\text{mol}^{-1}\cdot\text{K}^{-1}$、$-113.89\text{J}\cdot\text{mol}^{-1}\cdot\text{K}^{-1}$ 和 $93.45\text{J}\cdot\text{mol}^{-1}\cdot\text{K}^{-1}$。

表 8-5　不同温度下姜黄素-$\beta$-CD 包合过程的 $K$、$\Delta G^\ominus$、$\Delta H^\ominus$ 和 $\Delta S^\ominus$

| $T/K$ | $K/L\cdot mol^{-1}$ | $\Delta G^\ominus/kJ\cdot mol^{-1}$ | $\Delta H^\ominus/kJ\cdot mol^{-1}$ | $\Delta S^\ominus/J\cdot mol^{-1}\cdot K^{-1}$ |
|---|---|---|---|---|
| 293 | 2110.5 | −18.647 | −53.584 | |
| 303 | 888.6 | −17.104 | −53.234 | |
| 310 | 564.3 | −16.329 | −53.293 | −119.24 |
| 313 | 482.1 | −16.077 | −53.399 | |
| 318 | 389.3 | −15.769 | −53.687 | |

表 8-6　不同温度下姜黄素-DM-$\beta$-CD 包合过程的 $K$、$\Delta G^\ominus$、$\Delta H^\ominus$ 和 $\Delta S^\ominus$

| $T/K$ | $K/L\cdot mol^{-1}$ | $\Delta G^\ominus/kJ\cdot mol^{-1}$ | $\Delta H^\ominus/kJ\cdot mol^{-1}$ | $\Delta S^\ominus/J\cdot mol^{-1}\cdot K^{-1}$ |
|---|---|---|---|---|
| 288 | 3767.6 | −19.716 | −52.516 | |
| 298 | 1789.5 | −18.556 | −52.495 | |
| 303 | 1159.3 | −17.774 | −52.283 | −113.89 |
| 313 | 637.7 | −16.805 | −52.453 | |
| 318 | 481.4 | −16.330 | −52.547 | |

表 8-7　不同温度下姜黄素-RM-$\beta$-CD-m 包合过程的 $K$、$\Delta G^\ominus$、$\Delta H^\ominus$ 和 $\Delta S^\ominus$

| $T/K$ | $K/L\cdot mol^{-1}$ | $\Delta G^\ominus/kJ\cdot mol^{-1}$ | $\Delta H^\ominus/kJ\cdot mol^{-1}$ | $\Delta S^\ominus/J\cdot mol^{-1}\cdot K^{-1}$ |
|---|---|---|---|---|
| 298 | 1726.0 | −18.467 | 9.381 | |
| 303 | 2627.6 | −19.835 | 8.480 | |
| 310 | 2846.8 | −20.500 | 8.469 | 93.45 |
| 313 | 2903.3 | −20.750 | 8.500 | |
| 318 | 3088.7 | −21.245 | 8.472 | |

表 8-5 中的热力学参数结果表明，姜黄素与 $\beta$-CD 在溶液中的包合为放热过程（$\Delta H^\ominus<0$），随温度升高，包合过程向解离方向进行，形成常数减小。$\Delta S^\ominus$ 为负值，表明包合过程为熵值减小的过程，因为姜黄素分子进入 $\beta$-环糊精空腔后，体系中游离的姜黄素分子减少，导致熵减小，另外，部分水分子被释放，导致熵增加，总的结果是熵减小[5]。根据热力学第二定律，熵值减小不利于包合过程进行，但包合过程有利的焓变（$\Delta H^\ominus$）弥补了不利的熵变（$\Delta S^\ominus$），结果使得包合过程的 $\Delta G^\ominus$ 在不同温度下均为负值，这说明包合过程可自发进行。另外，随着温度升高，包合过程的 $\Delta G^\ominus$ 的绝对值减小，说明温度升高不利于包合过程的进行。所以，包合作用可自发进行，包合过程的主要驱动力是焓，适当降低温度有利于包合过程的进行。

表 8-6 中的热力学参数表明，姜黄素-DM-$\beta$-CD 包合物与姜黄素-$\beta$-CD 包合物的形成过程具有相似之处，包合为放热过程（$\Delta H^\ominus<0$），随温度升高，形成常数

减小；包合过程的 $\Delta G^{\ominus}$ 在不同温度下均为负值，包合可自发进行，同时随着温度升高，包合过程 $\Delta G^{\ominus}$ 的绝对值减小，适当降低温度有利于包合过程的进行；包合作用的主要驱动力是焓。但相同温度下，姜黄素-DM-$\beta$-CD 包合物的形成常数大于姜黄素-$\beta$-CD 包合物的形成常数，因为 $\beta$-CD 的羟基部分甲基化后，DM-$\beta$-CD 空腔的极性减小，姜黄素与 DM-$\beta$-CD 的疏水作用增强[6,7]，形成常数增大，姜黄素-DM-$\beta$-CD 包合物的稳定性增加。

由表 8-7 中的热力学参数可知，姜黄素与 RM-$\beta$-CD-m 的包合作用为吸热过程（$\Delta H^{\ominus} > 0$），随温度升高，形成常数增大，包合物稳定性增加。$\Delta G^{\ominus}$ 在不同温度下均为负值，包合过程可自发进行，同时随着温度升高，$\Delta G^{\ominus}$ 的绝对值增大，说明温度升高将有利于包合过程的进行。但包合过程的 $\Delta S^{\ominus}$ 为正值，为熵值增加的过程，包合作用的主要驱动力是熵，因为 RM-$\beta$-CD-m 为高取代度 $\beta$-CD，引入大量甲基破坏了环糊精原有的氢键网络，其空腔更加疏水，使得 RM-$\beta$-CD-m 与姜黄素的疏水作用更强，导致包合过程熵增加[6,7]。

## 8.2.5　pH 值对姜黄素-$\beta$-CD 包合物形成常数的影响

30℃时不同 pH 值下姜黄素-$\beta$-CD 包合物的形成常数见表 8-8。

表 8-8　不同 pH 值下姜黄素-$\beta$-CD 包合物的形成常数

| pH 值 | 2 | 3 | 4 | 5 |
|---|---|---|---|---|
| $K/\text{L} \cdot \text{mol}^{-1}$ | 164.4 | 888.6 | 407.9 | 262.0 |

由表 8-8 可知，当 pH=2，$K$ 值较小，这可能是因为 H$^{+}$ 浓度过大，导致 $\beta$-CD 的醇羟基质子化，增大它们的极性，削弱了疏水作用，同时减弱了生成分子间氢键的作用，使包合作用减弱，所以 $K$ 值较小。当 pH=3 时，姜黄素基本以分子状态存在，极性小，与 $\beta$-CD 的疏水作用较强，同时与 $\beta$-CD 存在分子间氢键作用，因此 $K$ 值较大。pH 值再增大，姜黄素在溶液中的极性增大，与 $\beta$-CD 的疏水作用减弱，形成常数减小。所以姜黄素-$\beta$-CD 包合物在 pH 值为 3 时较稳定。

## 8.2.6　包合物的红外光谱

### 8.2.6.1　姜黄素-$\beta$-CD 包合物的红外光谱

姜黄素、$\beta$-CD、姜黄素和 $\beta$-CD 的物理混合物以及姜黄素-$\beta$-CD 包合物的红外光谱图见图 8-12～图 8-15。

由图 8-12～图 8-15 可知，图 8-14 是图 8-12 和图 8-13 的叠加，说明物理混合物不能形成包合物。3427.00cm$^{-1}$ 处的特征吸收峰（图 8-12）是姜黄素的—OH 伸缩振动，该峰在姜黄素和 $\beta$-CD 物理混合物的红外光谱（图 8-14）中消失，因为 $\beta$-

CD 在 3391.20cm$^{-1}$ 处的强羟基吸收峰覆盖了姜黄素的羟基吸收峰。但是在姜黄素-$\beta$-环糊精包合物（图 8-15）中该峰红移到 3401.16cm$^{-1}$ 处，并且在 3507.36cm$^{-1}$ 处有一新的分裂峰。另外，1510cm$^{-1}$ 左右的特征吸收峰（图 8-12 和图 8-14）是苯环的伸缩振动，但在姜黄素-$\beta$-CD 包合物的红外光谱图中其强度减少，表明姜黄素分子进入了 $\beta$-CD 的空腔。所以，红外光谱也确证了姜黄素-$\beta$-CD 包合物的生成。

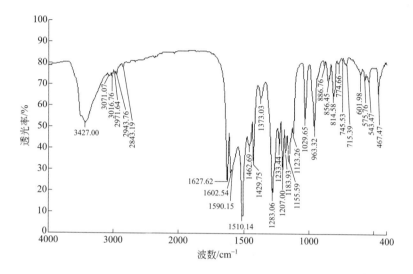

图 8-12　姜黄素的红外光谱图（一）

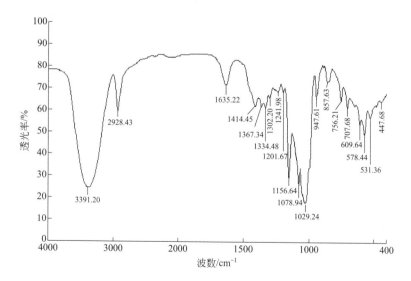

图 8-13　$\beta$-CD 的红外光谱图

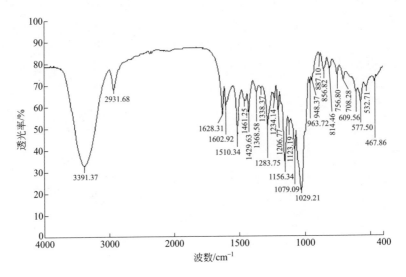

图 8-14　姜黄素和 β-CD 物理混合物的红外光谱图

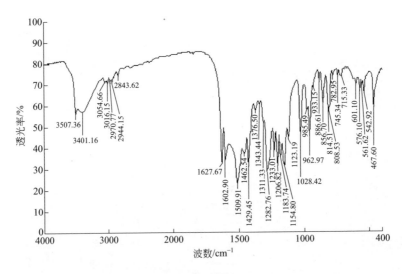

图 8-15　姜黄素-β-CD 包合物的红外光谱图

### 8.2.6.2　姜黄素-RM-β-CD-m 包合物的红外光谱

　　姜黄素、RM-β-CD-m、姜黄素和 RM-β-CD-m 的物理混合物以及姜黄素-RM-β-CD-m 包合物的红外光谱图见图 8-16～图 8-19。

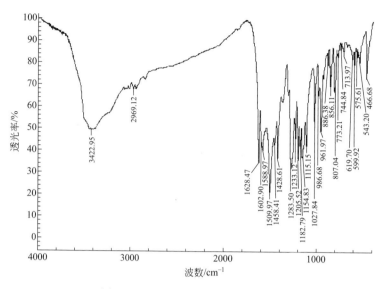

图 8-16  姜黄素的红外光谱图（二）

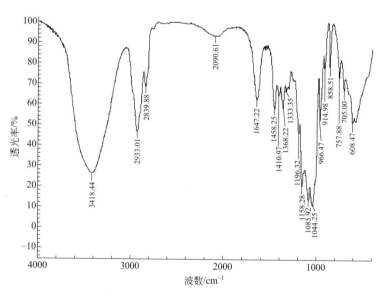

图 8-17  RM-$\beta$-CD-m 的红外光谱图

由图 8-16～图 8-19 可知，图 8-18 是图 8-16 和图 8-17 的叠加，说明物理混合物不能形成包合物。3422.95cm$^{-1}$ 处的特征吸收峰（图 8-16）是姜黄素的—OH 伸缩振动，在姜黄素-RM-$\beta$-CD-m 包合物（图 8-19）中该峰红移到 3386.31cm$^{-1}$。2933.01cm$^{-1}$ 处的特征吸收峰是 RM-$\beta$-CD-m 的 C—H 伸缩振动（图 8-17），但在姜黄素-RM-$\beta$-CD-m 包合物的红外光谱图中消失，因为姜黄素分子与 RM-$\beta$-CD-m 存在分子作用。红外光谱也确证了姜黄素-RM-$\beta$-CD-m 包合物的生成。

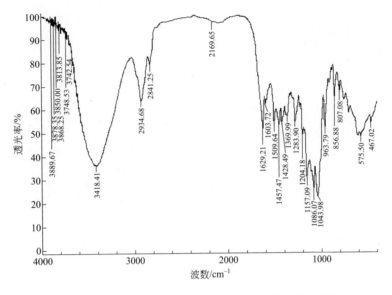

图 8-18　姜黄素和 RM-$\beta$-CD-m 物理混合物的红外光谱图

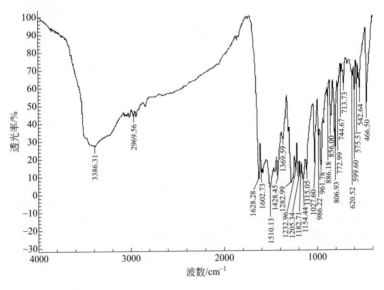

图 8-19　姜黄素-RM-$\beta$-CD-m 包合物的红外光谱图

## 8.2.7　包合物的热重分析

姜黄素（①）、姜黄素-$\beta$-CD 包合物（②）、$\beta$-CD（③）以及姜黄素和 $\beta$-CD 的物理混合物（④）的热重分析（TGA）如图 8-20 所示。结果表明，姜黄素和姜黄素-$\beta$-CD 包合物质量损失 5%时的温度分别为 300℃ 和 338℃，姜黄素-$\beta$-CD 包合物的重量损失比姜黄素慢。同时，在 $\beta$-CD、姜黄素和 $\beta$-CD 的物理混合物的 TGA 中观察到两个失重台阶，一个失重台阶是 $\beta$-CD 失去的结晶水，另一个失重台阶是热分解，表明姜黄素和 $\beta$-CD 的物理混合物没有形成均一的新相态。在姜黄素和姜黄素-$\beta$-CD 包合物中只有一个失重台阶，姜黄素-$\beta$-CD 包合物形成了一个新的均一相态，表明了包合物的形成，热稳定性也得到了提高。

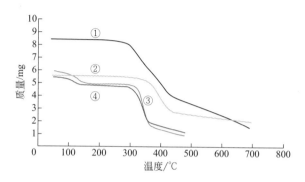

图 8-20 姜黄素（①）、姜黄素-$\beta$-CD 包合物（②）、$\beta$-CD（③）
以及姜黄素和 $\beta$-CD 的物理混合物（④）的热重分析

## 8.2.8 姜黄素-$\beta$-CD 包合物的制备工艺优化

采用单因素试验和正交试验优化 $\beta$-CD 包合姜黄素的工艺条件，优化的工艺条件为：包合温度为 50℃，包合时间为 1.5h，$w_{姜黄素}$：$w_{\beta-CD}$＝1：30。在此条件下姜黄素包埋率可达 87.34%。

## 8.2.9 姜黄素-$\beta$-CD 包合物的水溶性

达到平衡后，分别测姜黄素滤液和姜黄素-$\beta$-CD 包合物滤液的吸光度，结果表明姜黄素在最大吸收波长 425nm 处吸光度非常小。根据标准曲线计算得到姜黄素-$\beta$-CD 包合物滤液中姜黄素的浓度为 3.0mg·mL$^{-1}$，包合后溶解度得到了提高。

## 8.2.10 姜黄素-$\beta$-CD 包合物的热稳定性

由图 8-21 和图 8-22 可知，随着温度的升高，姜黄素溶液和姜黄素-$\beta$-CD 包合物溶液的吸光度均下降。60℃下加热 48h，姜黄素-$\beta$-CD 包合物溶液的吸光度为原来的 86.84%，而姜黄素溶液的吸光度为原来的 72.64%，姜黄素-$\beta$-CD 包合物降解得更慢；50℃时也有相似的规律。这说明姜黄素经 $\beta$-CD 包合后对热的稳定性有一定的提高。

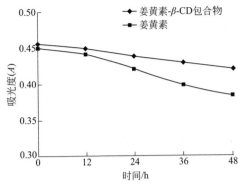

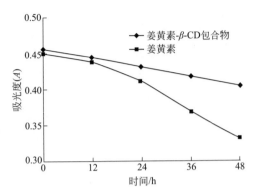

图 8-21　50℃时姜黄素-$\beta$-CD 包合物和
姜黄素的热稳定性

图 8-22　60℃时姜黄素-$\beta$-CD 包合物和
姜黄素的热稳定性

### 8.2.11　姜黄素-$\beta$-CD 包合物的光稳定性

在自然光照射下，姜黄素-$\beta$-CD 包合物溶液和姜黄素溶液的吸光度随时间的变化关系见图 8-23。

由图 8-23 可知，姜黄素-$\beta$-CD 包合物溶液在自然光照射下，15h 后，吸光度下降很少，而姜黄素的吸光度下降比较快。因为姜黄素分子进入 $\beta$-CD 空腔后，避免了姜黄素分子暴露在光照下，这表明姜黄素通过 $\beta$-CD 包合后，光稳定性提高[8]。

### 8.2.12　姜黄素-$\beta$-CD 包合物的耐氧化性

在 $H_2O_2$ 介质中，姜黄素-$\beta$-CD 包合物溶液和姜黄素溶液的吸光度随时间的变化关系见图 8-24。

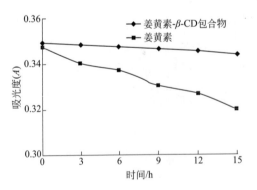

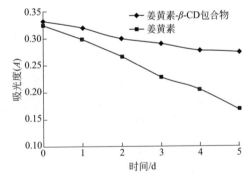

图 8-23　自然光照射下姜黄素-$\beta$-CD 包合物和
姜黄素的光稳定性

图 8-24　$H_2O_2$ 中姜黄素-$\beta$-CD 包合物和
姜黄素的耐氧化性

由图 8-24 可知，姜黄素-$\beta$-CD 包合物吸光度随时间的变化比姜黄素慢，表明包合后姜黄素的耐氧化性提高。

# 8.3 本章小结

① 采用紫外分光光度法研究了姜黄素与 $\beta$-CD 衍生物形成包合物的包合比以及温度和 pH 值对姜黄素-$\beta$-CD 包合物形成常数的影响。结果表明：姜黄素与 $\beta$-CD 衍生物形成包合比为 1∶1 的包合物；姜黄素-$\beta$-CD 包合物和姜黄素-DM-$\beta$-CD 包合物的形成常数随温度升高而减小，姜黄素-RM-$\beta$-CD-m 包合物的形成常数随温度升高而增大，包合过程适宜的 pH 值为 3。

② 根据范霍夫方程计算得到包合过程的熵（$\Delta S^{\ominus}$）、焓（$\Delta H^{\ominus}$）和吉布斯自由能（$\Delta G^{\ominus}$）。从热力学角度揭示了姜黄素与 $\beta$-CD 衍生物的包合过程的主要驱动力，姜黄素-$\beta$-CD 包合物和姜黄素-DM-$\beta$-CD 包合物的形成过程是一个放热的自发过程，主要驱动力为焓，有利的焓变弥补了不利的熵变，适当降低温度有利于包合过程的进行；而姜黄素与 RM-$\beta$-CD-m 的包合作用是一个吸热的自发过程，主要驱动力为熵，适当升高温度有利于包合过程的进行，因为 $\beta$-CD 中引入大量甲基后，改变了环糊精的空腔微环境，空腔的极性减小，使得 RM-$\beta$-CD-m 与姜黄素的疏水作用更强，导致包合过程熵增加。

③ 研究了姜黄素-$\beta$-CD 包合物的制备工艺，获得的优化工艺为：包合温度为 50℃，包合时间为 1.5h，$w_{姜黄素}∶w_{\beta\text{-}CD}=1∶30$。在此条件下姜黄素包埋率为 87.34%。姜黄素-$\beta$-CD 包合物的姜黄素溶解度为 $3.0\text{mg}\cdot\text{mL}^{-1}$，热稳定、光稳定性和耐氧化性均得到提高。

## 参 考 文 献

[1] Tomren M A, Másson M, Loftsson T, et al. Studies on curcumin and curcuminoids Ⅲ. Symmetric and asymmetric curcuminoids: stability, activity and complexation with cyclodextrin, International Journal of Pharmaceutics [J]. 2007, 338(1-2): 27-34.

[2] Stella V J, Rajewski R A. Cyclodextrins: their future in drug formulation and delivery [J]. Pharmaceutical Research, 1997, 14(5): 556-567.

[3] 何仲贵. 环糊精包合物技术[M]. 北京：人民卫生出版社，2008.

[4] 童林荟. 环糊精化学——基础与应用[M]. 北京：科学出版社，2001.

[5] Tang B, Ma L, Wang H Y, et al. Study on the supramolecular interaction of curcumin and beta-cyclodextrin by spectrophotometry and its analytical application[J]. Journal of Agricultural and Food Chemistry, 2002, 50(6): 1355-1361.

[6] 韦寿连，卢建忠，江云宝，等. 分子内扭转电荷转移的新荧光探针的研究[J]. 化学学报，1998，56：37-40.

[7] 林丽榕，江云宝，杜新贞，等. TICI 荧光探针法研究甲基化的 $\beta$-环糊精空腔微环境[J]. 物理化学快报，1997，13(1)：83-85.

[8] Li X Z, Kuang C T, Yang J J, et al. Inclusion Process of curcuminoid-$\beta$-Cyclodextrin Complex and its Stability[J]. Advance Material Research, 2011, 152-153: 1487-1491.

# 第9章

# 姜黄素衍生物的合成与生物活性研究

姜黄素是一种具有 $\beta$-二酮结构的天然酚类有机色素。目前，关于姜黄素的结构修饰主要包括以下几个方面（见图 9-1）：①1,7-位芳香环修饰衍生物，包括芳环的改变、环上取代基位置和种类的变化；②桥链修饰衍生物，包括 $\beta$-二酮结构的变化、4-位亚甲基上的取代等[1,2]。

富马酸酯是一类 $\alpha,\beta$-不饱和羰基化合物，$\alpha,\beta$-不饱和羰基结构是其抗菌活性中心。$\alpha,\beta$-不饱和羰基化合物抑制微生物的呼吸作用，使微生物的合成代谢受阻，导致具有活性的动态膜结构不能维持，产生细胞自溶，从而达到抑菌效果[3,4]。

本章在保留姜黄素和富马酸酯的抗菌活性中心的前提下，对姜黄素的芳环进行结构修饰，合成姜黄素类衍生物，并对衍生物的抗菌和抗氧化活性进行评价，旨在提高姜黄素类化合物的抗菌和抗氧化活性，制备并筛选具有更高生物活性的化合物，促进姜黄素资源在药物合成方面的高效开发与利用。具体合成路线见图 9-1。

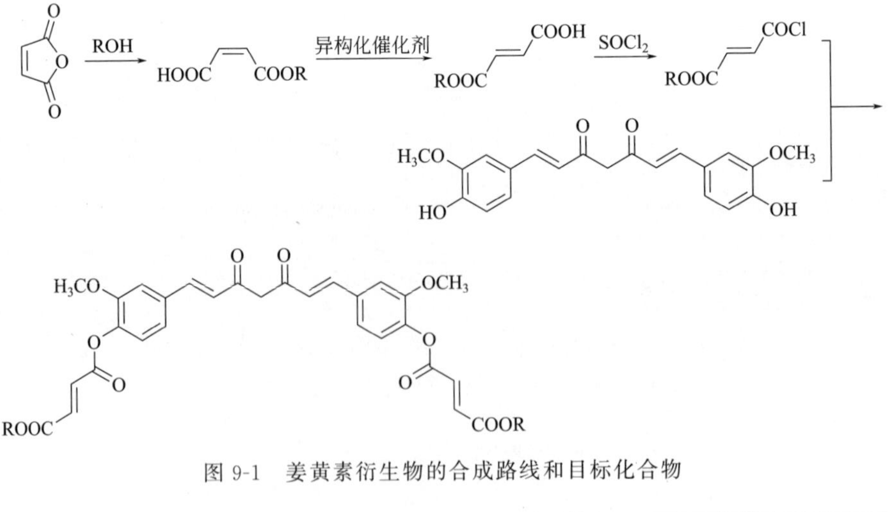

图 9-1　姜黄素衍生物的合成路线和目标化合物

| 序号 | 1 | 2 | 3 | 4 |
|---|---|---|---|---|
| R | $CH_3O-$ | $CH_3CH_2O-$ | $CH_3(CH_2)_3O-$ | $CH_3(CH_2)_4O-$ |
| 代号 | Cur-MMF | Cur-MEF | Cur-MBF | Cur-MPF |

# 9.1 材料、仪器与方法

## 9.1.1 材料与仪器

1,1-二苯基-2-苦基苯肼（DPPH），美国 Sigma 公司；姜黄素，AR，上海国药集团化学试剂有限公司；顺丁烯二酸酐、甲醇、乙醇、正丁醇、正戊醇、盐酸、无水氯化铝、正己烷、二氯亚砜、吡啶、四氢呋喃、$N,N$-二甲基甲酰胺、乙酸乙酯、氯仿、无水 $Na_2SO_4$、NaOH、无水 $Na_2CO_3$、无水 CaO、无水 $CaCl_2$，以上试剂均为国产分析纯或化学纯。

Varian-400 核磁共振仪，美国瓦里安公司；Avatar360FT 红外光谱仪，美国 Nicolet 公司；Pekin Elmer 2400 Ⅱ 元素分析仪，美国 Perkin Elmer 公司；UV-2600 紫外分光光度计，上海天美科学仪器有限公司；X-4 数字显示微熔点测定仪，河南豫华仪器有限公司；SH-DⅢ循环水式真空泵，巩义市英峪予华仪器厂；DZF-6050 真空干燥箱，郑州长城科工贸有限公司；R-201 旋转薄膜蒸发器，上海中科机械研究所；LDZX-30KBS 型立式压力蒸汽灭菌器，上海申安医疗器械厂；XBK 25 型血细胞计数板，上海求精生化试剂仪器有限公司；SW-CJ-1F 净化工作台，苏州安泰空气技术有限公司；SPX-250-G 光照培养箱，上海跃进医疗器械厂；AUW320 电子分析天平，日本岛津公司。

## 9.1.2 方法

### 9.1.2.1 供试菌与培养基

供试菌：大肠杆菌，金黄色葡萄球菌，青霉，曲霉（中南林业科技大学菌种保藏中心）。

培养基：NB（牛肉膏 3.0g，蛋白胨 10.0g，NaCl 5.0g，蒸馏水 1000mL，pH＝7.2～7.4）；PDA（葡萄糖 20g，马铃薯 200g，琼脂 20g，蒸馏水 1000mL）。

### 9.1.2.2 富马酸单酯的合成

在 250mL 四口圆底烧瓶中加入马来酸酐 19.6g（0.20mol）、甲醇 6.4g（0.20mol），加热至 45℃并搅拌至透明，升温，回流醇解，然后加入 2mL 盐酸，在一定温度下异构化，加蒸馏水重结晶、冷却、过滤，55℃真空干燥 1.5h，得白色固体产品，熔点为 141～142℃。

### 9.1.2.3 富马酸单乙酯的合成

在 250mL 四口圆底烧瓶中加入马来酸酐 19.6g（0.20mol）、乙醇 9.2g（0.20mol）、加热搅拌至透明，升温，回流醇解，在异构化温度下异构化，静置过夜，加入一定量的溶剂，回流 20min，趁热过滤，正己烷重结晶，40～45℃真空干燥 1.5h，得白色晶体，熔点为 67～69℃。

#### 9.1.2.4 富马酸单丁酯的合成

在 250mL 四口圆底烧瓶中加入顺丁烯二酸酐 19.6g（0.20mol）、正丁醇 14.8g（0.2mol），加热至 50℃搅拌至透明，升温，回流醇解，在异构化温度下异构化，静置过夜，加入一定量的溶剂，回流 30min，趁热过滤，滤液自然冷却结晶，正己烷重结晶，40℃真空干燥箱中干燥 2.0h，得白色固体产品，熔点为 48～51℃。

#### 9.1.2.5 富马酸单戊酯的合成

在 250mL 干燥的四口圆底烧瓶中加入顺丁烯二酸酐 19.6g（0.20mol）、正戊醇 17.6g（0.2mol），加热搅拌至透明，升温，回流醇解，在异构化温度下异构化，静置过夜，加入一定量的溶剂，回流 20min，趁热过滤，滤液自然冷却结晶，正己烷重结晶，40℃真空干燥 2.0h，得白色固体产品，熔点为 55～55.5℃。

#### 9.1.2.6 富马酸单甲酯单酰氯的合成

在装有回流冷凝管（带有 $CaCl_2$ 干燥管）的 100mL 干燥三口圆底烧瓶中加入富马酸单甲酯 6.5g（0.05mol），加热至一定温度，滴入二氯亚砜 17.85g（0.15mmol），回流 60min，用 $w_{NaOH}=10\%$ 的水溶液吸收反应生成的 HCl 和 $SO_2$ 气体，反应完成后，冷却至室温，减压蒸馏，收集 77～79℃的馏分，得到无色液体。

#### 9.1.2.7 富马酸单乙酯单酰氯的合成

在装有回流冷凝管（带有 $CaCl_2$ 干燥管）的 100mL 干燥三口圆底烧瓶中加入富马酸单乙酯 7.2g（0.05mol），加热至一定温度，滴入二氯亚砜 17.85g（0.15mmol），回流 60min，生成的 HCl 和 $SO_2$ 气体用 $w_{NaOH}=10\%$ 的水溶液吸收，反应完成后，冷却至室温，减压蒸馏，收集 74～76℃的馏分，得到无色液体。

#### 9.1.2.8 富马酸单丁酯单酰氯的合成

在装有回流冷凝管（带有 $CaCl_2$ 干燥管）的 100mL 干燥三口圆底烧瓶中加入富马酸单丁酯 8.6g（0.05mol），加热至一定温度，滴入二氯亚砜 11.90g（0.10mmol），回流 90min，生成的 HCl 和 $SO_2$ 气体用 $w_{NaOH}=10\%$ 的水溶液吸收，反应完成后，冷却至室温，减压蒸馏，收集 71～74℃的馏分，得到无色液体。

#### 9.1.2.9 富马酸单戊酯单酰氯的合成

在装有回流冷凝管（带有 $CaCl_2$ 干燥管）的 100mL 干燥三口圆底烧瓶中加入富马酸单戊酯 9.3g（0.05mol），加热至一定温度，滴入二氯亚砜 11.90g（0.10mmol），回流 90min，生成的 HCl 和 $SO_2$ 气体用 $w_{NaOH}=10\%$ 的水溶液吸收，反应完成后，冷却至室温，减压蒸馏，收集 72～74℃的馏分，得到无色液体。

#### 9.1.2.10 姜黄素衍生物的合成

在装有回流冷凝管（上端接无水 $CaCl_2$ 干燥管）的三口圆底烧瓶中加入姜黄素

0.736g（2.0mmol）和 5mL 四氢呋喃，加热搅拌至溶液澄清，然后加入吡啶 0.5mL，缓慢滴加含富马酸单乙酯单酰氯 0.325g（2.0mmol）的四氢呋喃溶液，在油浴中保温 40～90min，TLC 控制反应进程（展开剂：$n_{氯仿} : n_{甲醇} = 1 : 1$）。反应完成后，冷却至室温，加入碳酸钠溶液（$w = 5\%$），加入乙酸乙酯 10mL，搅拌，静置分层，水层用 10mL 乙酸乙酯溶液再萃取两次，合并有机层，用无水硫酸钠干燥，过滤，收集有机层，减压蒸馏，得黄色胶状物质，用 $n_{乙酸乙酯} : n_{环己烷} = 1 : 1$ 的有机溶剂在 60℃下重结晶，静置过夜，过滤，55℃真空干燥，得黄色粉末状固体。

采用相同方法合成其他姜黄素衍生物（Cur-MMF、Cur-MBF 和 Cur-MPF）。

### 9.1.2.11　姜黄素衍生物的抗氧化活性测定

（1）姜黄素衍生物溶液的配制　精确称取姜黄素衍生物 0.0100g，用少量 95% 乙醇溶解，转入 100mL 容量瓶中，用 95% 乙醇稀释至刻度，摇匀，得到浓度为 $100\mu g \cdot mL^{-1}$ 的姜黄素衍生物溶液。

分别移取上述溶液 0.5mL、1.0mL、1.5mL、2.0mL、2.5mL、3.0mL、3.5mL、4.0mL、4.5mL 和 5.0mL 加入 10 个 10mL 容量瓶中，用 95% 乙醇稀释至刻度，摇匀，得到浓度分别为 $5.0\mu g \cdot mL^{-1}$、$10.0\mu g \cdot mL^{-1}$、$15.0\mu g \cdot mL^{-1}$、$20.0\mu g \cdot mL^{-1}$、$25.0\mu g \cdot mL^{-1}$、$30.0\mu g \cdot mL^{-1}$、$35.0\mu g \cdot mL^{-1}$、$40.0\mu g \cdot mL^{-1}$、$45.0\mu g \cdot mL^{-1}$ 和 $50.0\mu g \cdot mL^{-1}$ 的姜黄素衍生物溶液。

（2）姜黄素衍生物对 DPPH・清除率的测定

准确称取 DPPH 试剂 0.2577g，用 95% 乙醇溶解，转入 1000mL 容量瓶中，用 95% 乙醇定容，摇匀，得质量浓度为 $257.7mg \cdot L^{-1}$ 的 DPPH 储备液（约 $6.5 \times 10^{-4}mol \cdot L^{-1}$），在冰箱中冷藏备用，使用前用 95% 乙醇稀释。

将 DPPH 储备液稀释至质量浓度为 $51.54mg \cdot L^{-1}$，在 10mL 比色管中加入 4.0mL DPPH 溶液和 1.0mL 样品溶剂，混匀，在 517nm 波长处的吸光度，记为 $A_0$；加入 4.0mL DPPH 溶液和 1.0mL 待测试液，混匀，在黑暗处静置 30min，测定吸光度记为 $A_i$；加入 4.0mL 95% 乙醇和 1.0mL 待测试液，混匀，吸光度记为 $A_j$。

姜黄素衍生物对 DPPH・的清除率（scavenging activity，$SA$）按下式计算：

$$SA(\%) = \left(1 - \frac{A_i - A_j}{A_0}\right) \times 100\%$$

姜黄素衍生物的抗氧化活性采用 $IC_{50}$ 值（即清除 50%DPPH・自由基的样品浓度）表示，三重试验，$IC_{50}$ 值越小，抗氧化活性越好。

### 9.1.2.12　姜黄素及其衍生物的抗菌活性测定

（1）菌悬液的制备　将试验菌从 4℃ 的冰箱中取出，接种到新鲜斜面培养基上。细菌接到牛肉膏蛋白胨培养基上，37℃ 培养 24h；霉菌接种到 PDA 培养基上，

28℃培养48h。恒温培养活化后,从斜面上挑取两环菌落置于100mL无菌水中,轻轻搅拌制成混悬液,稀释10倍,并通过血细胞计数板计数,确定菌液的稀释度,使最后的菌悬液含量为每毫升$10^5 \sim 10^6$个,待用。

(2)抑菌圈的测定 按无菌操作方式往无菌培养皿中倒入10mL培养基,待培养基凝固后用移液枪吸取0.2mL菌悬液置于培养基表面,用无菌涂布棒涂布均匀,然后用无菌镊子以无菌操作方式放置牛津杯于培养基中央,按培养皿的标号对号入座,放入培养箱恒温倒置培养,细菌37℃培养24h;霉菌28℃培养48h。取出后测出牛津杯抑菌圈直径大小。

(3)最小抑菌浓度的测定 吸取菌悬液1.0mL,分别加入直径75mm的培养皿中,每皿加入已融化的培养基9.0mL,静置待凝固制成含菌平板。用二倍稀释法将待测样品用乙酸乙酯溶解稀释成不同浓度,按前述条件培养,以有无抑菌圈为判断标准。

# 9.2 结果与分析

## 9.2.1 富马酸单酯的合成工艺

### 9.2.1.1 富马酸单甲酯的合成工艺

富马酸单甲酯的合成分酯化和异构化两步,酸酐与醇的酯化反应易于进行。反应关键在于异构化催化剂的选择,目前常采用的异构化催化剂是含氯的盐,如盐酸、三氯化铝和酰氯等[5,6]。试验中发现对于富马酸单甲酯的合成,采用盐酸作异构化催化剂的异构化效果较好。

采用单因素试验和正交试验优化了富马酸单甲酯的合成工艺,各因素对富马酸单甲酯收率的影响顺序为:酯化时间>异构化温度>酯化温度>异构化时间。优化的合成工艺为:酯化时间为2h,酯化温度为60℃,异构化时间为2.5h,异构化温度为70℃。优化工艺条件下重复试验,平均收率为85.8%。

### 9.2.1.2 富马酸单乙酯的合成工艺

合成富马酸单乙酯时,采用盐酸为异构化催化剂效果不佳。异构化效果最好的富马酸单乙酯单酰氯因为生产成本过高且不易保存,不适合作异构化催化剂,而无水三氯化铝具有与富马酸单乙酯酰氯相当的异构化效果,因此该研究采用无水三氯化铝为异构化催化剂。

采用单因素试验和正交试验优化富马酸单甲酯的合成工艺,各因素对富马酸单乙酯收率的影响顺序为:异构化时间>异构化温度>酯化时间>酯化温度。优化的合成工艺为:酯化反应温度为60℃,酯化反应时间为2.5h,异构化反应温度为90℃,异构化反应时间为2.5h。优化条件下重复试验,平均收率为91.3%。

### 9.2.1.3 富马酸单酯的合成工艺比较

采用相同方法优化了富马酸单丁酯和富马酸单戊酯的合成工艺,其合成条件见表 9-1。

提高温度有利于酯化反应速率的增加,但温度过高,副反应的发生使收率降低,所以酯化反应温度控制在 60℃左右。同时随着烷醇碳链的增加,位阻效应增加,酯化反应和异构化时间适当延长,有利于富马酸单酯收率的提高。

**表 9-1 富马酸单酯的合成工艺条件**

| 化合物名称 | 酯化温度/℃ | 酯化时间/h | 异构化温度/℃ | 异构化时间/h | 收率/% |
|---|---|---|---|---|---|
| 富马酸单甲酯 | 60 | 2.0 | 70 | 2.5 | 85.8 |
| 富马酸单乙酯 | 60 | 2.5 | 90 | 2.5 | 91.3 |
| 富马酸单丁酯 | 55 | 3.0 | 110 | 3.5 | 65.6 |
| 富马酸单戊酯 | 65 | 2.5 | 105 | 3.5 | 69.4 |

从表 9-1 可知,优化条件下富马酸单丁酯(65.6%)和富马酸单戊酯(69.4%)的收率明显比富马酸单甲酯(85.8%)和富马酸单乙酯(91.3%)的收率低,同时需要更高的异构化温度和更长的异构化时间。因为随着烷醇碳链的延长,位阻效应增加,异构化反应难度加大,反应温度提高,有利于反应速率的提高,但是,温度提高会加速富马酸单酯歧化为富马酸二甲酯,导致收率降低。

试验中也发现,合成富马酸单乙酯、富马酸单丁酯和富马酸单戊酯时,在热异构化后,需要室温静置过夜促使异构化更加彻底,否则目标产物的收率低。这可能是因为随烷醇碳链的延长,异构化速率降低,富马酸单酯较马来酸单酯有较高的热力学稳定性,增加反应时间有利于富马酸单酯收率的提高,故热异构化后,常温静置过夜有利于产物收率的提高[7,8]。

### 9.2.1.4 富马酸单酯的结构表征

采用 IR 和元素分析(EA)对合成的富马酸单酯进行了结构表征,结果如表 9-2 所示。

**表 9-2 富马酸单酯的结构表征**

| 化合物名称 | $v$(IR,KBr 压片)/cm$^{-1}$ | $w$(EA,括号内为计算值)/% |
|---|---|---|
| 富马酸单甲酯 | 3083.57,2949.68,1687.45,1686.88 | $w(C)=46.25(46.16)$;$w(H)=4.44$ (4.65) |
| 富马酸单乙酯 | 2988.17,2952.46,1695.96,1635.31 | $w(C)=50.36(50.0)$;$w(H)=5.47$ (5.60) |
| 富马酸单丁酯 | 3448.8,3084.1,2962.5,2937.3,2875.9,1716.1,1643.90 | |
| 富马酸单戊酯 | 3422.5,3079.4,2953.5,2937.3,2872,1716.1,1686.2,1635.0 | |

## 9.2.2 富马酸单酯单酰氯的合成工艺

合成中采用 $SOCl_2$ 为酰氯化试剂，考察了 $SOCl_2$ 用量、反应时间和反应温度对目标产物收率的影响，优化的合成反应条件见表 9-3。

表 9-3 富马酸单酯单酰氯合成的工艺条件

| 化合物名称 | $n_{SOCl_2}$ ： $n_{单酯}$ | 反应时间/min | 反应温度/℃ | 沸程(0.93kPa)/℃ | 收率/% |
|---|---|---|---|---|---|
| 富马酸单甲酯单酰氯 | 3：1 | 60 | 100 | 77～79 | 83.64 |
| 富马酸单乙酯单酰氯 | 3：1 | 60 | 100 | 74～76 | 86.37 |
| 富马酸单丁酯单酰氯 | 2：1 | 90 | 100 | 71～74 | 81.50 |
| 富马酸单戊酯单酰氯 | 2：1 | 90 | 100 | 72～74 | 85.41 |

合成富马酸单酯单酰氯时，烷基体积越小，逆反应越易发生，所以在合成烷基体积较小的富马酸单甲酯单酰氯和富马酸单乙酯单酰氯反应中采用的 $n_{SOCl_2}$ ： $n_{单酯}=3$：1；通过增加 $SOCl_2$ 的量来提高产物的收率。而随着烷基体积增大，反应速率下降，因此，烷基体积较大的富马酸单酯单酰氯通过延长反应时间增加产物的收率[7,8]。

## 9.2.3 姜黄素衍生物的合成工艺

姜黄素衍生物合成以 Cur-MEF 为例优化合成反应条件，通过单因素试验，确定了反应溶剂为四氢呋喃，缚酸剂为吡啶以及反应时间、反应温度、物料比的适宜范围，采用 $L_9$ ($3^4$) 正交试验进一步优化反应条件，结果见表 9-4。

表 9-4 正交试验结果

| 序号 | A ($n_{姜黄素}$ ： $n_{富马酸单乙酯单酰氯}$) | B (温度)/℃ | C (时间)/min | D ($n_{吡啶}$ ： $n_{姜黄素}$) | 收率/% |
|---|---|---|---|---|---|
| 1 | 1：2 | 60 | 80 | 1：2 | 42.3 |
| 2 | 1：2 | 80 | 90 | 1：3 | 79.6 |
| 3 | 1：2 | 100 | 100 | 1：4 | 77.3 |
| 4 | 1：2.25 | 60 | 90 | 1：4 | 50.2 |
| 5 | 1：2.25 | 80 | 100 | 1：2 | 78.4 |
| 6 | 1：2.25 | 100 | 80 | 1：3 | 80.8 |
| 7 | 1：2.5 | 60 | 90 | 1：3 | 54.3 |
| 8 | 1：2.5 | 80 | 80 | 1：4 | 79.5 |
| 9 | 1：2.5 | 100 | 90 | 1：2 | 75.8 |
| $K_1$ | 199.2 | 146.8 | 202.6 | 196.5 | |
| $K_2$ | 209.4 | 237.5 | 205.6 | 214.7 | |
| $K_3$ | 209.6 | 233.9 | 210 | 207.0 | |
| $R×3$ | 10.4 | 87.1 | 7.4 | 18.2 | |

从表 9-4 所示的极差（$R \times 3$）可知，各因素对 Cur-MEF 收率的影响顺序为：反应温度＞缚酸剂用量＞物料比＞反应时间。反应温度对反应的影响最大，温度过低时，由于共轭效应的影响，富马酸单烷基酯单酰氯的活性不高，反应速率慢，收率很低。升高温度可以提高反应速率，但温度过高，姜黄素稳定性下降，发生分解或氧化等副反应，收率下降。此外，反应时间过长，反应生成的盐酸加速了逆反应的发生，使收率下降。

得到的优化反应条件为 $A_3B_2C_3D_2$，即 $n_{姜黄素} : n_{富马酸单乙酯单酰氯} = 1 : 2.5$，反应温度为 80℃，反应时间为 100min，$n_{吡啶} : n_{姜黄素} = 1 : 3$，此优化条件下 Cur-MEF 的收率为 83.7%。

在 Cur-MEF 的优化工艺基础上，合成了 Cur-MMF、Cur-MBF 和 Cur-MPF，合成反应条件见表 9-5。

**表 9-5　姜黄素衍生物合成反应条件**

| 化合物名称 | $n_{姜黄素} : n_{富马酸单酯单酰氯}$ | 反应时间/min | 反应温度/℃ | $n_{吡啶} : n_{姜黄素}$ | 收率/% |
| --- | --- | --- | --- | --- | --- |
| Cur-MMF | 1 : 2.5 | 100 | 80 | 1 : 3 | 80.5 |
| Cur-MEF | 1 : 2.5 | 100 | 80 | 1 : 3 | 83.7 |
| Cur-MBF | 1 : 2.5 | 120 | 90 | 1 : 3 | 81.2 |
| Cur-MPF | 1 : 2.5 | 120 | 90 | 1 : 3 | 85.4 |

## 9.2.4　姜黄素衍生物的结构表征

采用 IR、$^1$H NMR 和 $^{13}$C NMR 对合成的目标产物进行结构表征。

### 9.2.4.1　姜黄素衍生物的红外光谱（IR）

Cur-MMF（KBr 压片，$\nu/cm^{-1}$）：3457.21，2926.36，1716.71，1630.30，1597.37，1512.98，1464.29。

Cur-MEF（KBr 压片，$\nu/cm^{-1}$）：3431.26，3078.55，2982.96，2941.77，1726.08，1629.87，1596.31，1509.39，1464.19。

Cur-MBF（KBr 压片，$\nu/cm^{-1}$）：3432.22，2921.58，2850.45，1728.14，1632.11，1600.64，1510.73，1438.39。

Cur-MPF（KBr 压片，$\nu/cm^{-1}$）：3424.00，2957.13，2930.62，1466.11，3074.62，1599.75，1512.86，1631.50，1719.64。

### 9.2.4.2　目标化合物的 $^1$H NMR 和 $^{13}$C NMR

以 Cur-MPF 为例，解析姜黄素衍生物的 $^1$H NMR 和 $^{13}$C NMR。

（1）Cur-MMF 的 $^1$H NMR 和 $^{13}$C NMR

① $^1$H NMR（CDCl$_3$，$\delta$）　3.745，3.763，3.782（t，6H，CH$_3$，H-1 和 H-1'）；3.890（s，6H，OCH$_3$，H-16 和 H-16'）；5.877（s，H，CH，H-15）；6.573，6.612（d，2H，CH =CH，$J$ =15.7Hz，H-13 和 H-13'）；7.072（4H，H-3，H-3'，H-4 和 H-4'）；7.110，7.131，7.151，7.183，7.204（6H，ArH，H-8，10，11 和 H-8'，10'，11'）；7.624，7.663（d，CH =CH，$J$ =15.7Hz，H-12 和 H-12'）；15.774（br-s，C =C—OH）。

② $^{13}$C NMR（CDCl$_3$，$\delta$）　52.029（C-1 和 C-1'）；55.932（C-16 和 C-16'）；101.963（C-15）；111.440（C-8 和 C-8'）；121.036（C-10 和 C-10'）；123.019（C-11 和 C-11'）；124.420（C-13 和 C-13'）；132.145（C-4 和 C-4'）；134.306（C-9 和 C-9'）；135.613（C-3 和 C-3'）；139.654（C-12 和 C-12'）；139.838（C-6 和 C-6'）；151.173（C-7 和 C-7'）；162.772（C-5 和 C-5'）；165.914（C-2 和 C-2'）；183.031（C-14 和 C-14'）。

（2）Cur-MEF 的 $^1$H NMR 和 $^{13}$C NMR

① $^1$H NMR（CDCl$_3$，$\delta$）　1.335，1.353，1.371（t，6H，CH$_3$，H-1 和 H-1'）；3.882（s，6H，OCH$_3$，H-17 和 H-17'）；4.281，4.299，4.317（t，4H，CH$_2$，H-2 和 H-2'）；5.879（s，H，CH，H-16）；6.573，6.613（d，2H，CH =CH，$J$ =16Hz，H-14 和 H-14'）；7.072（4H，H-4，H-4'，H-5 和 H-5'）；7.110，7.130，7.151，7.183，7.203（6H，ArH，H-9，11，12 和 H-9'，11'，12'）；7.621，7.661（d，CH =CH，$J$ =16Hz，H-13 和 H-13'）；15.773（br-s，C =C—OH）。

② $^{13}$C NMR（CDCl$_3$，$\delta$）　14.129（C-1 和 C-1'）；55.927（C-17 和 C-17'）；61.572（C-2 和 C-2'）；101.959（C-16）；111.442（C-9 和 C-9'）；121.039（C-11 和 C-11'）；123.038（C-12 和 C-12'）；124.426（C-14 和 C-14'）；132.162（C-5 和 C-5'）；134.306（C-10 和 C-10'）；135.610（C-4 和 C-4'）；139.844（C-13 和 C-13'）；140.660（C-7 和 C-7'）；151.196（C-8 和 C-8'）；162.769（C-6 和 C-6'）；164.691（C-3 和 C-3'）；183.031（C-15 和 C-15'）。

(3) Cur-MBF 的 $^1$H NMR 和 $^{13}$C NMR

① $^1$H NMR（CDCl$_3$，$\delta$） 0.949，0.967，0.986（t，6H，CH$_3$，H-1 和 H-1′）；1.425～1.444（m，4H，CH$_2$，H-2 和 H-2′）；1.678～1.698（m，4H，CH$_2$，H-3 和 H-3′）；3.884（s，6H，OCH$_3$，H-19 和 H-19′）；4.234，4.250，4.267（t，4H，CH$_2$，H-4 和 H-4′）；5.880（s，H，CH，H-18）；6.574，6.613（d，2H，CH=CH，$J=15.7$Hz，H-16 和 H-16′）；7.072（4H，H-6，H-6′，H-7 和 H-7′）；7.130（d，2H，H-11 和 H-11′）；7.149，7.153（d，2H，$J=1.6$Hz，H-14 和 H-14′）；7.183，7.187，7.204，7.208（dd，2H，ArH，$J=8.4$Hz，$J=1.6$Hz，H-13 和 H-13′）；7.622，7.661（d，CH=CH，$J=15.7$Hz，H-15 和 H-15′）；15.663（br-s，C=C—OH）。

② $^{13}$C NMR（CDCl$_3$，$\delta$） 13.681（C-1 和 C-1′）；19.067（C-2 和 C-2′）；30.449（C-3 和 C-3′）；55.891（C-19 和 C-19′）；64.404（C-4 和 C-4′）；101.977（C-18）；111.391（C-11 和 C-11′）；121.016（C-13 和 C-13′）；123.009（C-14 和 C-14′）；124.375（C-16 和 C-16′）；132.080（C-7 和 C-7′）；134.270（C-12 和 C-12′）；135.612（C-6 和 C-6′）；139.816（C-15 和 C-15′）；140.602（C-9 和 C-9′）；151.137（C-10 和 C-10′）；162.756（C-8 和 C-8′）；164.754（C-5 和 C-5′）；182.995（C-17 和 C-17′）。

(4) Cur-MPF 的 $^1$H NMR 和 $^{13}$C NMR

① $^1$H NMR（CDCl$_3$，$\delta$） 0.918，0.929，0.946（t，6H，CH$_3$，H-1 和 H-1′），1.360～1.396（m，8H，CH$_2$，H-2，H-2′，H-3 和 H-3′）；1.695～1.713（m，4H，CH$_2$，H-4 和 H-4′）；3.881（s，6H，OCH$_3$，H-20 和 H-20′）；4.223，4.239，4.256（t，4H，CH$_2$，H-5 和 H-5′）；5.877（s，H，CH，H-19）；6.571，6.611（d，2H，CH=CH，$J=16.0$Hz，H-17 和 H-17′）；7.073（4H，H-7，H-7′，H-8 和 H-8′）；7.128（d，2H，H-12 和 H-12′）；7.147，7.151（d，2H，$J=1.6$Hz，H-15 和 H-15′）；7.179，7.184，7.200，7.204（dd，2H，ArH，$J=8.4$Hz，$J=1.6$Hz，H-14 和 H-14′）；7.618，7.657（d，CH=CH，$J=15.7$Hz，H-16 和 H-16′）；15.760（br-s，C=C—OH）。

② $^{13}$C NMR（CDCl$_3$，$\delta$） 13.932（C-1 和 C-1′）；22.263（C-2 和 C-2′）；27.962

(C-3 和 C-3′)；28.145(C-3 和 C-3′)；55.876(C-20 和 C-20′)；65.679(C-5 和 C-5′)；101.931(C-19)；111.421(C-12 和 C-12′)；121.003(C-14 和 C-14′)；122.994(C-15 和 C-15′)；124.390(C-17 和 C-17′)；132.073(C-8 和 C-8′)；134.270(C-13 和 C-13′)；135.597(C-7 和 C-7′)；139.793(C-16 和 C-16′)；140.632(C-10 和 C-10′)；151.160(C-11 和 C-11′)；162.740(C-9 和 C-9′)；164.732(C-6 和 C-6′)；182.995(C-18 和 C-18′)。

由上述分析可知，IR、$^1$H NMR 和 $^{13}$C NMR 数据与姜黄素衍生物结构一致。

### 9.2.5 姜黄素衍生物的抗氧化活性及构效关系

首先测定不同浓度姜黄素（Cur）和姜黄素衍生物对 DPPH·的清除率，然后绘制其清除率曲线，计算姜黄素和不同姜黄素衍生物的 $IC_{50}$，结果见图 9-2。

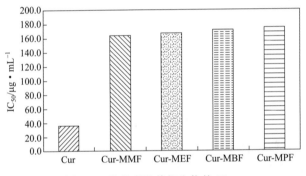

图 9-2　姜黄素及其衍生物的 $IC_{50}$

从图 9-2 可知，姜黄素的抗氧化活性最强，姜黄素衍生物具有一定的抗氧化活性，对 DPPH·的清除能力大小顺序为：Cur＞Cur-MMF＞Cur-MEF＞Cur-MBF＞Cur-MPF。姜黄素对 DPPH·的清除能力最强，其 $IC_{50}$ 为 36.22$\mu$g·mL$^{-1}$。

苯环酚羟基对抗氧化活性有重要影响，姜黄素的酚羟基与酸酯化后，抗氧化活性下降，这可能与姜黄素的抗氧化机理相关。有研究表明，姜黄素是一个典型的链断型抗氧化剂，H 原子主要来自酚羟基[9~11]。

姜黄素衍生物也具有一定的抗氧化活性，随着烷基链的延长，姜黄素衍生物的抗氧化活性有一定程度的下降，可能是分子中的 $\beta$-二酮单元的 CH$_2$ 基团作为氢供体能阻断自由基反应[12,13]。

### 9.2.6 姜黄素衍生物的抗菌活性及构效关系

由图 9-3～图 9-6 和表 9-6 可知，4 种姜黄素衍生物对 2 种细菌、2 种真菌都有一定的抑制作用。其中对青霉的抑制效果最好，最小抑菌浓度（MIC）均小于等于 0.5$\mu$g·mL$^{-1}$，曲霉次之，MIC 均为 1.0$\mu$g·L$^{-1}$，对金黄色葡萄球菌、大肠杆菌也有较好的抑制效果。

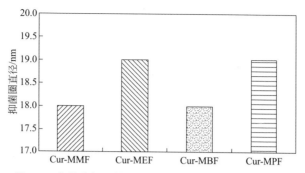

图 9-3　姜黄素衍生物对金黄色葡萄球菌的抑菌圈直径

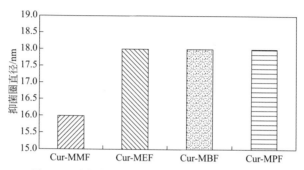

图 9-4　姜黄素衍生物对大肠杆菌的抑菌圈直径

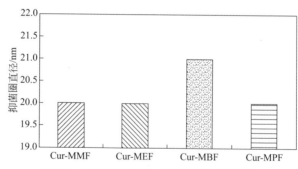

图 9-5　姜黄素衍生物对曲霉的抑菌圈直径

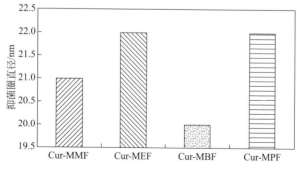

图 9-6　姜黄素衍生物对青霉的抑菌圈直径

表 9-6　姜黄素衍生物最小抑菌浓度（MIC）　　　　　　$\mu g \cdot mL^{-1}$

| 供试菌种 | Cur-MMF | Cur-MEF | Cur-MBF | Cur-MPF |
|---|---|---|---|---|
| 金黄色葡萄球菌 | 1.5 | 1.5 | 1.0 | 0.5 |
| 大肠杆菌 | 1.5 | 1.5 | 1.0 | 0.5 |
| 青霉 | 0.5 | 0.5 | 0.25 | 0.25 |
| 曲霉 | 1.0 | 1.0 | 1.0 | 1.0 |

　　4 种姜黄素衍生物对各种菌种的抑制效果不同，除曲霉外，姜黄素衍生物对 3 种菌种的 MIC 存在差异，其中 Cur-MPF 的 MIC 最小，随富马酸酯碳链的延长，姜黄素衍生物的 MIC 减小，可能是随着富马酸酯烷基碳链延长，脂溶性增大，对菌的抑制作用有所增强。

　　具有 $\alpha,\beta$-不饱和羰基结构的姜黄素衍生物具有较强的抑菌活性。因为引入的富马酸酯具有抗菌活性中心 $\alpha,\beta$-不饱和羰基结构，羰基氧和 $\alpha$-碳组成了相距约 0.25nm 的电子中继系统，羰基 p 电子与相邻烯键 π 电子间形成的共轭效应具有较强的电子缓冲能力，反式构型的 $\alpha,\beta$-不饱和羰基结构单元的 $\alpha,\beta$-H 处于双键的异侧，电荷密度减小，有利于抗菌活性的提高，同时姜黄素的桥链也有两个 $\alpha,\beta$-不饱和羰基结构单元，所以姜黄素与富马酸酯合成的姜黄素衍生物具有较强的抗菌防腐能力[14]。

　　随着富马酸酯烷基碳链长度的增加，姜黄素衍生物的抑菌活性有一定程度的增强。因为抗菌剂主要作用对象是生物膜系统，随着富马酸酯烷基碳链长度的增加，亲脂性增强，可更快地破坏依赖于膜结构完整性的能量代谢和细胞及细胞器赖以生存的对物质的选择性，并可导致胞内溶酶体膜破裂从而诱导微生物产生自溶作用，发挥抗菌活性[15]。

# 9.3　本章小结

　　① 以顺丁烯二酸酐为原料，经酯化反应和异构化反应合成了富马酸单甲酯、富马酸单乙酯、富马酸单丁酯和富马酸单戊酯，优化工艺条件下其收率分别为 85.8%、91.3%、65.6% 和 69.4%，并对其结构进行了表征。

　　② 合成了富马酸单甲酯单酰氯、富马酸单乙酯单酰氯、富马酸单丁酯单酰氯和富马酸单戊酯单酰氯，优化工艺条件下其收率分别为 83.64%、86.37%、81.50% 和 85.41%。

　　③ 合成了 Cur-MMF、Cur-MEF、Cur-MBF 和 Cur-MPF，优化工艺条件下其收率分别为 80.5%、83.7%、81.2% 和 85.4%，并对其结构进行了表征。

　　④ 研究表明，Cur-MMF、Cur-MEF、Cur-MBF 和 Cur-MPF 化合物具有一定的抗氧化活性，$IC_{50}$ 分别为 $164.14\mu g \cdot mL^{-1}$、$166.98\mu g \cdot mL^{-1}$、$171.97\mu g \cdot mL^{-1}$ 和 $175.10\mu g \cdot mL^{-1}$，随着富马酸酯烷基碳链的延长，抗氧化活性有一定程度下降。

⑤ 研究表明，Cur-MMF、Cur-MEF、Cur-MBF 和 Cur-MPF 化合物具有较好的抗菌活性，分别测定了对金黄色葡萄球菌、大肠杆菌、青霉和曲霉的 MIC，其中 Cur-MMF 对金黄色葡萄球菌、大肠杆菌、青霉和曲霉的 MIC 分别为 $1.5\mu g \cdot mL^{-1}$、$1.5\mu g \cdot mL^{-1}$、$0.5\mu g \cdot mL^{-1}$ 和 $1.0\mu g \cdot mL^{-1}$，Cur-MEF 对金黄色葡萄球菌、大肠杆菌、青霉和曲霉的 MIC 分别为 $1.5\mu g \cdot mL^{-1}$、$1.5\mu g \cdot mL^{-1}$、$0.5\mu g \cdot mL^{-1}$ 和 $1.0\mu g \cdot mL^{-1}$；Cur-MBF 对金黄色葡萄球菌、大肠杆菌、青霉和曲霉的 MIC 分别为 $1.0\mu g \cdot mL^{-1}$、$1.0\mu g \cdot mL^{-1}$、$0.25\mu g \cdot mL^{-1}$ 和 $1.0\mu g \cdot mL^{-1}$；Cur-MPF 对金黄色葡萄球菌、大肠杆菌、青霉和曲霉的 MIC 分别为 $0.5\mu g \cdot mL^{-1}$、$0.5\mu g \cdot mL^{-1}$、$0.25\mu g \cdot mL^{-1}$ 和 $1.0\mu g \cdot mL^{-1}$。$\alpha,\beta$-不饱和羰基结构是其抗菌活性中心，随着富马酸酯烷基碳链的延长，抗菌活性增强。

## 参 考 文 献

[1] 梁广，田吉来，邵丽丽，等. 姜黄素的构效关系及以其为先导物的抗肿瘤化合物研究进展[J]. 化学通报，2008，(2)：110-117.

[2] 薛海鹏，李湘洲，旷春桃，等. 姜黄素的抗氧化机制及以其为先导物的抗氧化合物研究进展[J]. 食品科学，2010，31(7)：302-307.

[3] 汪海洪，包杰中，宁正祥. 富马酸二甲酯对微生物生长和呼吸的抑制作用[J]. 食品与发酵工业，1993，19(2)：1-6.

[4] 闫澍. 酯类防腐剂的合成与抑菌性能研究[J]. 大连：大连理工大学，2006.

[5] Dymicky M. Preparation of monomethyl fumarate [J]. Organic Preparations and Procedures Internotional，983，15(4)：233-238.

[6] Dymicky M，Buchanan R L. Preparation of n-monoalkyl maleates and n-mono-and dialkyl fumarates[J]. Organic Preparations and Procedures Internotional，1985，17(2)：121-131.

[7] 吴跃焕，杨卓如，曾汉维. 富马酸烷·3-PG 酯的合成工艺条件研究[J]. 食品科学，2002，23(5)：46-50.

[8] 张逸伟，冯京燕，吴耀焕，等. 富马酸酯衍生物的研究[J]. 华南理工大学学报(自然科学版)，2000，28(10)：32-36.

[9] Barclay L R C，Vinqvist M R，Mkuai K，et al. On the antioxidant mechanism of curcumin：Classical methods are needed to determined antioxidant mechanism and activity [J]. Organic Letter，2000，2(18)：2841-2843.

[10] Sun Y M，Zhang H Y，Chen D Z，et al. Theoretical Elucidation on the antioxidant mechanism of curcumin：A DFT study[J]. Organic Letter，2002，4(17)：2909-2911.

[11] Priyadarsini K I，Maity D K，Naik G H，et al. Role of phenolic O-H and methylene hydrogen on the free radical reaction and anoixdant activity of curcumin[J]. Free Radical Biology and Medicine，2003，35：475-484.

[12] Jovanovic S V，Steenken S，Boone C W，et al. H-atom transfer is preferred antioxidant mechanism of curcumin [J]. Journal of the American Chemical Society，1999，121(41)：9677-9681.

[13] Jovanovic S V，Boone C W，Steenken S. How curcumin works preferentially with water soluble antioxidants [J]. Journal of the American Chemical Society，2001，123(13)：3064-3068.

[14] 宁正祥，谭龙飞，张德聪，等. $\alpha,\beta$-不饱和羰基化合物的分子结构特性与抗菌活性间的关系[J]. 应用化学，1996，13(1)：38-42.

[15] 周绪霞，李卫芬，许梓荣. 天然食品防腐剂作用机理研究进展[J]. 中国畜牧杂志，2004，40(9)：41-44.

# 第10章 具有查尔酮结构的姜黄素类似物合成及生物活性研究

姜黄素具有良好的抗菌、抗氧化活性[1,2]，进一步研究表明，姜黄素的活性较低、体内吸收少、代谢过快，导致生物利用度低。姜黄素作为一种天然产物，具有安全无毒、生物活性广泛的特点，因此，姜黄素作为一种良好的先导化合物，通过结构修饰，可以制备并筛选出活性更高的衍生物。目前，姜黄素的结构修饰主要有1,7-位芳香环的改变、环上取代基位置和种类的变化、$\beta$-二酮结构的变化、4-位亚甲基上的取代等。

查尔酮衍生物具有抗氧化和抗菌活性[3~5]，其抗菌活性与$\alpha,\beta$-不饱和烯酮结构密切相关，它能和亲核基团如关键蛋白质中的硫基发生共轭加成，A环（见图10-1）的酚羟基位置、数量和种类会影响其抗菌活性。

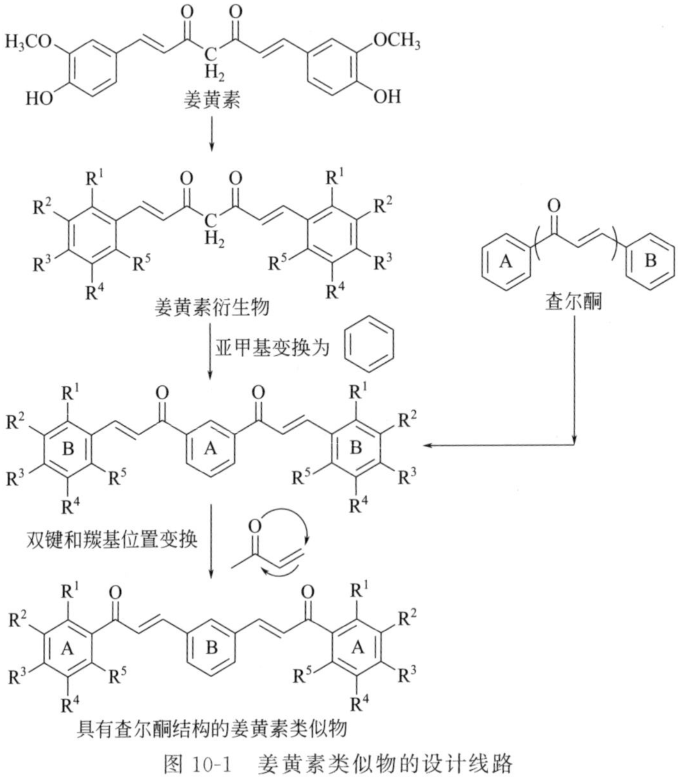


图 10-1　姜黄素类似物的设计线路

　　本章以姜黄素和查尔酮为先导化合物，设计并合成了具有姜黄素和查尔酮活性部位的姜黄素类似物，研究其抗菌和抗氧化活性，以为姜黄素在天然药物合成方面的开发与应用提供理论基础。姜黄素类似物的设计思路见图 10-1。

　　在酸或碱的催化下，具有 $\alpha$-H 的羰基化合物与醛或酮发生 Aldol 缩合是制备 $\alpha,\beta$-不饱和羰基化合物的常用方法[6,7]。苯乙酮衍生物与间苯二甲醛或对苯二甲醛经 Aldol 缩合合成姜黄素类似物的合成路线见图 10-2。化合物 1～6 的结构见表 10-1，化合物 7～13 的结构见表 10-2。

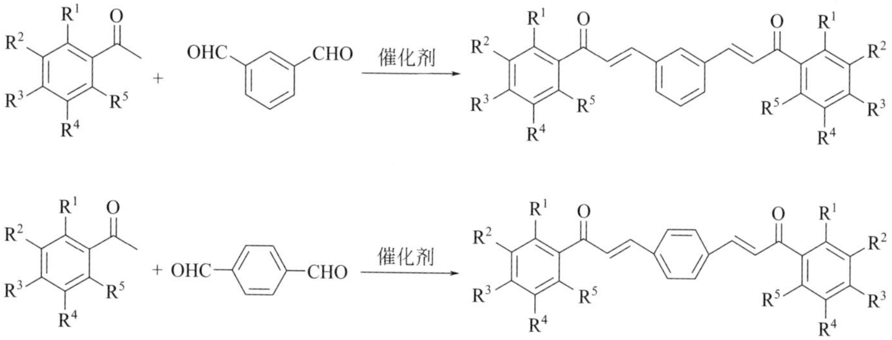

图 10-2　具有查尔酮结构姜黄素类似物的合成路线

　　为比较具有查尔酮结构的姜黄素类似物与查尔酮衍生物生物活性的差异，苯乙酮衍生物与苯甲醛衍生物经 Aldol 缩合合成了查尔酮衍生物，化合物 14～16 的结构见表 10-3。

表 10-1　化合物 1～6 的结构

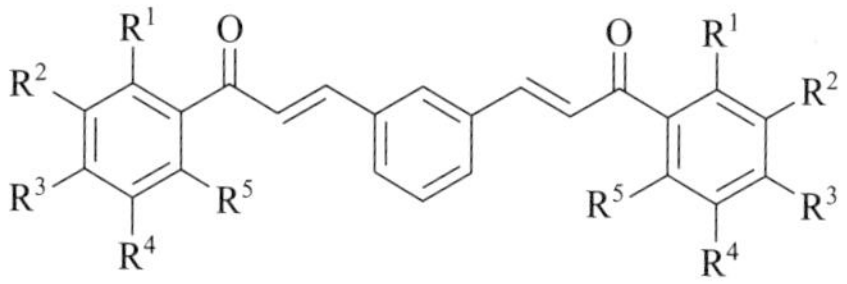

| 化合物名称 | 化合物名称 | $R^1$ | $R^2$ | $R^3$ | $R^4$ | $R^5$ |
|---|---|---|---|---|---|---|
| 1 | 3-(3-苯基-3-羰基丙烯基)查尔酮 | H | H | H | H | H |
| 2 | 3′-羟基-3-(3-(3-羟基苯基)-3-羰基丙烯基)查尔酮 | H | H | H | OH | H |
| 3 | 4′-羟基-3-(3-(4-羟基苯基)-3-羰基丙烯基)查尔酮 | H | H | OH | H | H |
| 4 | 4′-甲氧基-3-(3-(4-甲氧基苯基)-3-羰基丙烯基)查尔酮 | H | H | OCH₃ | H | H |
| 5 | 2′-羟基-3-(3-(2-羟基苯基)-3-羰基丙烯基)查尔酮 | H | H | H | H | OH |
| 6 | 2′-羟基-4′,6′-二甲氧甲氧基-3-(3-(2-羟基-4,6-二甲氧甲氧基苯基)-3-羰基丙烯基)查尔酮 | OMOM | H | OMOM | H | OH |

注：OMOM 表示 $CH_3OCH_2O$。

表 10-2　化合物 7~13 的结构

| 化合物序号 | 化合物名称 | $R^1$ | $R^2$ | $R^3$ | $R^4$ | $R^5$ |
|---|---|---|---|---|---|---|
| 7 | 4-(3-苯基-3-羰基丙烯基)查尔酮 | H | H | H | H | H |
| 8 | 4′-羟基-4-(3-(4-羟基苯基)-3-羰基丙烯基)查尔酮 | H | H | OH | H | H |
| 9 | 4′-甲氧基-4-(3-(4-甲氧基苯基)-3-羰基丙烯基)查尔酮 | H | H | OCH₃ | H | H |
| 10 | 3′-羟基-4-(3-(3-羟基苯基)-3-羰基丙烯基)查尔酮 | H | H | H | OH | H |
| 11 | 2′-羟基-4-(3-(2-羟基苯基)-3-羰基丙烯基)查尔酮 | H | H | H | H | OH |
| 12 | 2′-羟基-6′-甲氧甲氧基-4-(3-(2-羟基-6-甲氧甲氧基苯基)-3-羰基丙烯基)查尔酮 | OMOM | H | H | H | OH |
| 13 | 2′-羟基-4′,6′-二甲氧甲氧基-4-(3-(2-羟基-4,6-二甲氧甲氧基苯基)-3-羰基丙烯基)查尔酮 | OMOM | H | OMOM | H | OH |

注：OMOM 表示 CH₃OCH₂O。

表 10-3　化合物 14~16 的结构

| 化合物序号 | 化合物名称 | $R^1$ | $R^2$ | $R^3$ | $R^4$ | $R^5$ |
|---|---|---|---|---|---|---|
| 14 | 4′-甲氧基查尔酮 | H | H | H | H | H |
| 15 | 4′-甲氧基-4-羟基查尔酮 | H | H | OH | H | H |
| 16 | 4′-甲氧基-4-羟基-3-甲氧基查尔酮 | H | OCH₃ | OH | H | H |

# 10.1　材料、仪器与方法

## 10.1.1　材料与仪器

　　对苯二甲醛、间苯二甲醛、苯乙酮、间羟基苯乙酮、对羟基苯乙酮、对甲氧基苯乙酮、2,4-二羟基苯乙酮、2,6-二羟基苯乙酮、2,4,6-三羟基苯乙酮，CP，上海海曲试剂有限公司）；1,1-二苯基-2-苦基苯肼（DPPH），美国 Sigma 公司；乙酸乙酯、乙醇、石油醚、二氯甲烷、二氯亚砜，AR 或 CP，天津大茂化学试剂有限公司，其他试剂均为分析纯。

Varian-400 核磁共振仪，美国瓦里安公司；UV-2600 紫外分光光度计，上海天美科学仪器有限公司；数字熔点仪，上海越磁电子科技有限公司；水浴锅，北京中兴伟业仪器实业有限公司；LDZX-30KBS 型立式压力蒸汽灭菌器，上海申安医疗器械厂；XBK 25 型血细胞计数板，上海求精生化试剂仪器有限公司；SW-CJ-1F 净化工作台，苏净集团苏州安泰空气技术有限公司；SPX-250-G 光照培养箱，上海跃进医疗器械厂；AUW320 电子分析天平，日本岛津公司。

## 10.1.2 方法

（1）供试菌和培养基

① 供试菌 金黄色葡萄球菌、大肠杆菌，中南林业科技大学菌种保藏中心提供；彩绒革盖菌，中国菌种保藏委员会。

② 培养基 NB（牛肉膏 3.0g，蛋白胨 10.0g，NaCl 5.0g，蒸馏水 1000mL，pH=7.2～7.4）；PDA（葡萄糖 20g，马铃薯 200g，琼脂 20g，蒸馏水 1000mL）。

（2）氯甲基甲基醚的合成 在 1000mL 三口反应烧瓶中加入质量分数为 37% 的甲醛溶液 274mL（3.81mol）、甲醇 155mL（3.81mol）和 CaCl$_2$ 80g，然后在 1000mL 的三口反应烧瓶中加入浓盐酸 400mL、NaCl 200g，再匀速滴加 500mL 浓硫酸。生成的 HCl 气体经浓硫酸洗气瓶和缓冲瓶进入三口反应烧瓶。搅拌，反应 4.5h 后，用分液漏斗分出有机层，得氯甲基甲基醚粗品。粗品用刺形分馏柱蒸馏，收集 53～57℃馏分，得氯甲基甲基醚 116mL，熔点为 53～57℃，收率为 40%。

（3）2-羟基-4-甲氧甲氧基苯乙酮的合成 在 500mL 三口烧瓶中加入 2,4-二羟基苯乙酮 4.0g（0.0263mol）、无水碳酸钾 43.6g 和丙酮 200mL，6mL 氯甲基甲基醚用 35mL 丙酮稀释，然后快速滴加到三口烧瓶中，室温反应 2h，过滤除去碳酸钾，回收溶剂，得黄色油状粗品 6.14g，过柱（洗脱剂为氯仿），得微黄色油状产品 3.13g，收率为 60.7%。

（4）2-羟基-6-甲氧甲氧基苯乙酮的合成 在 500mL 三口烧瓶中加入 2,6-二羟基苯乙酮 4.0g（0.0263mol）、无水碳酸钾 43.0g 和丙酮 200mL，6mL 氯甲基甲基醚用 35mL 丙酮稀释，然后快速滴加到三口烧瓶中，室温反应 4h，过滤除去碳酸钾，回收溶剂，得黄色油状粗品 6.74g，过柱（洗脱剂为 $V_{乙酸乙酯}:V_{石油醚}=1:7$），得淡黄色油状产品 2.18g，收率为 42.3%。

（5）2-羟基-4,6-二甲氧甲氧基苯乙酮的合成 在 500mL 三口烧瓶中加入 2,4,6-三羟基苯乙酮 6.3g（0.0375mol）、无水碳酸钾 30.0g 和丙酮 200mL，11.5mL 氯甲基甲基醚用 35mL 丙酮稀释，然后快速滴加到三口烧瓶中，室温反应 4h，过滤除去碳酸钾，回收溶剂，得黄色油状粗品 15.16g，过柱（氯仿洗脱剂），得黄色油状产品 5.02g，收率为 52.3%。

（6）具有查尔酮结构的姜黄素类似物的合成 苯乙酮、对甲氧基苯乙酮、对羟基苯乙酮、间羟基苯乙酮和苯二甲醛在 SOCl$_2$ 的催化下可以迅速得到目标产物，而邻羟基苯乙酮和羟基保护后的苯乙酮衍生物则在 NaOH 的催化下和苯二甲醛反应。

① 3-(3-苯基-3-羰基丙烯基)查尔酮（**1**）的合成  在 100mL 三口烧瓶中加入苯乙酮 2.4g（0.02mol）、间苯二甲醛 1.34g（0.01mol）、无水乙醇 18mL 和二氯亚砜 1.8mL，室温反应 2h，TLC 监测反应进程（展开剂：$v_{石油醚}$ ：$v_{乙酸乙酯}$ ＝5：1），反应停止后，加 10mL 蒸馏水，过滤，蒸馏水洗涤多次，然后用 65℃的 100mL 乙醇洗涤，趁热过滤，60℃真空干燥。收率为 24.83%，熔点为 139.8～140.8℃。

② 3′-羟基-3-(3-(3-羟基苯基)-3-羰基丙烯基)查尔酮（**2**）的合成  在 100mL 三口烧瓶中加入 3-羟基苯乙酮 1.36g（0.01mol）、间苯二甲醛 0.67g（0.005mol）、无水乙醇 18mL 和二氯亚砜 1.8mL，室温反应 4h，TLC 监测反应进程（$v_{石油醚}$ ：$v_{乙酸乙酯}$ ＝3：1），反应停止后加 10mL 蒸馏水，过滤，用蒸馏水洗涤多次，然后用 65℃的 100mL 乙醇洗涤，趁热过滤，60℃真空干燥。收率为 42.54%，熔点为 239.7～241.9℃。

③ 4′-羟基-3-(3-(4-羟基苯基)-3-羰基丙烯基)查尔酮（**3**）的合成  在 100mL 三口烧瓶中加入 4-羟基苯乙酮 2.72g（0.02mol）、间苯二甲醛 1.34g（0.01mol）、无水乙醇 18mL 和二氯亚砜 1.8mL，室温反应 1.5h，TLC 监测反应（$v_{石油醚}$ ：$v_{乙酸乙酯}$）＝3：1），停止反应后，加 10mL 蒸馏水，过滤，用蒸馏水洗涤多次，然后用 65℃的 100mL 乙醇洗涤，趁热过滤，60℃真空干燥。收率为 14.24%，熔点为 254.6～255.3℃。

④ 4′-甲氧基-3-(3-(4-甲氧基苯基)-3-羰基丙烯基)查尔酮（**4**）的合成  在 100mL 三口烧瓶中加入对甲氧基苯乙酮 1.502g（0.01mol）、间苯二甲醛 0.6707g（0.005mol）、无水乙醇 18mL 和二氯亚砜 1.8mL，室温反应 2h，TLC 监测反应进程（$V_{石油醚}$ ：$V_{乙酸乙酯}$ ＝4：1），停止反应后，加 10mL 蒸馏水，过滤，用蒸馏水洗涤多次，然后用 65℃的 100mL 乙醇洗涤，趁热过滤，60℃真空干燥。产率为 38.125%，熔点为 190.0～191.2℃。

⑤ 2′-羟基-3-(3-(2-羟基苯基)-3-羰基丙烯基)查尔酮（**5**）的合成  在 100mL 三口烧瓶中加入邻羟基苯乙酮 1.36g（0.01mol）、间苯二甲醛 0.67g（0.005mol）、无水乙醇 20mL 和 0.1g·mL$^{-1}$ 的 NaOH 溶液 10mL，室温反应 2d，反应停止后，加入 50mL 蒸馏水，然后用 3mol·L$^{-1}$ 的 HCl 溶液中和至 pH＝6，过滤，干燥得粗品，粗品过柱（洗脱剂为二氯甲烷），乙醇重结晶，干燥，得产品 0.55g。收率为 29.73%，熔点为 194.3～195.6℃。

⑥ 2′-羟基-4′,6′-二甲氧甲氧基-3-(3-(2-羟基-4,6-二甲氧甲氧基苯基)-3-羰基丙烯基)查尔酮（**6**）的合成  在 100mL 的三口烧瓶中加入 2-羟基-6-甲氧甲氧基苯乙酮 1.50g（0.007mol）、间苯二甲醛 0.48g（0.0035mol）、无水乙醇 20mL 和 0.1g·mL$^{-1}$ 的氢氧化钠溶液 10mL，反应 3d 后加入 50mL 蒸馏水，然后用 3mol·L$^{-1}$ 的 HCl 溶液中和至 pH＝6，过滤，干燥得粗品，粗品过柱（梯度洗脱，$V_{乙酸乙酯}$ ：

$V_{二氯甲烷}$：$V_{石油醚}$＝1：1：4，1：1：2），用乙醇重结晶，干燥即得产品 0.26g，收率为 12.12%，熔点为 140.3～142.9℃。

⑦ 4-(3-苯基-3-羰基丙烯基)查尔酮（**7**）的合成　在 100mL 三口烧瓶中加入苯乙酮 2.4g（0.02mol）、对苯二甲醛 1.34g（0.01mol）、无水乙醇 18mL 和二氯亚砜 1.8mL，室温反应 2h，TLC 监测反应进程（$V_{石油醚}$：$V_{乙酸乙酯}$＝5：1），停止反应后加入 10mL 蒸馏水，过滤，用蒸馏水洗涤多次，然后用 65℃的 100mL 乙醇洗涤，趁热过滤，60℃真空干燥，产率为 86.56%，熔点为 187.7～188.7℃。

⑧ 4'-羟基-4-(3-(4-羟基苯基)-3-羰基丙烯基)查尔酮（**8**）的合成　在 100mL 三口烧瓶中加入对羟基苯乙酮 2.72g（0.02mol）、对苯二甲醛 1.34g（0.01mol）、无水乙醇 18mL 和二氯亚砜 1.8mL 加入，室温反应 4.5h，TLC 监测反应（$V_{石油醚}$：$V_{乙酸乙酯}$＝3：1），反应停止后加入 10mL 蒸馏水，过滤，用蒸馏水洗涤多次，然后用 65℃的 100mL 乙醇洗涤，趁热过滤，60℃真空干燥，产率为 31.39%，熔点为 315.4～317.2℃。

⑨ 4'-甲氧基-4-(3-(4-甲氧基苯基-3-羰基丙烯基)查尔酮（**9**）的合成　在 100mL 三口烧瓶中加入对甲氧基苯乙酮 1.502g（0.01mol）、对苯二甲醛 0.6707g（0.005mol）、无水乙醇 18mL 和二氯亚砜 1.8mL，室温反应 4h，TLC 监测反应（$V_{石油醚}$：$V_{乙酸乙酯}$＝4：1），停止反应后加入 10mL 蒸馏水，过滤，用蒸馏水洗涤多次，然后用 65℃的 100mL 乙醇洗涤，趁热过滤，60℃真空干燥，产率为 78.61%，熔点为 248.3～249.7℃。

⑩ 3'-羟基-4-(3-(3-羟基苯基)-3-羰基丙烯基)查尔酮（**10**）的合成　在 100mL 三口烧瓶中加入间羟基苯乙酮 2.72g（0.02mol）、对苯二甲醛 1.34g（0.01mol）、无水乙醇 18mL、二氯亚砜 1.8mL，室温反应 3h，TLC 监测反应（$V_{石油醚}$：$V_{乙酸乙酯}$＝3：1），停止反应后加入 10mL 蒸馏水，过滤，用蒸馏水洗涤多次，然后用 65℃的 100mL 乙醇洗涤，趁热过滤，60℃真空干燥，产率为 58.09%，熔点为 246.2～247.0℃。

⑪ 2'-羟基-4-(3-(2-羟基苯基)-3-羰基丙烯基) 查尔酮（**11**）的合成　在 100mL 三口烧瓶中加入邻羟基苯乙酮 1.36g（0.01mol）、对苯二甲醛 0.67g（0.005mol）、无水乙醇 20mL 和 0.1g·mL⁻¹ 的 NaOH 溶液 10mL，室温反应 1d，加入 50mL 蒸馏水，然后用 3mol·L⁻¹ 的 HCl 溶液中和至 pH＝6，过滤，干燥，过柱（洗脱剂为二氯甲烷），乙醇重结晶，干燥即得产品 1.07g，收率为 57.81%，熔点为 249.0～250.6℃。

⑫ 2'-羟基-6'-甲氧甲氧基-4-(3-(2-羟基-6-甲氧甲氧基苯基)-3-羰基丙烯基) 查尔酮（**12**）的合成　在 100mL 三口烧瓶中加入 2-羟基-6-甲氧甲氧基苯乙酮 1.96g（0.01mol）、对苯二甲醛 0.67g、无水乙醇 20mL 和 0.1g·mL⁻¹ 的氢氧化钠溶液 10mL，反应 2d 后加入 50mL 蒸馏水，然后用 3mol·L⁻¹ 的 HCl 溶液中和至 pH＝6，过滤，干燥，过柱（洗脱剂为二氯甲烷），乙醇重结晶，干燥得产品 0.342g，

收率为 14.01%，熔点为 190.4～192.0℃。

⑬ 2'-羟基-4',6'-二甲氧甲氧基-4-(3-(2-羟基-4,6-二甲氧甲氧基苯基)-3-羰基丙烯基)查尔酮（**13**）的合成 在 100mL 三口烧瓶中加入 2-羟基-6-甲氧甲氧基苯乙酮 1.50g（0.007mol）、对苯二甲醛 0.48g（0.0035mol）、无水乙醇 20mL 和 0.1g•mL$^{-1}$ 的氢氧化钠溶液 10mL，反应 2.5d 后加入 50mL 蒸馏水，然后用 3mol•L$^{-1}$ 的 HCl 溶液中和至 pH=6，过滤，干燥，过柱（$V_{乙酸乙酯}$：$V_{二氯甲烷}$：$V_{石油醚}$=1：7：1），乙醇重结晶，干燥得产品 0.36g，收率为 16.63%，熔点为 188.2～189.4℃。

（7）查尔酮类化合物的合成

① 4'-甲氧基查尔酮（**14**）的合成 在 100mL 三口烧瓶中加入对甲氧基苯乙酮 3.00g（0.02mol）、苯甲醛 2.04g（0.0035mol）、无水乙醇 20mL 和 0.1g•mL$^{-1}$ 的氢氧化钠溶液 10mL，TLC 监测反应（$V_{乙酸乙酯}$：$V_{石油醚}$=7：1），反应 7h，然后用无水乙酸中和至 pH=5，过滤，乙醇重结晶，干燥得产品 2.06g，收率为 43.32%，熔点为 105.2～105.6℃。

② 4'-甲氧基-4-羟基查尔酮（**15**）的合成 在 100mL 三口烧瓶中加入对甲氧基苯乙酮 3.00g（0.02mol）、对羟基苯甲醛 2.93g（0.022mol）、无水乙醇 20mL 和 0.1g•mL$^{-1}$ 的氢氧化钠溶液 10mL，TLC 监测反应（$V_{石油醚}$：$V_{乙酸乙酯}$=5：1），反应 2d，然后用无水乙酸中和至 pH=5，过滤，乙醇重结晶，干燥得产品 1.01g，收率为 19.88%，熔点为 180.4～182.2℃。

③ 4'-甲氧基-4-羟基-3-甲氧基查尔酮（**16**）的合成 在 100mL 三口烧瓶中加入对甲氧基苯乙酮 1.50g（0.01mol）、香草醛 1.52g（0.022mol）、无水乙醇 5mL 和 SOCl$_2$ 0.5mL，反应 30min 后，乙醇重结晶（60℃），干燥得产品 0.86g，收率为 30.39%，熔点为 159.9～160.4℃。

（8）具有查尔酮结构的姜黄素类似物的抗菌活性

① 菌种的活化 将供试菌从 4℃ 的冰箱中取出后接种到培养基上：细菌接种到牛肉膏蛋白胨培养基上，37℃ 培养 24h；霉菌接种到 PDA 培养基上，28℃ 培养 48h，待用。

② 抑菌半径的测定 将合成的具有查尔酮结构的姜黄素类似物用乙酸乙酯配成 5 个梯度的浓度（2500μg•mL$^{-1}$、1000μg•mL$^{-1}$、500μg•mL$^{-1}$、250μg•mL$^{-1}$ 和 100μg•mL$^{-1}$），采用浇铸法在每个培养皿中加入 9mL 灭菌后融化的培养基和 1mL 样品，对照组分别采用 1mL 乙酸乙酯、无菌水替代样品，其他条件相同。培养基凝固后用 6mm 打孔器接种，再放入恒温恒湿培养箱中培养，细菌的培养温度为 37℃，真菌的培养温度为 28℃。待对照组上菌落快要长满培养皿时，采用十字交叉法测量抑菌半径，每个浓度重复两次。菌落直径和抑制率的计算见式（10-1）、式（10-2）。

$$菌落直径(mm)=测量菌落直径平均值-6 \tag{10-1}$$

$$抑制率(\%)=\frac{(对照菌落直径-6)-(处理菌落直径-6)}{对照菌落直径-6}\times100\%\qquad(10\text{-}2)$$

然后采用 Prism V5 软件计算 $IC_{50}$。

（9）具有查尔酮结构的姜黄素类似物的抗氧化活性

① 姜黄素类似物待测溶液的配制　精确称取姜黄素类似物 0.0200g，用少量 95％乙醇溶解，定量转入 100mL 容量瓶中，用 95％乙醇稀释至刻度，摇匀，得到浓度为 $200\mu g\cdot mL^{-1}$ 的姜黄素类似物溶液。分别移取该溶液 0.50mL、1.00mL、1.50mL、2.00mL、2.50mL、3.00mL、3.50mL、4.00mL、4.50mL 和 5.00mL 加入 10 个 10mL 容量瓶中，用 95％乙醇稀释至刻度，摇匀，得到浓度分别为 $10\mu g\cdot mL^{-1}$、$20\mu g\cdot mL^{-1}$、$30\mu g\cdot mL^{-1}$、$40\mu g\cdot mL^{-1}$、$50\mu g\cdot mL^{-1}$、$60\mu g\cdot mL^{-1}$、$70\mu g\cdot mL^{-1}$、$80\mu g\cdot mL^{-1}$、$90\mu g\cdot mL^{-1}$ 和 $100\mu g\cdot mL^{-1}$ 的姜黄素类似物溶液。

分别精确称取姜黄素、姜黄色素和栀子黄色素 0.0100g，溶液配制过程同姜黄素类似物溶液的配制。

② 姜黄素类似物对 DPPH·清除率的测定　准确称取 DPPH 试剂 0.2577g，用 95％乙醇溶解，转入 1000mL 容量瓶中，用 95％乙醇定容，摇匀，得质量浓度为 $257.7mg\cdot L^{-1}$ 的 DPPH 储备液（约 $6.5\times10^{-4}mol\cdot L^{-1}$），置于冰箱中冷藏备用，使用前用 95％乙醇稀释。

将 DPPH 储备液稀释至 $51.54mg\cdot L^{-1}$，在 10mL 比色管中加入 4.0mL DPPH 溶液和 1.0mL 样品溶剂，混匀，在 517nm 波长处的吸光度记为 $A_0$；加入 4.0mL DPPH 溶液和 1.0mL 待测试液，混匀，在黑暗处静置 30min，测定吸光度记为 $A_i$；加入 4.0mL 95％乙醇和 1.0mL 待测试液，混匀，吸光度记为 $A_j$。

姜黄素类似物对 DPPH·的清除率（scavenging activity，$SA$）按下式计算：

$$SA(\%)=\left(1-\frac{A_i-A_j}{A_0}\right)\times100\%$$

姜黄素类似物的抗氧化活性采用 $IC_{50}$（即清除 50％DPPH·的样品浓度）值表示，三重试验，$IC_{50}$ 值越小，抗氧化活性越好。

# 10.2　结果与分析

## 10.2.1　具有查尔酮结构的姜黄素类似物的合成条件

### 10.2.1.1　催化剂的选择

具有 $\alpha$-氢的醛或酮在酸或碱的催化下与另一分子羰基化合物发生加成反应合成 $\alpha,\beta$-不饱和羰基化合物，即羟醛缩合反应。采用 NaOH 为催化剂，不能得到化合物 **1**～**4**、化合物 7～10 和化合物 16，所以以 $SOCl_2$ 为催化剂。合成化合物 **5**～**6** 和化合物 **11**～**15** 所采用的催化剂是 NaOH。

对甲氧基苯乙酮和邻苯二甲醛在 $0.1g \cdot mL^{-1}$ NaOH 催化下不能得到化合物 **4**，而是生成大量的白色沉淀，可能是生成的双查尔酮化合物继续和对甲氧基苯乙酮反应生成四酮类化合物[8]。但是采用 $SOCl_2$ 作催化剂，迅速生成红色化合物 **4**。

多羟基苯乙酮因为含有多个活泼的酚羟基，易直接与 $SOCl_2$ 反应，不能得到目标化合物。参考关丽萍等[9]报道的多羟基查尔酮合成方法合成均未实现，同时多酚羟基化合物容易被氧化，因此，采用先保护再缩合的多步合成方法，催化剂为 $0.1g \cdot mL^{-1}$ NaOH。

### 10.2.1.2 反应时间

对苯二甲醛比间苯二甲醛更易于和相应的苯乙酮衍生物反应，反应时间更短，产率也相应地更高。这可能是因为苯二甲醛先和一分子苯乙酮衍生物反应，生成的苯基丙烯酮非常大，位于间位时，位阻较大，而位于对位时，位阻相对较小。

苯乙酮衍生物取代基种类会影响目标化合物的收率，当取代基为甲氧基时，反应易于发生，收率较高，如化合物 **7** 的收率高达 86.56%，取代基为羟基，反应收率显著降低。

苯乙酮衍生物羟基的位置、数量对反应时间有不同程度的影响。对位、间位的羟基对缩合反应时间的影响相对较小，邻位的羟基则会使缩合反应时间显著地延长。苯乙酮衍生物中羟基越多，反应越难进行，当苯乙酮上的羟基多于 2 个时，很难得到目标化合物。

## 10.2.2 具有查尔酮结构的姜黄素类似物的结构表征

（1）3-(3-苯基-3-羰基丙烯基)查尔酮（**1**）的结构表征

① $^1H$ NMR$(CDCl_3, \delta)$ $7.471 \sim 7.546$(m, 5H, $2 \times 3'$, $5'$-H 和 5-H)；7.573, 7.612(d, 2H, $J = 15.6$Hz, $2 \times \alpha$-H)；$7.591 \sim 7.628$(m, 2H, $2 \times 4'$-H)；7.680, 7.684, 7.700, 7.703(dd, 2H, $J = 7.6$Hz, 1.2Hz, 4,6-H)；7.815, 7.854(d, 2H, $J = 15.6$Hz, $2 \times \beta$-H)；7.883(s br, 1H, 2-H)；8.035, 8.056(d, 4H, $J = 8.4$Hz, $2 \times 2'$, $6'$-H)。

② $^{13}$C NMR(CDCl$_3$,$\delta$)　123.0(2×C-$\alpha$)；128.2(1×C-2)；128.5(2×C-2',6')；128.7(2×C-3',5')；129.6(2×C-5)；130.1(1×C-4,6)；132.9(2×C-4')；135.3(1×C-1,3)；138.0(2×C-1')；143.8(2×C-$\beta$)；190.3(2×C=O)。

(2) 3'-羟基-3-(3-(3-羟基苯基)-3-羰基丙烯基)查尔酮（**2**）的结构表征

① $^1$H NMR(CD$_3$COCD$_3$,$\delta$)　7.130,7.136,7.150,7.156(dd,2H,$J$=8.0Hz,4,6-H)；7.389,7.409,7.429(t,2H,$J$=8.0Hz)；7.580～7.598(m,3H)；7.668,7.668(d,2H,$J$=8.0Hz)；7.818,7.858(d,2H,$J$=16.0Hz,2×$\alpha$-H)；7.946,7.985(d,2H,$J$=15.6Hz,2×$\beta$-H)；8.111,8.133(d,4H,$J$=8.8Hz,2×2',6'-H)；8.400(s br,1H,2-H)；10.468(s,2H,2×3'-OH)。

② $^{13}$C NMR(CD$_3$COCD$_3$,$\delta$)　115.5(2×C-2')；120.7(2×C-$\alpha$)；120.8(2×C-4')；123.8(1×C-2)；129.2(2×C-1')；130.4(1×C-4,6)；130.6(1×C-5)；131.3(2×C-6')；136.7(1×C-1,3)；140.4(1×C-5)；143.9(2×C-$\beta$)；158.6(2×C-3')；189.8(2×C=O)。

(3) 4'-羟基-3-(3-(4-羟基苯基)-3-羰基丙烯基)查尔酮(**3**)的结构表征

① $^1$H NMR(DMSO,$\delta$)　6.923,6.945(d,4H,$J$=8.8Hz,2×3',5'-H)；7.523,7.543,7.562(t,1H,$J$=15.6Hz,8.0Hz,5-H)；7.732,7.771(d,2H,$J$=15.6Hz,2×$\alpha$-H)；7.920,7.923,7.939,7.942(dd,2H,$J$=7.6Hz,1.2Hz,4,6-H)；8.066,8.027(d,2H,$J$=15.6Hz,2×$\beta$-H)；8.111,8.133(d,4H,$J$=8.8Hz,2×2',6'-H)；8.432(s br,1H,2-H)；10.478(s,2H,2×4'-OH)。

② $^{13}$C NMR(DMSO,$\delta$)　115.4(2×C-3',5')；122.9(2×C-$\alpha$)；128.5(1×C-2)；129.0(1×C-4,6)；129.4(1×C-5)；130.4(2×C-1')；131.3(2×C-2',6')；135.6(1×C-1,3)；142.1(2×C-$\beta$)；162.3(2×C-4')；187.1(2×C=O)。

(4) 4'-甲氧基-3-(3-(4-甲氧基苯基)-3-羰基丙烯基)查尔酮(**4**)的结构表征

① $^1$H NMR(CDCl$_3$,$\delta$)　3.911(s,6H,2×4'-OCH$_3$)；7.001,7.022(d,4H,$J$=8.4Hz,2×3',5'-H)；7.591,7.630(d,2H,$J$=15.6Hz,2×$\alpha$-H)；7.676,

7.679,7.696,7.699(dd,2H,$J=8.0$Hz,1.2Hz,4,6-H)；7.814,7.853(d,2H,$J=15.6$Hz,$2\times\beta$-H)；7.885(s br,1H,2-H)；8.065,8.087(d,4H,$J=8.8$Hz,$2\times2'$,$6'$-H)。

② $^{13}$C NMR(CDCl$_3$,$\delta$)　55.5($2\times$C—CH$_3$)；113.9($2\times$C-$3'$,$5'$)；122.7($2\times$C-$\alpha$)；128.1($1\times$C-2)；129.5($1\times$C-5)；129.08($1\times$C-4,6)；130.8($2\times$C-$1'$)；130.9($2\times$C-$2'$,$6'$)；135.8($1\times$C-1,3)；143.0($2\times$C-$\beta$)；1623.5($2\times$C-$4'$)；188.4($2\times$C=O)。

（5）2'-羟基-3-(3-(2-羟基苯基)-3-羰基丙烯基)查尔酮(**5**)的结构表征

① $^1$H NMR(CDCl$_3$,$\delta$)　6.964,60982,7.002(t,2H,$J=8.0$Hz,$2\times3'$-H)；7.044,7.065(d,2H,$J=8.1$Hz,$2\times5'$-H)；7.513,7.531,7.551(t,3H,$J=8.0$Hz,$2\times4'$-H,$1\times$5-H)；7.702～7.752(m,4H,$2\times\beta$-H,$1\times$4,6-H)；7.907,7.971(m,5H,$2\times\alpha$,$6'$-H,$1\times$2-H)；12.753(s,2H,$2\times2'$-OH)。

② $^{13}$C NMR(CDCl$_3$,$\delta$)　118.7($2\times$C-$3'$)；119.0($2\times$C-$5'$)；119.8($2\times$C-$1'$)；121.3($2\times$C-$\alpha$)；128.8($1\times$C-2)；129.6($1\times$C-5)；129.7($2\times$C-$6'$)；130.4($1\times$C-4,6)；135.5($1\times$C-1,3)；136.6($2\times$C-$4'$)；144.3($2\times$C-$\beta$)；163.6($2\times$C-$2'$)；193.5($2\times$C=O)。

（6）2'-羟基-4',6'-二甲氧甲氧基-3-(3-(2-羟基-4,6-二甲氧甲氧基苯基)-3-羰基丙烯基)查尔酮(**6**)的结构表征

① $^1$H NMR(CDCl$_3$,$\delta$)　3.493,3.534(d,12H,$12\times$H—CH$_3$)；5.199,5.309(d,8H,$8\times$H—CH$_2$)；6.251,6.256(d,2H,$J=2.0$Hz,$2\times3'$-H)；6.331,6.335(d,2H,$J=1.6$Hz,$2\times5'$-H)；7.444,7.463,7.482(t,1H,$J=7.6$Hz,$1\times$2-H)；7.629,7.648(d,$J=15.6$Hz,2H,$2\times\alpha$-H)；7.758,7.774(d,2H,$J=6.4$Hz,$1\times$4,6-H)；7.792(s,1H,$1\times$5-H)；7.939,7.978(d,$J=15.6$Hz,2H,$2\times\beta$-H)；13.745(s,2H,$2\times2'$-OH)。

② $^{13}$C NMR(CDCl$_3$,$\delta$)　56.5,56.9($4\times$C-CH$_3$)；94.1($2\times$C-$5'$)；94.9,95.3($4\times$C—CH$_2$)；97.5($2\times$C-$3'$)；107.5($2\times$C-$1'$)；128.3($1\times$C-2$\alpha$)；128.7($2\times$C-$\alpha$)；129.3($1\times$C-4,6)；129.5($1\times$C-5)；136.3($1\times$C-1,3)；141.4($2\times$C-$\beta$)；159.9($2\times$C-$2'$)；163.7($2\times$C-$6'$)；167.4($2\times$C-$4'$)；192.7($2\times$C=O)。

（7）4-(3-苯基-3-羰基丙烯基)查尔酮(**7**)的合成

① $^1$H NMR(CDCl$_3$,$\delta$)　7.550,7.569,7.58(t,$J$＝7.2Hz,4H,2×3′,5′-H)；7.614(s,2H,2×$\alpha$-H)；7.635,7.653,7.673(t,$J$＝7.2Hz,2×4′-H)；7.740(s,4H,2×2,3,5,6-H)；7.8239,7.879(d,$J$＝16.0Hz,2×H-$\beta$)；8.074,8.093(d,$J$＝7.6Hz,4H,2×2′,6′-H)。

② $^{13}$C NMR(CDCl$_3$,$\delta$)　123.0(2×C-$\alpha$)；128.5(2×C-2′,6′)；128.7(2×C-3′,5′)；128.9(1×C-2,3,5,6)；132.9(2×C-4′)；136.8(2×C-1′)；138.0(1×C-1,4)；143.5(2×C-$\beta$)；190.2(2×C＝O)。

（8）4′-羟基-4-(3-(4-羟基苯基)-3-羰基丙烯基)查尔酮(**8**)的结构表征

① $^1$H NMR(DMSO,$\delta$)　6.909,6.931(d,4H,$J$＝8.8Hz,2×3′,5′-H)；7.701,7.740(d,2H,$J$＝15.6Hz,2×$\alpha$-H)；7.965(d,4H,2,3,5,6-H)；8.000,8.038(d,2H,$J$＝15.2Hz,2×$\beta$-H)；8.103,8.124(d,4H,$J$＝8.4Hz,2×2′,6′-H)；10.466(s,2H,2×4′-OH)。

② $^{13}$C NMR(DMSO,$\delta$)　115.4(2×C-3′,5′)；123.0(2×C-$\alpha$)；129.1(2×C-1′)；129.2(1×C-2,3,5,6)；131.3(2×C-2′,6′)；136.6(1×C-1,4)；141.8(2×C-$\beta$)；162.3(2×C-4′)；187.0(2×C＝O)。

（9）4′-甲氧基-4-(3-(4-甲氧基苯基)-3-羰基丙烯基)查尔酮(**9**)的结构表征

① $^1$H NMR(CDCl$_3$,$\delta$)　3.908(s,6H,2×4′-OCH$_3$)；6.995,7.016(d,4H,$J$＝8.4Hz,2×3′,5′-H)；7.584,7.623(d,2H,$J$＝15.6Hz,2×$\alpha$-H)；7.695(d,4H,2,3,5,6-H)；7.791,7.831(d,2H,$J$＝16.0Hz,2×$\beta$-H)；8.052,8.074(d,4H,$J$＝8.8Hz,2×2′,6′-H)。

② $^{13}$C NMR(CDCl$_3$,$\delta$)　55.5(2×C—CH$_3$)；113.9(2×C-3′,5′)；122.8(2×C-$\alpha$)；128.9(1×C-2,3,5,6)；130.9(2×C-1′)；131.0(2×C-2′,6′)；136.9(1×C-1,4)；142.8(2×C-$\beta$)；163.6(2×C-4′)；188.5(2×C＝O)。

（10）3′-羟基-4-(3-(3-羟基苯基)-3-羰基丙烯基)查尔酮(**10**)的结构表征

① ¹H NMR(DMSO,δ)　7.075,7.080,7.095,7.100(dd,2H,$J=8.0$Hz,2.0Hz,2×4′-H)；7.379,7.399,7.419(m,2H,$J=8.0$Hz,2×3′-H)；7.496,7.501(s,2H,$J=8.0$Hz,2×2′-H)；7.665,7.684(d,2H,$J=7.6$Hz,2×5′-H)；7.738,7.777(d,2H,$J=15.6$Hz,2×α-H)；7.947,7.982(d,6H,2×β-H,1×2,3,5,6-H)；9.829(s,2H,2×3′-OH)。

② ¹³C NMR(DMSO,δ)　114.9(2×C-6′)；120.0(2×C-α)；120.7(2×C-4′)；123.5(2×C-1′)；129.7(1×C-2,3,5,6)；130.1(2×C-2′)；136.9(1×C-1,4)；139.2(2×C-3′)；143.1(2×C-β)；158.0(2×C-5′)；189.3(2×C=O)。

（11）2′-羟基-4-(3-(2-羟基苯基)-3-羰基丙烯基)查尔酮(**11**)的结构表征

① ¹H NMR(DMSO,δ)　7.010,7.031,7.051(t,4H,$J=8.0$Hz,2×3′,5′-H)；7.569,7.588,7.608(t,$J=8.0$Hz,2H,2×4′-H)；7.855,7.894(d,$J=15.6$Hz,2H,2×α-H)；8.024(s,4H,1×2,3,4,6-H)；8.115,8.153(d,2H,$J=14.8$Hz,2×β-H)；8.268,8.288(d,2H,$J=8.0$Hz,2×6′-H)；12.453(s,2H,2×2′-OH)。

② ¹³C NMR(DMSO,δ)　118.0(2×C-3′)；119.5(2×C-1′)；120.7(2×C-4′)；121.1(2×C-5′)；123.4(2×C-α)；129.9(1×C-2,3,5,6)；131.3(2×C-6′)；136.7(1×C-1,4)；137.0(2×C-4′)；144.0(2×C-β)；162.1(2×C-2′)；193.8(2×C=O)。

（12）2′-羟基-6′-甲氧甲氧基-4-(3-(2-羟基-6-甲氧甲氧基苯基)-3-羰基丙烯基)查尔酮(**12**)的结构表征

① ¹H NMR(CDCl₃,δ)　3.541(s,6H,6×H—CH₃)；5.323(s,4H,4×H—CH₂)；6.605,6.625(d,2H,$J=8.0$Hz,2×3′-H)；6.672,6.674,6.693,6.695(dd,2H,$J=8.2$Hz,2×5′-H)；7.343,7.364,7.385(t,2H,$J=8.4$Hz,2×4′-H)；

7.662(s,4H,1×2,3,5,6-H);7.789,7.828(d,$J=15.6$Hz,2H,2×$\alpha$-H);7.974,7.925(d,$J=15.6$Hz,2H,2×$\beta$-H);12.827(s,2H,2×2′-OH)。

② $^{13}$C NMR(CDCl$_3$,$\delta$) 56.9(2×C—CH$_3$);95.3(2×C—CH$_2$);104.8(2×C-5′);111.9(2×C-3′);112.7(2×C-1′);128.5(2×C-$\alpha$);129.0(1×C-2,3,5,6);136.1(1×C-1,4);137.1(2×C-4′);141.7(2×C-$\beta$);158.3(2×C-2′);164.5(2×C-6′);194.2(2×C═O)。

（13）2′-羟基-4,6-甲氧甲氧基-4-(3-(2-羟基-4,6-二甲氧甲氧苯基)-3-羰基丙烯基）查尔酮（**13**）的结构表征

① $^1$H NMR（CDCl$_3$,$\delta$） 3.492,3.545（d,12H,12×H—CH$_3$）；5.199,5.309（d,8H,8×H—CH$_2$）；6.251,6.257（d,2H,$J=2.4$Hz,2×3′-H）；6.328,6.334（d,2H,$J=2.4$Hz,2×5′-H）；7.638（s,4H,1×2,3,5,6-H）；7.796,7.757（d,$J=15.6$Hz,2H,2×$\alpha$-H）；7.949,7.988（d,$J=15.6$Hz,2H,2×$\beta$-H）；13.779（s,2H,2×2′-OH）。

② $^{13}$C NMR（CDCl$_3$,$\delta$） 56.5,56.9（4×C—CH$_3$）；94.1（2×C-5′）；94.8,95.2（4×C—CH$_2$）；97.5（2×C-3′）；107.5（2×C-1′）；128.3（2×C-$\alpha$）；128.8（1×C-2,3,5,6）；137.2（1×C-1,4）；141.3（2×C-$\beta$）；159.8（2×C-2′）；163.7（2×C-6′）；167.4（2×C-4′）；192.6（2×C═O）。

（14）4′-甲氧基查尔酮（**14**）的结构表征 $^1$H NMR(CDCl$_3$,$\delta$) 3.902(s,3H,3×CH$_3$—H);6.985,7.007(d,2H,$J=6.8$Hz,2×3′,5′-H);7.416~7.443(m,3H,1×3,4,5-H);7.544,7.583(d,1H,$J=15.6$Hz,$\alpha$-H);7.645~7.669(m,2H,1×2,6-H);7.796,7.835(d,$J=15.6$Hz,1H,$\beta$-H);8.045,8.063(d,2H,$J=7.2$Hz,1×2′,6′-H)。

（15）4′-甲氧基-4-羟基查尔酮（**15**）的结构表征 $^1$H NMR(CDCl$_3$,$\delta$) 3.899(s,3H,3×CH$_3$—H);5.421(s,1H,OH—H);6.886,6.906(d,2H,$J=8$Hz,3,5-H);6.978,7.000(d,2H,$J=8.2$Hz,2×3′,5′-H);7.418,7.457(d,1H,$J=15.6$Hz,1×$\alpha$-H);7.556,7.577(d,2H,$J=8.2$Hz,2,6-H);7.760,7.799(d,$J=15.6$Hz,1H,$\beta$-H),8.033,8.055(d,2H,$J=8.8$Hz,2×2′,6′-H)。

（16）4′-甲氧基-4-羟基-3-甲氧基查尔酮(**16**)的结构表征　$^1$H NMR(CDCl$_3$,δ)
3.885,3.951(d,6H,6×CH$_3$—H)；6.111(s,1H,OH—H)；6.948～6.991(m,
3H,2,5,6-H)；6.978,7.000(d,2H,J=8.2Hz,2×3′,5′-H)；7.556,7.577(d,J=
8.2Hz,2H,2,6-H)；7.382,7.421(d,1H,J=15.6Hz,1×α-H)；7.760,7.799(d,
J=15.6Hz,1H,β-H)；8.029,8.051(d,2H,J=8.8Hz,2×2′,6′-H)。

## 10.2.3　具有查尔酮结构的姜黄素类似物的抗菌活性及构效关系

### 10.2.3.1　具有查尔酮结构的姜黄素类似物的抗菌活性

按照10.1.2中（8）的方法测定抑制率，然后采用 Prism V5 软件计算半抑制
浓度 IC$_{50}$。姜黄素类似物对白腐菌、金黄色葡萄球菌及大肠杆菌的 IC$_{50}$ 见表
10-4。

表 10-4　姜黄素类似物的半抑制浓度 IC$_{50}$

| 姜黄素类似物序号 | IC$_{50}$/μg·mL$^{-1}$ | | |
| --- | --- | --- | --- |
| | 白腐菌 | 金黄色葡萄球菌 | 大肠杆菌 |
| 1 | 174.85 | 114.31 | 195.54 |
| 2 | 15.60 | 151.12 | 167.88 |
| 3 | — | — | 243.39 |
| 4 | 238.32 | — | 197.58 |
| 5 | 58.20 | 145.56 | 173.56 |
| 6 | 124.01 | 123.76 | 165.22 |
| 7 | — | — | — |
| 8 | — | 238.63 | — |
| 9 | — | — | — |
| 10 | 159.90 | 175.81 | 200.13 |
| 11 | 15.35 | 105.38 | 131.11 |
| 12 | 75.56 | 117.22 | 122.14 |
| 13 | 12.43 | 183.17 | 211.36 |
| 14 | 80.04 | 201.47 | 232.19 |

续表

| 姜黄素类似物序号 | IC$_{50}$/$\mu$g·mL$^{-1}$ | | |
| --- | --- | --- | --- |
| | 白腐菌 | 金黄色葡萄球菌 | 大肠杆菌 |
| 15 | 46.81 | 158.43 | 191.62 |
| 16 | —— | —— | —— |

注："——"表示无抑菌效果。

从表 10-4 可知，具有查尔酮结构的姜黄素类似物可以显著地抑制真菌，化合物 **2**、化合物 **11** 和化合物 **13** 对白腐菌的半抑制浓度 IC$_{50}$ 分别为 15.60$\mu$g·mL$^{-1}$、15.35$\mu$g·mL$^{-1}$ 和 12.43$\mu$g·mL$^{-1}$，而对细菌的抑制效果不明显。对金黄色葡萄球菌抑制效果最好的姜黄素类似物是化合物 **11**，相应的半抑制浓度 IC$_{50}$ 为 105.38$\mu$g·mL$^{-1}$，对大肠杆菌抑制效果最好的姜黄素类似物是化合物 **12**，其 IC$_{50}$ 为 122.14$\mu$g·mL$^{-1}$。出现这种情况可能是因为具有查尔酮结构的姜黄素类似物对真菌、细菌的选择性抑制，其抑菌机理是抑制细胞壁的形成[10]。

### 10.2.3.2 具有查尔酮结构的姜黄素类似物的构效关系

姜黄素类似物的 A 环引入甲氧基不利于抑菌活性。化合物 **1** 引入甲氧基变成化合物 **4**，对白腐菌、金黄色葡萄球菌和大肠杆菌的抑制活性下降；化合物 **7** 和化合物 **9** 的 A 环引入甲氧基前后，都对三种菌种无抑制活性。

A 环酚羟基数量及其取代位置会影响其抑菌活性。化合物 **2**、化合物 **11** 和化合物 **13** 对白腐菌具有显著抑制活性的作用，IC$_{50}$ 分别为 15.60$\mu$g·mL$^{-1}$、15.35$\mu$g·mL$^{-1}$ 和 12.43$\mu$g·mL$^{-1}$，三个化合物在邻位或间位均含有羟基。此外邻位含有酚羟基的化合物 **5** 对白腐菌也具有较好的抗菌活性，IC$_{50}$ 为 58.20$\mu$g·mL$^{-1}$，对位酚羟基不利于抑菌活性。

甲氧甲氧基会影响其抑白腐菌活性。化合物 **12** 比化合物 **13** 少一个对位的甲氧甲氧基，但其半抑制浓度 IC$_{50}$ 显著增加，这可能是因为甲氧甲氧基能够增加化合物 **13** 的亲脂性。

两个 上羟基位置及其处于 B 环的间位还是对位对抑制白腐菌活性的影响也不相同。当 上羟基处于间位时，两个 处于 B 环间位有利于其抑菌活性，当 上羟基处于邻位时，两个 处于 B 环对位有利于其抑菌活性，对细菌的抑制活性中也体现了这一点。

### 10.2.4 具有查尔酮结构的姜黄素类似物的抗氧化活性

按照 10.1.2 中（9）的方法测定具有查尔酮结构的姜黄素类似物对 DPPH·的清除率，然后采用 Prism V5 软件计算 $IC_{50}$ 值，结果见表 10-5。

**表 10-5 姜黄素类似物清除 DPPH·的 $IC_{50}$ 值**

| 化合物序号 | $IC_{50}$ /$\mu g \cdot mL^{-1}$ | 化合物序号 | $IC_{50}$ /$\mu g \cdot mL^{-1}$ | 化合物序号 | $IC_{50}$ /$\mu g \cdot mL^{-1}$ |
|---|---|---|---|---|---|
| 1 | — | 7 | — | 13 | 90.51 |
| 2 | 125.43 | 8 | 159.84 | 14 | — |
| 3 | 164.31 | 9 | — | 15 | 151.42 |
| 4 | — | 10 | 120.15 | 16 | 113.11 |
| 5 | 178.14 | 11 | 162.33 | 姜黄素 | 36.22 |
| 6 | 113.27 | 12 | 104.52 | | |

注："—"表示无抗氧化活性。

从表 10-5 可知，合成的姜黄素类似物的抗氧化活性部分具有一定的抗氧化活性，但都不如姜黄素（$IC_{50}=36.22\mu g \cdot mL^{-1}$），在合成的化合物中化合物 **13** 的抗氧化活性最强，$IC_{50}$ 为 $90.51\mu g \cdot mL^{-1}$。

# 10.3 本章小结

以姜黄素和查尔酮为先导化合物合成了具有查尔酮结构的姜黄素类似物，并对其结构进行了表征，测试了其抗菌和抗氧化活性，探讨了其构效关系。

① 苯乙酮衍生物与间苯二甲醛或对苯二甲醛经羟醛缩合合成了 13 种具有查尔酮结构的姜黄素类似物，苯甲醛与苯乙酮衍生物经羟醛缩合合成了 3 种查尔酮衍生物，采用 $^1H$ NMR 和 $^{13}C$ NMR 对其结构进行了表征，化合物 **2**、化合物 **3**、化合物 **4**、化合物 **6**、化合物 **8**、化合物 **9**、化合物 **10**、化合物 **12** 和化合物 **13** 未见报道。

② 测定了姜黄素类似物对白腐菌、金黄色葡萄球菌、大肠杆菌的抑制活性，姜黄素类似物对白腐菌具有显著的抑制活性，化合物 **2**、化合物 **11** 和化合物 **13** 对白腐菌的半抑制浓度 $IC_{50}$ 分别为 $15.60\mu g \cdot mL^{-1}$、$15.35\mu g \cdot mL^{-1}$ 和 $12.43\mu g \cdot mL^{-1}$。对金黄色葡萄球菌抑制效果最好的是化合物 **11**，其 $IC_{50}$ 为 $105.38\mu g \cdot mL^{-1}$。这为筛选对真菌具有抑制活性的药物提供了科学依据。

③ 测定了姜黄素类似物对 DPPH·的清除能力，化合物 **13** 清除 DPPH·能力最强，$IC_{50}$ 为 $90.51\mu g \cdot mL^{-1}$。

**参 考 文 献**

[1] Kim M K, Choi G J, Lee H S. Fungicidal property of curcuma longa l Rhizome-derived curcumin against

phytopathogenic fungi in a greenhouse [J]. Journal of Agricultural and Food Chemistry，2003，51(6)：1578-1581.

［2］杨帮. 美洲商陆和姜黄提取物抑菌活性的研究[J]. 西南农业大学学报(自然科学版)，2005，27(3)：297-300.

［3］Lahtchev K L，Batovska D I，Parushev S P，et al. Antifungal activity of chalcones：A mechanistic study using various yeast strains [J]. European Journal of Medicinal Chemistry，2008，43(10)：2220-2228.

［4］郭远良. 具有查尔酮结构的姜黄素类似物合成及其生物活性研究[D]. 长沙：中南林业科技大学，2011.

［5］Lopez S N，Castelli M V，Zacchino S A，et al. In vitro antifungal evaluation and structure-activity relationships of a new series of chalcone derivatives and synthetic analogues，with inhibitory properties against polymers of the fungal cell wall [J]. Bioorganic ＆ Medicinal Chemistry，2001，9(8)：1999-2013.

［6］罗华玲，杨伟，李颖，等. 对甲苯磺酸催化下二乙酰苯与含羟基的苯甲醛的 Aldol 缩合反应[J]. 有机化学，2009，29(10)：1631-1636.

［7］Pinto D C G A，Silva A M S，Cavaleiro J A S，et al. New bis(chalcones) and their transformation into bis (pyrazoline) and bis(pyrazole) derivatives [J]. European Journal Organic Chemistry，2003，(4)：747-755.

［8］Harris F W，Chuang K C，Huang S A X，et al. Aromatic poly(pyridinium salt)s：synthesis and structure of organo-soluble，rigid-rod poly(pyridinium tetrafluoroborate)s [J]. Polymer，1994，35(23)：4940-4948.

［9］关丽萍，尹秀梅，全红梅，等. 羟基查尔酮类衍生物的合成 [J]. 有机化学，2004，24(10)：1274-1277.

［10］Lopez S N，Castelli M V，Zacchino S A，et al. In vitro antifungal evaluation and structure-activity relationships of a new series of chalcone derivatives and synthetic analogues，with inhibitory properties against polymers of the fungal cell wall [J]. Bioorganic ＆ Medicinal Chemistry，2001，9(8)：1999-2013.

# 第11章 姜黄饲料添加剂的制备及应用效果研究

近年来，我国中医药事业得到快速发展，中药加工与生产逐步壮大，在加工与生产过程中产生的中药渣等剩余物日益增多，这些剩余物中往往含有大量的粗多糖、粗蛋白、粗纤维以及微量元素等。目前，中药渣剩余物多采用堆放、填埋和焚烧等方式进行处理，不仅造成资源的巨大浪费，同时也会对环境带来污染，如何实现中药渣等剩余物资源的生态化利用成为现阶段研究的重点[1,2]。

在功能活性成分如姜黄素、人参皂苷、茶多酚等的提取过程中会产生大量的药渣等剩余物，这些剩余物除含有少量的残留活性成分外，一般还含有粗多糖、粗蛋白、氨基酸、甾醇类、脂肪酸、生物碱以及微量元素等营养成分，是潜在的饲料原料资源[3~5]。

本章以姜黄渣、人参渣和茶叶渣为原料，复配并加工成姜黄饲料添加剂，研究姜黄饲料添加剂对黄羽肉鸡生长性能、血清生化指标、免疫功能、屠宰性能、肌肉中养分含量和养分利用率的影响。开发的姜黄饲料添加剂可克服药物添加剂大量使用所带来的食品安全和环境安全问题，以期为姜黄饲料添加剂在畜禽日粮中的应用提供理论依据。

## 11.1 材料、仪器与方法

### 11.1.1 材料与仪器

姜黄渣，河南广晔天然色素有限公司；人参渣，内蒙古天鸿生物科技有限公司；茶叶渣，湖南长沙远航生物制品有限公司；上述试验材料均在提取活性成分后，干燥，密封保存。7日龄健康、体重相近的黄羽肉鸡540只。

WGR-1A微电脑热量计，湖南华星能源仪器有限公司；CX4 Pro全自动生化分析仪，美国Beckman Coulter公司；HP 1050全自动氨基酸分析仪，美国。

### 11.1.2 方法

#### 11.1.2.1 姜黄渣、人参渣和茶叶渣营养成分分析

姜黄渣、人参渣、茶叶渣按GB 5009.3—2010测定；总能用氧弹燃烧法测定；

表观代谢能通过肉鸡代谢试验测定；氨基酸按 GB/T 18246—2000 测定。

### 11.1.2.2 姜黄饲料添加剂的制备

将姜黄渣、人参渣和茶叶渣超微粉碎，过筛，密封保存。姜黄渣、人参渣和茶叶渣按一定比例混合分别制备复方Ⅰ和复方Ⅱ，密封保存。姜黄饲料添加剂的制备工艺流程如下：

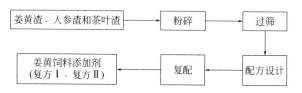

### 11.1.2.3 试验设计

选择 540 羽 7 日龄健康、体重相近的黄羽肉鸡随机分成 8 组，每组设 3 个重复，每个重复 20 只鸡（公母各半）。试验组饲喂基础日粮（不含抗生素），试验 1～3 组日粮中分别添加 1%复方Ⅰ、2%复方Ⅰ、4%复方Ⅰ，试验 4～6 组日粮中分别添加 1%复方Ⅱ、2%复方Ⅱ、4%复方Ⅱ，试验 7 组日粮中添加 4%姜黄渣，各组日粮营养水平保持一致。

### 11.1.2.4 试验日粮及营养水平

以玉米、豆粕、次粉等为主要原料，参考 NRC（1994）肉鸡营养需要和 NY/T 33—2004《鸡饲养标准》中黄羽肉鸡营养需要配制试验日粮，对照组饲喂基础日粮，试验组是在试验日粮中添加姜黄饲料添加剂，分为前期（7～28d）和后期（29～56d）两个阶段。试验日粮配方及营养水平见表 11-1 和表 11-2。

**表 11-1　7～28d 试验日粮配方及营养水平（风干基础）**　　　　%

| 原料 | 对照组 | 1%复方Ⅰ | 2%复方Ⅰ | 4%复方Ⅰ | 1%复方Ⅱ | 2%复方Ⅱ | 4%复方Ⅱ | 4%姜黄渣 |
|---|---|---|---|---|---|---|---|---|
| 玉米 | 51.14 | 53.34 | 52.60 | 52.21 | 53.00 | 52.00 | 51.91 | 52.13 |
| 次粉 | 7.00 | 6.00 | 6.14 | 3.00 | 6.54 | 7.14 | 3.80 | 2.25 |
| 豆粕 | 26.00 | 26.75 | 27.00 | 27.74 | 26.60 | 26.70 | 27.40 | 28.39 |
| 油糠 | 4.00 | 1.00 | 0.00 | 0.00 | 1.00 | 0.00 | 0.00 | 0.00 |
| 发酵豆粕 | 6.20 | 6.20 | 6.20 | 6.20 | 6.20 | 6.20 | 6.20 | 6.20 |
| 赖氨酸 | 0.20 | 0.20 | 0.20 | 0.19 | 0.20 | 0.20 | 0.19 | 0.17 |
| 蛋氨酸 | 0.16 | 0.16 | 0.16 | 0.16 | 0.16 | 0.16 | 0.16 | 0.16 |
| 磷酸氢钙 | 1.20 | 1.20 | 1.20 | 1.20 | 1.20 | 1.20 | 1.20 | 1.20 |
| 石粉 | 1.60 | 1.60 | 1.60 | 1.60 | 1.60 | 1.60 | 1.60 | 1.60 |
| 食盐 | 0.30 | 0.30 | 0.30 | 0.30 | 0.30 | 0.30 | 0.30 | 0.30 |
| 脂肪粉 | 1.20 | 1.25 | 1.60 | 2.40 | 1.20 | 1.50 | 2.24 | 2.60 |
| 预混料① | 1.00 | 1.00 | 1.00 | 1.00 | 1.00 | 1.00 | 1.00 | 1.00 |
| 姜黄饲料添加剂 | 0.00 | 1.00 | 2.00 | 4.00 | 1.00 | 2.00 | 4.00 | 4.00 |

续表

| 原料 | 对照组 | 1%复方Ⅰ | 2%复方Ⅰ | 4%复方Ⅰ | 1%复方Ⅱ | 2%复方Ⅱ | 4%复方Ⅱ | 4%姜黄渣 |
|---|---|---|---|---|---|---|---|---|
| 合计 | 100.0 | 100.00 | 100.00 | 100.00 | 100.00 | 100.00 | 100.00 | 100.00 |
| 营养水平[②] | | | | | | | | |
| 粗蛋白 | 20.02 | 20.01 | 20.02 | 20.02 | 20.01 | 20.02 | 20.01 | 20.02 |
| 代谢能/MJ·kg$^{-1}$ | 11.75 | 11.75 | 11.75 | 11.75 | 11.75 | 11.75 | 11.75 | 11.75 |
| 赖氨酸 | 1.18 | 1.18 | 1.18 | 1.18 | 1.18 | 1.18 | 1.18 | 1.18 |
| 蛋氨酸 | 0.45 | 0.45 | 0.45 | 0.45 | 0.45 | 0.45 | 0.45 | 0.45 |
| 蛋氨酸+胱氨酸 | 0.76 | 0.76 | 0.76 | 0.76 | 0.76 | 0.76 | 0.76 | 0.76 |
| 苏氨酸 | 0.75 | 0.76 | 0.76 | 0.76 | 0.76 | 0.76 | 0.76 | 0.76 |
| 钙 | 0.98 | 0.98 | 0.98 | 0.98 | 0.98 | 0.98 | 0.98 | 0.98 |
| 总磷 | 0.63 | 0.60 | 0.58 | 0.57 | 0.60 | 0.58 | 0.57 | 0.57 |
| 粗纤维 | 2.80 | 2.68 | 2.63 | 2.60 | 2.68 | 2.63 | 2.59 | 2.62 |

①预混料为每千克日粮提供：维生素 A 10000 IU；维生素 D₃ 2100 IU；维生素 E 15mg；维生素 K1.0mg；维生素 B₁ 2.0mg；维生素 B₂ 4.5mg；维生素 B₁₂ 0.015mg；生物素（biotin）0.18mg；烟酸（nicotinic acid）40.0mg；叶酸（folic acid）0.75mg；D-泛酸（D-pantothenic acid）12.5mg；Cu 10mg；Fe 90mg；Zn 80mg；Mn 120mg；I 0.38mg；Se 0.16mg。

②营养水平为计算值。

**表 11-2　29～56d 试验日粮配方及营养水平（风干基础）**　　　　%

| 原料 | 对照组 | 1%复方Ⅰ | 2%复方Ⅰ | 4%复方Ⅰ | 1%复方Ⅱ | 2%复方Ⅱ | 4%复方Ⅱ | 4%姜黄渣 |
|---|---|---|---|---|---|---|---|---|
| 玉米 | 55.50 | 54.31 | 55.77 | 53.90 | 54.26 | 55.32 | 53.00 | 54.18 |
| 次粉 | 5.00 | 6.00 | 5.00 | 5.00 | 6.00 | 5.00 | 5.00 | 5.00 |
| 豆粕 | 16.00 | 16.50 | 17.30 | 17.47 | 16.45 | 17.10 | 17.15 | 18.15 |
| 棉籽粕 | 5.00 | 5.00 | 5.00 | 5.00 | 5.00 | 5.00 | 5.00 | 5.00 |
| 菜籽粕 | 3.00 | 3.00 | 3.00 | 3.00 | 3.00 | 3.00 | 3.00 | 3.00 |
| 油糠 | 5.00 | 6.00 | 4.75 | 4.00 | 6.00 | 5.40 | 5.23 | 3.00 |
| 玉米胚芽粕 | 3.30 | 1.00 | 0.00 | 0.00 | 1.10 | 0.00 | 0.00 | 0.00 |
| 赖氨酸 | 0.25 | 0.24 | 0.23 | 0.23 | 0.24 | 0.23 | 0.22 | 0.22 |
| 蛋氨酸 | 0.14 | 0.14 | 0.14 | 0.14 | 0.14 | 0.14 | 0.14 | 0.14 |
| 磷酸氢钙 | 0.85 | 0.85 | 0.85 | 0.85 | 0.85 | 0.85 | 0.85 | 0.85 |
| 石粉 | 1.66 | 1.66 | 1.66 | 1.66 | 1.66 | 1.66 | 1.66 | 1.66 |
| 食盐 | 0.30 | 0.30 | 0.30 | 0.30 | 0.30 | 0.30 | 0.30 | 0.30 |
| 豆油 | 3.00 | 3.00 | 3.00 | 3.45 | 3.00 | 3.00 | 3.45 | 3.50 |
| 预混料[①] | 1.00 | 1.00 | 1.00 | 1.00 | 1.00 | 1.00 | 1.00 | 1.00 |
| 姜黄饲料添加剂 | 0.00 | 1.00 | 2.00 | 4.00 | 1.00 | 2.00 | 4.00 | 4.00 |
| 合计 | 100.00 | 100.00 | 100.00 | 100.00 | 100.00 | 100.00 | 100.00 | 100.00 |
| 营养水平[②] | | | | | | | | |
| 粗蛋白 | 16.96 | 17.00 | 17.00 | 17.00 | 17.00 | 17.00 | 17.01 | 17.00 |
| 代谢能/MJ·kg$^{-1}$ | 12.33 | 12.33 | 12.33 | 12.33 | 12.33 | 12.33 | 12.33 | 12.33 |
| 赖氨酸 | 0.95 | 0.95 | 0.95 | 0.95 | 0.96 | 0.95 | 0.95 | 0.95 |

续表

| 原料 | 对照组 | 1%复方Ⅰ | 2%复方Ⅰ | 4%复方Ⅰ | 1%复方Ⅱ | 2%复方Ⅱ | 4%复方Ⅱ | 4%姜黄渣 |
|---|---|---|---|---|---|---|---|---|
| 蛋氨酸 | 0.39 | 0.39 | 0.39 | 0.39 | 0.39 | 0.39 | 0.39 | 0.39 |
| 蛋氨酸+胱氨酸 | 0.67 | 0.68 | 0.68 | 0.68 | 0.68 | 0.68 | 0.68 | 0.68 |
| 苏氨酸 | 0.62 | 0.62 | 0.62 | 0.62 | 0.62 | 0.62 | 0.62 | 0.63 |
| 钙 | 0.92 | 0.92 | 0.92 | 0.92 | 0.92 | 0.92 | 0.92 | 0.92 |
| 总磷 | 0.62 | 0.61 | 0.59 | 0.57 | 0.61 | 0.59 | 0.59 | 0.56 |
| 粗纤维 | 3.32 | 3.26 | 3.17 | 3.11 | 3.26 | 3.19 | 3.15 | 3.10 |

①预混料为每千克日粮提供：维生素A 10000 IU；维生素 $D_3$ 2100 IU；维生素E 15mg；维生素K 1.0mg；维生素 $B_1$ 2.0mg；维生素 $B_2$ 4.5mg；维生素 $B_{12}$ 0.015mg；生物素（biotin）0.18mg；烟酸（nicotinic acid）40.0mg；叶酸（folic acid）0.75mg；D-泛酸（D-pantothenic acid）12.5mg；Cu 10mg；Fe 90mg；Zn 80mg；Mn 120mg；I 0.38mg；Se 0.16mg。

②营养水平为计算值。

### 11.1.2.5 饲养管理

试验在湖南省畜牧兽医研究所试验鸡场进行。试验鸡采用网上平养，人工持续光照制度，育雏时采用红外灯供暖，保持适宜温度（第1周30～32℃，第2周27～31℃，其后视具体气温情况供暖）；鸡舍自然通风，相对湿度保持在55%～65%。自由采食和饮水，按常规进行鸡只免疫和栏舍消毒。

### 11.1.2.6 生长性能指标的测定

试验期间每天记录鸡只死亡情况，按重复记录饲料耗料量，分别于7d、28d和56d早上8：00进行试验鸡称重（提前12h禁食），记录各重复剩余饲料重量，并计算各组平均日采食量、平均日增重、料重比和存活率。其中平均日采食量、平均日增重、料重比计算公式见式（11-1）～式（11-3）。

$$平均日采食量(g\cdot 只^{-1}\cdot d^{-1})=\frac{阶段初料重-阶段末料重-撒料量}{鸡数\times 间隔天数}\times 100\% \tag{11-1}$$

$$平均日增重(g\cdot 只^{-1}\cdot d^{-1})=\frac{末重-始重}{鸡数\times 间隔天数}\times 100\% \tag{11-2}$$

$$料重比=\frac{平均日采食量}{同期平均日增重} \tag{11-3}$$

### 11.1.2.7 血清生化指标的测定

在试验结束时（第56d）每个重复随机选取1只接近平均体重的试验鸡，采用翅下静脉采血的方法采集8mL血样，置于10mL离心管中，倾斜放置30min后以3000r·$min^{-1}$的转速离心15min，分离上层血清，于-20℃保存，待测各项血清生化指标。

三碘甲状腺原氨酸（$T_3$）和四碘甲状腺原氨酸（$T_4$）含量均采用放射免疫方法（RIA），在全自动γ放射免疫计数仪上测定；血清葡萄糖（GLU）采用葡萄糖氧化酶法测定；甘油三酯（TG）采用甘油氧化酶法测定；胆固醇（CHO）采用胆固醇氧化酶法测定；总蛋白（TP）采用双缩脲法测定；白蛋白（ALB）采用溴甲酚绿法测定；谷草转氨酶（AST）和谷丙转氨酶（ALT）均采用酶动力学法测定；所有测定都在 CX4 Pro 全自动生化分析仪上进行。所有试剂盒均购自北京科美东雅生物技术有限公司。

### 11.1.2.8　免疫器官指数的测定

56d 试验结束时，从每个试验组随机抽取接近平均体重的 5 只鸡，空腹称活重，屠宰后分离脾脏、法氏囊和胸腺，称重记录，按式（11-4）～式（11-6）计算免疫器官指数。

$$胸腺指数(g \cdot kg^{-1}) = \frac{胸腺鲜重}{活体重} \tag{11-4}$$

$$脾腺指数(g \cdot kg^{-1}) = \frac{脾腺鲜重}{活体重} \tag{11-5}$$

$$法氏囊指数(g \cdot kg^{-1}) = \frac{法氏囊鲜重}{活体重} \tag{11-6}$$

### 11.1.2.9　屠宰性能指标的测定

56d 试验结束时，从每个组中随机选取 6 只接近该组平均体重的鸡（每个重复 2 只），称活重后颈静脉放血处死，用湿法拔毛沥干水分后称重。参照 NY/T 823—2004《家禽生产性能名词术语和度量统计方法》进行操作，测定活重、屠体重（率）、半净膛重（率）、全净膛重（率）、胸腿肌重（率）、腹脂重（率）等屠宰性能。

### 11.1.2.10　肉品质指标的测定

在屠宰性能测定结束时，分别采集每只鸡的胸肌、腿肌样品，放入封口样品袋，置于 −20℃ 保存。胸肌、腿肌中水分含量按国标（GB 5009.3—2010）中的直接干燥法测定，粗脂肪含量按国标（GB/T 5009.6—2003）中的索氏抽提法测定，氨基酸含量按国标（GB/T 5009.124—2003）用全自动氨基酸分析仪测定。

### 11.1.2.11　养分利用率的测定

饲养试验结束后（第 56d），从各组中选择接近平均体重、采食正常、无怪癖的健康公鸡 36 只，每种日粮为一个试验组，共 8 个试验组，另设一个内源代谢组，每个组 4 个重复，每个重复 1 只鸡。试验鸡于泄殖腔口外围处缝合一个无底瓶盖，以便收集粪尿。试验鸡分别单只饲养于代谢笼中，手术后恢复 7d，并作为预试期。

正试期 4d，具体过程为：前两天为禁食排空期，禁食期间通过饮水每只鸡每天补充葡萄糖 50g。于第 3d 强饲 2 次（8：00am 和 5：00pm），每次准确强饲 50g 待测日粮（内源组强饲无氮日粮）并及时按个体记录时间，随后分别收集排泄物 48h，每次按 100mL·kg⁻¹ 样品加 0.1% HCl 溶液搅拌均匀，并立即保存于 −4℃ 冰箱中。全部收集完成后转入 60～65℃ 烘箱中鼓风干燥至恒重，置室内回潮 24h 后称重，粉碎过 40 目筛制成风干样品保存于封口袋中。

粪样的水分含量按国标（GB 5009.3—2010）中的直接干燥法测定，粗蛋白质含量按国标（GB/T 6432—1994）中的凯氏定氮法测定，总能用 WGR-1A 微电脑热量计测定，氨基酸含量按国标（GB/T 18246—2000）用全自动氨基酸分析仪测定。养分利用率计算公式见式（11-7）～式（11-14）。

$$干物质表观代谢率(\%)=\frac{摄入干物质-排泄物中干物质}{摄入干物质}\times100 \qquad (11-7)$$

$$干物质真代谢率(\%)=\frac{摄入干物质-排泄物中干物质+内源性干物质}{摄入干物质}\times100 \qquad (11-8)$$

$$粗蛋白质表观代谢率(\%)=\frac{摄入粗蛋白质-排泄物中粗蛋白质}{摄入粗蛋白质}\times100 \qquad (11-9)$$

$$粗蛋白质真代谢率(\%)=\frac{摄入粗蛋白质-排泄物中粗蛋白质+内源性粗蛋白质}{摄入粗蛋白质}\times100$$

$$\qquad (11-10)$$

$$氨基酸表观代谢率(\%)=\frac{摄入氨基酸-排泄物中氨基酸}{摄入氨基酸}\times100 \qquad (11-11)$$

$$氨基酸真代谢率(\%)=\frac{摄入氨基酸-排泄物中氨基酸+内源性氨基酸}{摄入氨基酸}\times100 \qquad (11-12)$$

$$表观代谢能(MJ\cdot kg^{-1})=\frac{摄入总能-排泄物总能}{干物质摄入量} \qquad (11-13)$$

$$真代谢能(MJ\cdot kg^{-1})=\frac{摄入总能-排泄物总能+内源能}{干物质摄入量} \qquad (11-14)$$

### 11.1.2.12 数据统计分析

所有试验数据用 Excel 2007 初步整理后，用 SPSS 17.0 程序进行单因素方差（One Way ANOVA），对差异显著者作 LSD 法多重比较，差异显著水平为 $P < 0.05$。试验结果用平均数±标准差表示。

# 11.2 结果与分析

## 11.2.1 姜黄渣、人参渣和茶叶渣的营养成分

3 种原料的营养成分见表 11-3。姜黄渣、人参渣和茶叶渣的干物质含量依次为 91.71%、90.32% 和 89.83%，水分含量均低于 12%，符合饲料原料的水分含量要求。用氧弹燃烧法测定的总能分别为 14.77MJ·kg$^{-1}$、15.10MJ·kg$^{-1}$ 和 18.74MJ·kg$^{-1}$，通过肉鸡代谢试验测定的表观代谢能分别为 5.89MJ·kg$^{-1}$、6.21MJ·kg$^{-1}$ 和 6.22MJ·kg$^{-1}$，可见茶叶渣的有效能含量最高，其次为人参渣，姜黄渣最低。姜黄渣、人参渣和茶叶渣的粗蛋白质含量分别为 5.03%、15.42% 和 21.63%。姜黄渣、人参渣和茶叶渣的赖氨酸含量分别为 0.15%、0.74% 和 1.07%，蛋氨酸含量分别为 0.05%、0.07% 和 0.11%（家禽的第一和第二限制性氨基酸）；除茶叶渣中 0.89% 的精氨酸含量低于人参渣的 1.03% 外，其余 14 种氨

基酸和总氨基酸含量均表现为茶叶渣＞人参渣＞姜黄渣。

表 11-3　姜黄渣、人参渣和茶叶渣的营养成分（风干基础）　　　　%

| 项目 | 姜黄渣 | 人参渣 | 茶叶渣 |
| --- | --- | --- | --- |
| 干物质(DM) | 91.71 | 90.32 | 89.83 |
| 总能(GE)/MJ·kg$^{-1}$ | 14.77 | 15.10 | 18.74 |
| 表观代谢能/MJ·kg$^{-1}$ | 5.89 | 6.21 | 6.22 |
| 真代谢能/MJ·kg$^{-1}$ | 6.34 | 6.67 | 6.68 |
| 粗蛋白质(CP) | 5.03 | 15.42 | 21.63 |
| 天冬氨酸(Asp) | 0.79 | 1.48 | 1.68 |
| 谷氨酸(Glu) | 0.74 | 1.56 | 2.05 |
| 组氨酸(His) | 0.20 | 0.37 | 0.38 |
| 丝氨酸(Ser) | 0.12 | 0.31 | 0.40 |
| 甘氨酸(Gly) | 0.34 | 0.66 | 1.13 |
| 苏氨酸(Thr) | 0.25 | 0.56 | 0.63 |
| 精氨酸(Arg) | 0.24 | 1.03 | 0.89 |
| 丙氨酸(Ala) | 0.25 | 0.70 | 1.07 |
| 酪氨酸(Tyr) | 0.18 | 0.37 | 0.59 |
| 蛋氨酸(Met) | 0.05 | 0.07 | 0.11 |
| 缬氨酸(Val) | 0.40 | 0.77 | 1.18 |
| 苯丙氨酸(Phe) | 0.32 | 0.74 | 0.99 |
| 异亮氨酸(Ile) | 0.30 | 0.65 | 0.92 |
| 亮氨酸(Leu) | 0.54 | 1.14 | 1.61 |
| 赖氨酸(Lys) | 0.15 | 0.74 | 1.07 |
| 总氨基酸(TAA) | 4.87 | 11.15 | 14.70 |

## 11.2.2　姜黄饲料添加剂对黄羽肉鸡养分利用率的影响

表 11-4 表明，日粮中添加姜黄饲料添加剂对黄羽肉鸡对干物质和能量的利用率没有显著影响，主要影响粗蛋白质表观代谢率。添加姜黄饲料添加剂的 7 个试验组表观代谢能和真代谢能均高于对照组，但差异不显著（$P>0.05$）。4%姜黄渣组对粗蛋白的表观代谢率最高，达 69.16%，极显著高于对照组和其他试验组（$P<0.01$），对照组肉鸡的粗蛋白表观代谢率最低，仅为 38.31%，显著低于添加复方Ⅱ的 3 个试验组（$P<0.05$）；相同添加水平的复方Ⅱ组均高于复方Ⅰ组，但差异不显著（$P>0.05$）。8 组间肉鸡对粗蛋白质的真代谢率的规律与表观代谢率一致。

表 11-4 姜黄饲料添加剂对黄羽肉鸡养分利用率的影响

| 项目 | 对照组 | 1%复方 I 组 | 2%复方 I 组 | 4%复方 I 组 | 1%复方 II 组 | 2%复方 II 组 | 4%复方 II 组 | 4%姜黄渣组 |
|---|---|---|---|---|---|---|---|---|
| 干物质表观代谢率/% | 73.20± 3.02 | 72.18± 2.31 | 74.05± 3.54 | 73.98± 7.35 | 71.76± 4.07 | 72.23± 3.14 | 73.92± 3.82 | 78.62± 3.10 |
| 干物质真代谢率/% | 75.29± 3.02 | 74.27± 2.32 | 76.26± 3.54 | 76.08± 7.35 | 73.99± 4.07 | 74.33± 3.14 | 76.09± 3.82 | 80.77± 3.10 |
| 粗蛋白质表观代谢率/% | 38.31± 4.84[Bc] | 46.46± 6.07[Bbc] | 48.32± 7.45[Bbc] | 45.74± 15.33[Bbc] | 50.22± 7.32[Bb] | 51.17± 5.45[Bb] | 53.48± 6.83[Bb] | 69.16± 4.47[Aa] |
| 粗蛋白质真代谢率/% | 52.08± 5.20[Bc] | 61.29± 6.07[Bbc] | 63.33± 7.45[Bbc] | 59.91± 15.33[Bbc] | 64.89± 7.32[Bb] | 65.81± 5.45[Bb] | 68.30± 6.83[Bb] | 84.93± 4.47[Aa] |
| 表观代谢能 /MJ·kg$^{-1}$ | 12.43± 0.44 | 12.56± 0.34 | 13.17± 0.47 | 12.50± 1.04 | 12.81± 0.59 | 12.93± 0.43 | 12.81± 0.53 | 13.46± 0.45 |
| 真代谢能 /MJ·kg$^{-1}$ | 12.73± 0.44 | 12.86± 0.34 | 13.48± 0.48 | 12.80± 1.05 | 13.12± 0.59 | 13.22± 0.43 | 13.12± 0.54 | 13.77± 0.45 |

注：同行数据肩注不同小写字母者表示差异显著（$P<0.05$），不同大写字母者表示差异极显著（$P<0.01$）。同行数据无肩注或肩注字母相同者表示差异不显著（$P>0.05$）。本章类似表格同此注。

表 11-5 和表 11-6 的数据显示了姜黄饲料添加剂对黄羽肉鸡氨基酸的表观代谢率和真代谢率的影响。除甘氨酸、丙氨酸、酪氨酸和缬氨酸等个别氨基酸外，日粮中添加姜黄饲料添加剂可不同程度地提高肉鸡的氨基酸表观代谢率（$P>0.05$）。对照组肉鸡的氨基酸表观代谢率基本低于其他各组，其中组氨酸、丝氨酸、精氨酸和赖氨酸的表观代谢率均极显著低于 4%姜黄渣组（$P<0.01$），谷氨酸、蛋氨酸、苯丙氨酸、亮氨酸的表观代谢率也显著低于 4%姜黄渣组（$P<0.05$）。此外，7 个试验组的组氨酸和丝氨酸等个别氨基酸的表观代谢率均显著（$P<0.05$）或极显著（$P<0.01$）高于对照组。姜黄饲料添加剂对黄羽肉鸡氨基酸真代谢率的影响规律与表观代谢率一致。

表 11-5 姜黄饲料添加剂对黄羽肉鸡日粮氨基酸表观代谢率的影响 %

| 项目 | 对照组 | 1%复方 I 组 | 2%复方 I 组 | 4%复方 I 组 | 1%复方 II 组 | 2%复方 II 组 | 4%复方 II 组 | 4%姜黄渣组 |
|---|---|---|---|---|---|---|---|---|
| 天冬氨酸(Asp) | 77.27± 11.92 | 84.59± 0.35 | 81.25± 2.94 | 86.52± 1.00 | 83.98± 3.68 | 80.29± 2.47 | 84.44± 0.40 | 82.70± 1.61 |
| 谷氨酸(Glu) | 82.14± 4.33[b] | 89.52± 0.30[a] | 86.24± 2.06[ab] | 89.26± 0.86[a] | 87.27± 3.40[ab] | 85.02± 1.73[ab] | 88.58± 0.33[ab] | 89.96± 0.95[a] |
| 组氨酸(His) | 72.96± 6.96[Cd] | 82.11± 0.13[abc] | 76.01± 5.13[BCcd] | 88.06± 0.85[Aab] | 89.82± 2.98[Aa] | 90.26± 2.11[Aa] | 81.33± 0.12[bc] | 86.24± 0.62[ABab] |
| 丝氨酸(Ser) | 74.41± 11.59[Bb] | 89.08± 2.38[ABa] | 87.32± 5.90[ABa] | 86.86± 0.06[ABa] | 87.44± 1.55[ABa] | 87.88± 2.98[ABa] | 89.36± 0.21[ABa] | 90.52± 1.37[Aa] |

| 项目 | 对照组 | 1%复方Ⅰ组 | 2%复方Ⅰ组 | 4%复方Ⅰ组 | 1%复方Ⅱ组 | 2%复方Ⅱ组 | 4%复方Ⅱ组 | 4%姜渣组 |
|---|---|---|---|---|---|---|---|---|
| 甘氨酸(Gly) | 64.99±29.69[a] | 49.12±2.11[ab] | 58.50±5.95[ab] | 46.15±0.68[abc] | 37.76±16.35[bc] | 54.36±2.97[ab] | 63.80±0.50[a] | 67.31±5.75[a] |
| 苏氨酸(Thr) | 73.15±14.48[b] | 79.92±0.18[ab] | 75.66±5.06[ab] | 85.35±1.03[a] | 84.62±4.04[ab] | 82.67±2.61[ab] | 80.15±0.70[ab] | 81.01±1.63[ab] |
| 精氨酸(Arg) | 77.24±10.35[Bb] | 91.77±0.32[Aa] | 86.76±2.91[ABa] | 91.37±0.30[Aa] | 89.58±2.83[Aa] | 85.87±1.79[ABa] | 90.02±0.15[Aa] | 89.49±0.90[Aa] |
| 丙氨酸(Ala) | 72.15±17.09 | 81.97±0.59 | 75.82±3.97 | 80.81±1.51 | 79.37±5.29 | 75.27±2.53 | 80.20±0.15 | 84.26±1.56 |
| 酪氨酸(Tyr) | 71.86±18.50[abc] | 84.29±0.01[a] | 80.27±4.58[ab] | 86.48±0.89[a] | 84.55±3.75[a] | 65.53±10.49[bc] | 85.34±0.40[a] | 84.11±1.76[a] |
| 蛋氨酸(Met) | 85.89±1.56[Bb] | 96.02±0.86[Aa] | 94.60±1.58[Aa] | 96.14±0.18[Aa] | 95.88±0.69[Aa] | 94.31±1.87[Aa] | 96.04±0.05[Aa] | 93.83±0.93[ABa] |
| 缬氨酸(Val) | 73.33±17.83 | 82.57±0.41 | 76.05±4.76 | 83.35±1.08 | 79.22±4.92 | 72.68±2.17 | 80.56±0.38 | 81.60±1.81 |
| 苯丙氨酸(Phe) | 73.53±16.31[b] | 86.09±0.49[a] | 81.24±3.59[ab] | 86.94±0.59[a] | 84.39±4.12[ab] | 79.69±2.29[ab] | 84.97±0.53[ab] | 86.40±1.36[a] |
| 异亮氨酸(Ile) | 72.74±18.53 | 82.83±0.60 | 77.62±4.44 | 83.83±0.74 | 79.74±4.06 | 75.67±2.13 | 82.02±0.30 | 83.04±1.77 |
| 亮氨酸(Leu) | 75.86±12.76[b] | 87.72±0.20[a] | 82.29±3.11[ab] | 87.62±0.81[a] | 84.99±3.48[ab] | 81.34±1.70[ab] | 85.76±0.24[a] | 86.62±1.27[a] |
| 赖氨酸(Lys) | 69.14±15.83[Bb] | 83.18±0.34[a] | 83.66±2.14[a] | 82.03±1.70[a] | 86.67±5.35[Aa] | 83.64±1.81[a] | 85.66±0.18[a] | 92.62±0.74[Aa] |

表11-6　姜黄饲料添加剂对黄羽肉鸡日粮氨基酸真代谢率的影响　　%

| 项目 | 对照组 | 1%复方Ⅰ组 | 2%复方Ⅰ组 | 4%复方Ⅰ组 | 1%复方Ⅱ组 | 2%复方Ⅱ组 | 4%复方Ⅱ组 | 4%姜渣组 |
|---|---|---|---|---|---|---|---|---|
| 天冬氨酸(Asp) | 80.11±11.52 | 87.10±0.38 | 83.88±3.30 | 88.94±0.99 | 86.76±3.63 | 82.745±2.48 | 86.91±0.39 | 85.10±1.67 |
| 谷氨酸(Glu) | 84.38±4.02[b] | 91.48±0.33[a] | 88.28±2.35[ab] | 91.24±0.86[a] | 89.45±3.36[ab] | 86.95±1.73[ab] | 90.48±0.33[ab] | 91.75±1.00[a] |
| 组氨酸(His) | 80.15±5.95[Cd] | 87.23±0.06[abc] | 79.93±5.66[BCcd] | 91.73±0.83[Aab] | 93.86±2.91[Aa] | 93.68±2.12[Aa] | 85.00±0.11[bc] | 90.13±0.74[ABab] |
| 丝氨酸(Ser) | 76.49±11.29[Bb] | 91.02±2.41[ABa] | 89.14±6.15[ABa] | 88.97±0.06[ABa] | 89.50±1.51[ABa] | 89.42±2.99[ABa] | 90.855±0.21[ABa] | 92.01±1.41[Aa] |
| 甘氨酸(Gly) | 70.42±28.92[a] | 53.74±2.16[ab] | 64.19±6.72[ab] | 51.92±0.66[abc] | 43.66±16.23[bc] | 59.37±2.99[ab] | 69.35±0.47[a] | 72.2±5.88[a] |
| 苏氨酸(Thr) | 78.41±13.74[b] | 84.28±0.24[ab] | 79.34±5.55[ab] | 88.84±1.02[a] | 88.47±3.97[ab] | 86.17±2.62[ab] | 83.63±0.69[ab] | 84.94±1.74[ab] |

续表

| 项目 | 对照组 | 1%复方Ⅰ组 | 2%复方Ⅰ组 | 4%复方Ⅰ组 | 1%复方Ⅱ组 | 2%复方Ⅱ组 | 4%复方Ⅱ组 | 4%姜黄渣组 |
|---|---|---|---|---|---|---|---|---|
| 精氨酸（Arg） | 79.76±9.98Bb | 93.54±0.34Aa | 88.93±3.20ABa | 93.32±0.30Aa | 91.99±2.77Aa | 87.88±1.80ABa | 91.85±0.14Aa | 91.50±0.95Aa |
| 丙氨酸（Ala） | 76.17±16.53 | 85.29±0.64 | 79.42±4.45 | 84.42±1.48 | 83.31±5.21 | 78.57±3.54 | 83.59±0.14 | 87.36±1.65 |
| 酪氨酸（Tyr） | 76.62±17.82abc | 88.30±0.04a | 84.34±5.13ab | 90.25±0.87a | 88.95±3.66a | 69.95±10.51bc | 89.01±0.40a | 87.97±1.87a |
| 蛋氨酸（Met） | 88.28±1.23Bb | 97.89±0.84Aa | 96.52±1.84Aa | 98.22±0.18Aa | 98.18±0.64Aa | 96.48±1.88Aa | 97.80±0.04Aa | 95.98±0.87ABa |
| 缬氨酸（Val） | 77.12±17.30 | 85.94±0.45 | 79.57±5.23 | 86.65±1.07 | 83.07±4.84 | 76.11±2.19 | 84.01±0.37 | 84.95±1.90 |
| 苯丙氨酸（Phe） | 76.46±15.89b | 88.62±0.52a | 83.86±3.95ab | 89.41±0.59a | 87.26±4.07ab | 82.13±2.30ab | 87.34±0.52ab | 88.77±1.41a |
| 异亮氨酸（Ile） | 76.08±18.07 | 85.69±0.64 | 80.63±4.85 | 86.74±0.74 | 83.23±4.00 | 78.50±2.14 | 84.81±0.29 | 85.96±1.85 |
| 亮氨酸（Leu） | 78.75±12.35b | 90.25±0.23a | 84.84±3.45ab | 90.08±0.81a | 87.78±3.42ab | 83.73±1.71ab | 88.14±0.23a | 88.93±1.33a |
| 赖氨酸（Lys） | 72.38±15.37Bb | 86.32±0.37a | 86.27±2.50a | 84.95±1.68a | 89.61±5.28Aa | 86.07±1.82a | 87.91±0.17a | 94.59±0.80Aa |

## 11.2.3 姜黄饲料添加剂对黄羽肉鸡血清生化指标的影响

姜黄饲料添加剂对黄羽肉鸡血清生化指标的影响见表11-7。日粮中添加姜黄饲料添加剂可提高黄羽肉鸡血清中三碘甲状腺原氨酸（$T_3$）含量，其中4%姜黄渣组肉鸡血清中 $T_3$ 的含量为 1.28ng·mL$^{-1}$，显著高于对照组的 0.67ng·mL$^{-1}$（$P<0.05$），其余各组间差异不显著（$P>0.05$）；而相同添加水平的复方Ⅰ组 $T_3$ 含量均低于复方Ⅱ组。7个试验组血清中 $T_4$ 含量均高于对照组（$P>0.05$）；与对照组相比，7个试验组分别比对照组高出 1.83%、3.61%、23.37%、19.90%、21.46%、17.22%和27.05%。

**表11-7 姜黄饲料添加剂对黄羽肉鸡血清生化指标的影响**

| 项目 | 对照组 | 1%复方Ⅰ组 | 2%复方Ⅰ组 | 4%复方Ⅰ组 | 1%复方Ⅱ组 | 2%复方Ⅱ组 | 4%复方Ⅱ组 | 4%姜黄渣组 |
|---|---|---|---|---|---|---|---|---|
| 三碘甲状腺原氨酸（$T_3$）/ng·mL$^{-1}$ | 0.67±0.14b | 0.79±0.26ab | 0.85±0.14ab | 0.84±0.23ab | 1.07±0.04ab | 1.00±0.39ab | 1.08±0.33ab | 1.28±0.72a |

| 项目 | 对照组 | 1%复方Ⅰ组 | 2%复方Ⅰ组 | 4%复方Ⅰ组 | 1%复方Ⅱ组 | 2%复方Ⅱ组 | 4%复方Ⅱ组 | 4%姜渣组 |
|---|---|---|---|---|---|---|---|---|
| 四碘甲状腺原氨酸（$T_4$）/ng·mL$^{-1}$ | 53.53±5.85 | 54.51±9.08 | 55.46±4.66 | 66.04±9.26 | 64.18±10.77 | 65.02±6.52 | 62.75±4.75 | 68.01±7.06 |
| 生长激素(GH)/ng·mL$^{-1}$ | 0.26±0.05$^b$ | 0.35±0.11$^{ab}$ | 0.39±0.10$^{ab}$ | 0.32±0.09$^{ab}$ | 0.42±0.15$^{ab}$ | 0.47±0.02$^a$ | 0.43±0.10$^{ab}$ | 0.50±0.07$^a$ |
| 血清甘油三酯（TG）/mol·L$^{-1}$ | 1.27±0.23$^A$ | 0.28±0.05$^B$ | 0.23±0.06$^B$ | 0.31±0.04$^B$ | 0.23±0.03$^B$ | 0.36±0.01$^B$ | 0.36±0.12$^B$ | 0.38±0.03$^B$ |
| 总胆固醇（CHO）/mol·L$^{-1}$ | 4.93±2.33$^a$ | 3.63±0.52$^{ab}$ | 3.52±0.21$^{ab}$ | 3.55±0.36$^{ab}$ | 3.22±0.21$^b$ | 3.60±0.26$^{ab}$ | 3.94±0.20$^{ab}$ | 3.11±0.09$^b$ |
| 总蛋白（TP）/g·L$^{-1}$ | 32.70±1.04$^b$ | 35.07±1.12$^{ab}$ | 34.13±0.67$^{ab}$ | 32.90±1.44$^b$ | 36.20±4.84$^{ab}$ | 36.97±1.91$^{ab}$ | 38.17±5.66$^{ab}$ | 42.07±9.36$^a$ |
| 白蛋白(ALB)/g·L$^{-1}$ | 11.60±0.61$^b$ | 11.50±0.52$^b$ | 11.70±0.66$^b$ | 12.73±0.35$^{ab}$ | 12.47±0.45$^{ab}$ | 12.07±0.75$^{ab}$ | 13.73±2.24$^a$ | 12.37±1.11$^{ab}$ |
| 谷氨酰转肽酶（GGT）/U·L$^{-1}$ | 31.33±2.08$^{Aa}$ | 27.67±4.04$^{ab}$ | 26.33±4.04$^{abc}$ | 26.33±4.04$^{abc}$ | 21.33±4.04$^{bc}$ | 19.33±5.51$^{Bc}$ | 25.33±4.51$^{abc}$ | 20.33±4.62$^{bc}$ |
| 谷丙转氨酶（ALT）/U·L$^{-1}$ | 56.00±4.58$^a$ | 46.67±4.51$^b$ | 49.00±4.36$^{ab}$ | 48.33±4.16$^{ab}$ | 42.67±2.08$^b$ | 43.33±7.64$^b$ | 44.67±5.03$^b$ | 44.00±5.57$^b$ |
| 谷草转氨酶(AST)/U·L$^{-1}$ | 209.33±22.48$^a$ | 162.00±23.52$^b$ | 188.33±11.15$^{ab}$ | 179.67±20.5$^{ab}$ | 186.67±16.26$^{ab}$ | 160.00±7.81$^b$ | 162.67±31.02$^b$ | 171.67±19.01$^b$ |
| 血糖（GLU）/mol·L$^{-1}$ | 11.26±0.32 | 11.06±0.62 | 10.70±2.30 | 10.21±1.14 | 10.79±0.31 | 11.34±1.57 | 11.89±1.27 | 11.58±1.92 |

4%姜渣组肉鸡血清中生长激素（GH）含量最高，达 0.50ng·mL$^{-1}$，显著高于对照组（$P<0.05$），但其他各组间差异不显著（$P>0.05$）；相同添加水平下，复方Ⅰ组的 GH 含量均低于复方Ⅱ组（$P>0.05$）。

对照组肉鸡血清中甘油三酯（TG）的含量均极显著高于其他 7 组（$P<0.01$），分别比 7 个试验组高出 353.57%、452.17%、309.68%、452.17%、252.78%、252.78%和 234.21%，而各试验组间差异不明显（$P>0.05$）。7 个试验组肉鸡血清中总胆固醇（CHO）含量均低于对照组，其中 1%复方Ⅰ组和 4%姜黄渣组与对照组的差异达显著水平（$P<0.05$），而其余各组间差异不明显（$P>0.05$）。

姜黄饲料添加剂均不同程度提高了总蛋白（TP）和白蛋白（ALB）的含量（1%复方Ⅰ组除外）。4%姜黄渣组肉鸡血清中 TP 含量显著高于对照组和 4%复方

Ⅰ组（$P<0.05$），分别高出 28.65% 和 27.87%，其余各组间无显著差异（$P>0.05$）；而相同添加水平的复方Ⅱ组 TP 含量高于复方Ⅰ组。4%复方Ⅱ组肉鸡血清中 ALB 含量显著高于对照组、1%复方Ⅰ组和 2%复方Ⅰ组（$P<0.05$），但与其他组差异不显著（$P>0.05$）；与 TP 含量相似，相同添加水平的复方Ⅱ组 ALB 含量均高于复方Ⅰ组。

所有试验组肉鸡血清中谷氨酰转肽酶（GGT）、谷丙转氨酶（ALT）和谷草转氨酶（AST）均低于对照组。1%复方Ⅱ组和 4%姜黄渣组 GGT 含量显著低于对照组（$P<0.05$），2%复方Ⅱ组则极显著低于对照组（$P<0.01$），其他各组间差异不显著（$P>0.05$）；而相同添加水平的复方Ⅱ组均低于复方Ⅰ组。1%复方Ⅰ组、2%复方Ⅱ组和 4%复方Ⅱ组以及 4%姜黄渣组 ALT 和 AST 含量均显著低于对照组（$P<0.05$），1%复方Ⅱ组 ALT 含量也显著低于对照组（$P<0.05$），而其余各组间同一指标差异不显著（$P>0.05$）；与前面几个指标相似，相同添加水平的复方Ⅱ组 ALT 含量均低于复方Ⅰ组；而 2%复方Ⅱ组和 4%添加水平的复方Ⅱ组 AST 含量也相应低于复方Ⅰ组。

所有组的肉鸡血清中血糖（GLU）含量均无显著差异（$P>0.05$），但 2%复方Ⅱ组、4%复方Ⅱ组和 4%姜黄渣组均高于对照组。

## 11.2.4 姜黄饲料添加剂对黄羽肉鸡生长性能的影响

姜黄饲料添加剂对黄羽肉鸡生长性能的影响见表 11-8，除添加 4%姜黄渣组外，其余试验组黄羽肉鸡 28 日龄体重均低于对照组，但组间差异均不显著（$P>0.05$）；7 个试验组中，添加 4%姜黄渣组肉鸡 28 日龄体重最高，其次为 4%复方Ⅰ组，添加 4%复方Ⅱ组最低。试验组肉鸡 56 日龄体重均高于对照组；7 个试验组中，添加 4%姜黄渣组最高，达 1580.24g，其次为 1%复方Ⅱ组，为 1578.66g，而 4%复方Ⅰ组最低，为 1561.81g，此 3 组分别比对照组高出 1.41%（$P<0.05$）、1.31%（$P<0.05$）和 0.23%（$P>0.05$）；在添加复方的 6 个试验组间，1%、2%和 4% 3 个添加水平均表现为复方Ⅱ组高于复方Ⅰ组，而同一复方的 3 个组肉鸡 56 日龄体重随着添加水平的提高而降低，但各组间差异不显著（$P>0.05$）。

表 11-8 姜黄饲料添加剂对黄羽肉鸡生长性能的影响

| 项目 | 日龄 | 对照组 | 1%复方Ⅰ组 | 2%复方Ⅰ组 | 4%复方Ⅰ组 | 1%复方Ⅱ组 | 2%复方Ⅱ组 | 4%复方Ⅱ组 | 4%姜黄渣组 |
|---|---|---|---|---|---|---|---|---|---|
| 平均体重/g | 7 | 84.22±0.65 | 84.28±0.76 | 83.57±0.90 | 82.62±1.13 | 83.20±1.26 | 83.10±1.55 | 83.37±1.37 | 82.55±0.88 |
| | 28 | 533.61±12.27 | 529.68±5.48 | 529.91±2.69 | 533.43±3.57 | 532.58±19.59 | 528.89±20.37 | 526.75±19.16 | 536.55±15.70 |
| | 56 | 1558.30±3.18[b] | 1571.50±9.71[ab] | 1564.32±9.93[ab] | 1561.81±10.41[ab] | 1578.66±11.36[a] | 1569.47±11.69[ab] | 1566.24±11.87[ab] | 1580.24±8.10[a] |

续表

| 项目 | 日龄 | 对照组 | 1%复方Ⅰ组 | 2%复方Ⅰ组 | 4%复方Ⅰ组 | 1%复方Ⅱ组 | 2%复方Ⅱ组 | 4%复方Ⅱ组 | 4%姜黄渣组 |
|---|---|---|---|---|---|---|---|---|---|
| 平均日增重 /g·d⁻¹ | 7~28 | 21.40±0.62 | 21.21±0.26 | 21.25±0.09 | 21.47±0.21 | 21.40±0.95 | 21.23±0.91 | 21.11±0.97 | 21.62±0.72 |
| | 29~56 | 36.60±0.54 | 37.21±0.15 | 36.94±0.45 | 36.73±0.34 | 37.36±1.11 | 37.16±0.99 | 37.12±0.49 | 37.27±0.27 |
| | 7~56 | 30.08±0.05[b] | 30.35±0.20[ab] | 30.22±0.22[ab] | 30.19±0.23[ab] | 30.52±0.23[a] | 30.33±0.24[ab] | 30.26±0.27[ab] | 30.57±0.15[a] |
| 平均日采食量 /g·d⁻¹ | 7~28 | 44.09±1.59 | 42.38±2.35 | 42.14±0.34 | 43.22±0.22 | 42.41±0.80 | 41.34±1.54 | 41.47±1.69 | 41.55±1.96 |
| | 29~56 | 103.24±2.30 | 100.91±3.09 | 101.24±3.16 | 101.13±3.26 | 101.02±2.28 | 100.79±1.23 | 101.24±1.63 | 100.76±1.48 |
| | 7~56 | 77.89±1.48 | 75.83±2.48 | 75.91±1.87 | 76.31±1.83 | 75.90±1.62 | 75.31±1.28 | 75.63±0.84 | 75.38±0.51 |
| 料重比 | 7~28 | 2.06±0.14 | 2.00±0.12 | 1.98±0.01 | 2.01±0.03 | 1.98±0.05 | 1.95±0.02 | 1.96±0.02 | 1.92±0.15 |
| | 29~56 | 2.82±0.09 | 2.71±0.08 | 2.74±0.08 | 2.75±0.11 | 2.70±0.14 | 2.71±0.11 | 2.73±0.07 | 2.70±0.05 |
| | 7~56 | 2.59±0.05[a] | 2.50±0.07[ab] | 2.51±0.06[ab] | 2.53±0.08[ab] | 2.49±0.08[ab] | 2.48±0.06[ab] | 2.50±0.04[ab] | 2.47±0.03[b] |

前期（7~28 日龄）平均日增重以 4%姜黄渣组最高，其次为 4%复方Ⅰ组，4%复方Ⅱ组最低，但各组间差异不显著（$P > 0.05$）；添加复方的 6 个试验组间，除 1%添加水平外，2%和 4%添加水平均表现为复方Ⅰ组高于复方Ⅱ组；添加复方Ⅰ的 3 个组黄羽肉鸡前期平均日增重随着添加水平的提高而提高，而复方Ⅱ则相反。后期（29~56 日龄），7 个试验组的平均日增重均高于对照组，其中 1%复方Ⅱ组的 37.36g·d⁻¹ 最高，4%姜黄渣组次之，但 8 组间差异均不显著（$P > 0.05$）；相同添加水平的复方Ⅱ组均高于复方Ⅰ组，而同一复方的 3 个组肉鸡后期平均日增重都随添加水平的提高而降低。全期（7~56 日龄）平均日增重，4%姜黄渣组的 30.57g·d⁻¹ 最高，其次是 1%复方Ⅱ组的 30.52g·d⁻¹，而对照组的 30.08g·d⁻¹ 最低，分别比前二者低 1.60%（$P < 0.05$）和 1.44%（$P < 0.05$），其余各组间差异不显著（$P > 0.05$）；与后期相似，相同添加水平的复方Ⅱ组均高于复方Ⅰ组。

平均日采食量：对照组的前期平均日采食量最高，为 44.09g·d⁻¹，4%复方Ⅰ组的 43.22g·d⁻¹ 次之，而 2%复方Ⅱ组的 41.34g·d⁻¹ 最低，4%姜黄渣组为 41.55g·d⁻¹，各组间差异不显著（$P > 0.05$）；除 1%添加水平外，相同添加水平的复方Ⅰ组肉鸡前期平均日采食量均相应高于添加复方Ⅱ的试验组。后期平均日采食量方面，对照组以 103.24g·d⁻¹ 居首，而 4%姜黄渣组的 100.76g·d⁻¹ 最低，8 组间差异不显著（$P > 0.05$）。试验全期也以对照组的采食量最高，2%复方Ⅱ组最低，8组间差异均不显著（$P>0.05$）。

料重比方面：试验前期，4%姜黄渣组最低，为1.92，2%复方Ⅱ组的1.95次低，对照组的2.06最高，相同添加水平的复方Ⅰ组均高于复方Ⅱ组，但8组间差异不显著（$P>0.05$）。试验后期，对照组的2.82最高，而4%姜黄渣组和1%复方Ⅱ组均最低，为2.70，8组间差异不显著（$P>0.05$）；与前期相似，相同添加水平的复方Ⅰ组均高于复方Ⅱ组，且同一复方的3个组都随添加水平的提高而提高。而从整个试验期来看，4%姜黄渣组的料重比为2.47，是所有组中最低的，比最高的对照组的2.59低4.63%，差异显著（$P<0.05$），其余各组间差异不显著（$P>0.05$）；且与前期和后期相似，相同添加水平的复方Ⅰ组均高于复方Ⅱ组。

## 11.2.5　姜黄饲料添加剂对黄羽肉鸡免疫器官指数的影响

姜黄饲料添加剂对黄羽肉鸡免疫器官指数的影响见表11-9。姜黄饲料添加剂对黄羽肉鸡法氏囊指数和脾脏指数都没有显著影响（$P>0.05$）。1%复方Ⅱ组法氏囊指数为1.71，为8组中最高，而对照组0.99的法氏囊指数最低；1%复方Ⅰ组和4%姜黄渣组的脾脏指数分别为2.06和2.01，对照组最低，仅为1.18。

**表 11-9　姜黄饲料添加剂对黄羽肉鸡免疫器官指数的影响**　　g·kg$^{-1}$

| 项目 | 对照组 | 1%复方Ⅰ组 | 2%复方Ⅰ组 | 4%复方Ⅰ组 | 1%复方Ⅱ组 | 2%复方Ⅱ组 | 4%复方Ⅱ组 | 4%姜黄渣组 |
|---|---|---|---|---|---|---|---|---|
| 法氏囊指数 | 0.99±0.17 | 1.29±0.29 | 1.22±0.21 | 1.25±0.07 | 1.71±0.82 | 1.39±0.23 | 1.48±0.66 | 1.55±0.49 |
| 脾脏指数 | 1.18±0.23 | 2.06±0.49 | 1.40±0.34 | 1.72±0.39 | 1.41±0.26 | 1.78±0.43 | 1.75±0.35 | 2.01±0.61 |

## 11.2.6　姜黄饲料添加剂对黄羽肉鸡屠宰性能的影响

姜黄饲料添加剂对黄羽肉鸡屠宰性能的影响见表11-10，姜黄饲料添加剂对黄羽肉鸡全净膛率、胸肌率和腹脂率均无显著影响（$P>0.05$）。试验组肉鸡屠宰率均高于对照组，1%复方Ⅱ组肉鸡屠宰率为91.91%，是所有组中最高的，比对照组高出3.85%，差异显著（$P<0.05$），其余各组间差异不显著（$P>0.05$）。对照组试验肉鸡的半净膛率最低，仅为88.17%，显著低于1%复方Ⅱ组、2%复方Ⅱ组和4%复方Ⅱ组以及4%姜黄渣组（$P<0.05$），其余各组间差异不显著（$P>0.05$）。各试验组肉鸡胸肌率均高于对照组，但8组间差异不显著（$P>0.05$）。肉鸡腿肌率以1%复方Ⅰ组为最高，达22.86%，4%复方Ⅰ组的22.56%次之，均显著高于对照组（$P<0.05$），4%复方Ⅱ组和4%姜黄渣组也显著高于对照组（$P<0.05$），对照组腿肌率最低，仅为17.61%，其余各组差异不显著（$P>0.05$）。

表 11-10　姜黄饲料添加剂对黄羽肉鸡屠宰性能的影响

| 项目 | 对照组 | 1%复方Ⅰ组 | 2%复方Ⅰ组 | 4%复方Ⅰ组 | 1%复方Ⅱ组 | 2%复方Ⅱ组 | 4%复方Ⅱ组 | 4%姜黄渣组 |
|------|--------|-----------|-----------|-----------|-----------|-----------|-----------|-----------|
| 活重/g | 1504.33± 40.48 | 1547.67± 91.62 | 1580.67± 146.98 | 1579.00± 177.15 | 1642.33± 125.36 | 1551.00± 56.24 | 1579.67± 91.52 | 1618.00± 127.74 |
| 屠宰率/% | 88.50± 0.24$^b$ | 89.43± 0.52$^{ab}$ | 89.32± 0.58$^{ab}$ | 88.95± 0.40$^{ab}$ | 91.91± 4.20$^a$ | 89.07± 0.65$^{ab}$ | 89.25± 1.30$^{ab}$ | 89.94± 0.98$^{ab}$ |
| 半净膛率/% | 88.17± 2.97$^b$ | 90.98± 1.26$^{ab}$ | 89.97± 2.76$^{ab}$ | 91.25± 0.75$^{ab}$ | 91.57± 0.90$^a$ | 92.38± 1.30$^a$ | 92.24± 1.00$^a$ | 91.73± 1.68$^a$ |
| 全净膛率/% | 74.27± 0.79 | 73.61± 1.31 | 74.56± 1.06 | 74.43± 2.02 | 73.27± 1.46 | 74.61± 1.09 | 74.60± 1.61 | 74.35± 3.47 |
| 胸肌率/% | 15.48± 0.78 | 18.36± 1.80 | 17.47± 2.56 | 17.04± 2.94 | 15.63± 1.93 | 18.51± 1.23 | 18.00± 0.87 | 17.40± 1.90 |
| 腿肌率/% | 17.61± 1.16$^b$ | 22.86± 0.51$^a$ | 20.95± 3.38$^{ab}$ | 22.56± 0.31$^a$ | 19.00± 2.95$^{ab}$ | 20.42± 1.85$^{ab}$ | 22.30± 1.17$^a$ | 21.96± 2.24$^a$ |
| 腹脂率/% | 6.40± 1.41 | 5.00± 0.75 | 5.99± 1.28 | 6.36± 0.55 | 4.58± 1.55 | 5.45± 0.61 | 5.72± 1.87 | 4.72± 1.21 |

## 11.2.7　姜黄饲料添加剂对黄羽肉鸡肉品质和肌肉中养分含量的影响

　　姜黄饲料添加剂对黄羽肉鸡肌肉中养分含量的影响见表 11-11。姜黄饲料添加剂对黄羽肉鸡胸肌和腿肌中干物质含量和蛋白质含量无显著影响，主要影响其脂肪含量。姜黄饲料添加剂有提高腿肌蛋白质及干物质含量的趋势，但与对照组差异不明显（$P > 0.05$），对胸肌干物质含量、胸肌蛋白质含量的影响未表现出一定规律；4%复方Ⅱ组肉鸡胸肌中脂肪含量为 2.40%，为 8 组中最高，其次为 4%姜黄渣组的 2.28%，分别比对照组高出 389.80%（$P < 0.05$）和 365.31%（$P < 0.05$），其他试验组也都高于对照组，但差异不显著（$P > 0.05$）；姜黄饲料添加剂不同程度地提高了腿肌中的脂肪含量，与对照组相比，2%复方Ⅱ组和 4%复方Ⅱ组显著提高了腿肌脂肪含量（$P < 0.05$），提高幅度分别为 176.54%和 170.37%，而其他各组间差异不显著（$P > 0.05$）。

　　表 11-12 为黄羽肉鸡胸肌中氨基酸含量的测定结果。除甘氨酸和蛋氨酸外，其余 13 种氨基酸含量和总氨基酸含量均以 2%复方Ⅱ组最高，而对照组的 15 种氨基酸含量和总氨基酸含量均为最低。2%复方Ⅱ组天冬氨酸、谷氨酸、组氨酸、丙氨酸、酪氨酸、缬氨酸、亮氨酸、赖氨酸等氨基酸含量和总氨基酸含量均显著高于对照组（$P < 0.05$），4%复方Ⅱ组的丙氨酸含量和亮氨酸含量以及 4%姜黄渣组的亮氨酸含量和赖氨酸含量也都显著高于对照组（$P < 0.05$），2%复方Ⅱ组亮氨酸含量显著高于 1%复方Ⅰ组（$P < 0.05$）。除此之外，所有组间的其余氨基酸含量差异不显著（$P > 0.05$）。除丝氨基、甘氨酸和丙氨酸外，相同添加水平的复方Ⅱ组均相应高于复方Ⅰ组；除丝氨酸、甘氨酸、苏氨酸和精氨酸外，4%姜黄渣组其余氨基

酸含量和总氨基酸含量均高于 3 个复方Ⅰ组；而天冬氨酸、丙氨酸、谷氨酸、蛋氨酸等部分氨基酸含量和总氨基酸含量 4％姜黄渣组高于 1％复方Ⅱ组，但大部分单个氨基酸含量和总氨基酸含量 4％姜黄渣组低于 2％复方Ⅱ组和 4％复方Ⅱ组。

由表 11-13 可知，与胸肌中氨基酸含量相似，除个别氨基酸外，2％复方Ⅱ组腿肌中大部分氨基酸含量和总氨基酸含量为 8 组中最高，而对照组中大部分氨基酸含量和总氨基酸含量为最低。2％复方Ⅱ组腿肌中天冬氨酸、谷氨酸、丝氨酸、精氨酸、丙氨酸、苯丙氨酸、异亮氨酸、亮氨酸、赖氨酸等氨基酸含量和总氨基酸含量显著高于对照组（$P<0.05$），2％复方Ⅰ组的天冬氨酸、谷氨酸、精氨酸、丙氨酸、缬氨酸、苯丙氨酸、异亮氨酸、亮氨酸和赖氨酸等氨基酸含量以及 4％复方Ⅰ组和 4％姜黄渣组谷氨酸含量也显著高于对照组（$P<0.05$），而 2％复方Ⅱ组缬氨酸含量显著高于 4％复方Ⅱ组，其余氨基酸各组间差异不显著（$P>0.05$）。

表 11-11　姜黄饲料添加剂对黄羽肉鸡肌肉养分的影响（干物质基础）　　　　%

| 项目 | | 对照组 | 1％复方Ⅰ组 | 2％复方Ⅰ组 | 4％复方Ⅰ组 | 1％复方Ⅱ组 | 2％复方Ⅱ组 | 4％复方Ⅱ组 | 4％姜黄渣组 |
|---|---|---|---|---|---|---|---|---|---|
| 胸肌 | 干物质 | 27.14± 1.72 | 26.69± 1.66 | 26.21± 1.37 | 26.53± 3.42 | 26.94± 1.89 | 27.68± 1.18 | 26.24± 1.05 | 27.99± 0.60 |
| | 脂肪 | 0.49± 0.27c | 1.38± 0.72abc | 1.11± 0.14abc | 1.47± 1.01abc | 0.69± 0.42bc | 1.38± 0.84abc | 2.40± 0.77a | 2.28± 1.49ab |
| | 蛋白质 | 24.04± 0.67 | 24.34± 0.58 | 24.67± 0.77 | 23.64± 0.65 | 24.01± 0.26 | 24.53± 0.73 | 22.66± 0.56 | 24.35± 1.05 |
| 腿肌 | 干物质 | 25.24± 1.45 | 26.39± 0.70 | 28.44± 2.14 | 27.45± 1.81 | 25.48± 0.71 | 25.56± 1.05 | 28.41± 0.33 | 27.01± 3.09 |
| | 脂肪 | 0.81± 0.48b | 1.34± 0.45ab | 1.26± 0.40ab | 2.03± 0.67ab | 1.44± 0.43ab | 2.24± 0.43a | 2.19± 0.24a | 1.81± 1.17ab |
| | 蛋白质 | 17.69± 1.22 | 18.98± 0.71 | 19.69± 0.89 | 19.71± 0.57 | 18.37± 1.66 | 21.85± 3.31 | 19.27± 0.87 | 19.11± 2.00 |

表 11-12　姜黄饲料添加剂对黄羽肉鸡胸肌中氨基酸含量的影响　　　　%

| 项目 | 对照组 | 1％复方Ⅰ组 | 2％复方Ⅰ组 | 4％复方Ⅰ组 | 1％复方Ⅱ组 | 2％复方Ⅱ组 | 4％复方Ⅱ组 | 4％姜黄渣组 |
|---|---|---|---|---|---|---|---|---|
| 天冬氨酸(Asp) | 5.80± 0.79b | 6.21± 0.17ab | 6.57± 0.73ab | 6.47± 0.27ab | 6.55± 0.55ab | 7.14± 0.33a | 6.84± 0.35ab | 6.81± 0.20ab |
| 谷氨酸(Glu) | 9.66± 0.89b | 9.90± 0.22ab | 10.75± 1.14ab | 10.52± 0.39ab | 10.75± 0.77ab | 11.72± 0.64a | 11.15± 0.61ab | 11.04± 0.42ab |
| 组氨酸(His) | 2.19± 0.28b | 2.41± 0.12ab | 2.44± 0.29ab | 2.43± 0.06ab | 2.48± 0.18ab | 2.73± 0.08a | 2.46± 0.17ab | 2.47± 0.11ab |
| 丝氨酸(Ser) | 2.31± 0.65 | 2.88± 0.11 | 2.66± 0.40 | 2.77± 0.04 | 2.74± 0.15 | 3.04± 0.20 | 2.85± 0.33 | 2.59± 0.00 |
| 甘氨酸(Gly) | 2.64± 0.48 | 3.79± 1.06 | 2.81± 0.27 | 2.97± 0.15 | 3.01± 0.33 | 3.18± 0.50 | 3.02± 0.05 | 2.98± 0.12 |

续表

| 项目 | 对照组 | 1%复方I组 | 2%复方I组 | 4%复方I组 | 1%复方II组 | 2%复方II组 | 4%复方II组 | 4%姜黄渣组 |
|---|---|---|---|---|---|---|---|---|
| 苏氨酸(Thr) | 2.54±0.30 | 2.78±0.16 | 2.86±0.33 | 2.87±0.03 | 2.94±0.23 | 3.05±0.16 | 2.84±0.25 | 2.82±0.06 |
| 精氨酸(Arg) | 3.70±0.65 | 4.17±0.04 | 4.01±0.53 | 4.04±0.00 | 4.18±0.38 | 4.49±0.27 | 4.03±0.27 | 3.90±0.04 |
| 丙氨酸(Ala) | 3.50±0.50[b] | 3.96±0.05[ab] | 3.81±0.34[ab] | 3.90±0.08[ab] | 3.87±0.31[ab] | 4.30±0.27[a] | 4.21±0.16[a] | 4.15±0.10[ab] |
| 酪氨酸(Tyr) | 2.06±0.24[b] | 2.19±0.16[ab] | 2.26±0.26[ab] | 2.20±0.04[ab] | 2.33±0.13[ab] | 2.54±0.04[a] | 2.31±0.08[ab] | 2.32±0.03[ab] |
| 蛋氨酸(Met) | 0.97±0.34 | 0.99±0.16 | 1.24±0.01 | 1.19±0.01 | 1.24±0.04 | 1.31±0.12 | 1.33±0.01 | 1.32±0.07 |
| 缬氨酸(Val) | 3.35±0.47[b] | 3.61±0.17[ab] | 3.82±0.45[ab] | 3.80±0.11[ab] | 3.79±0.32[ab] | 4.11±0.18[a] | 3.99±0.18[ab] | 4.02±0.10[ab] |
| 苯丙氨酸(Phe) | 2.63±0.28 | 2.77±0.18 | 2.87±0.36 | 2.90±0.06 | 2.88±0.23 | 3.05±0.12 | 3.02±0.14 | 2.96±0.10 |
| 异亮氨酸(Ile) | 3.25±0.45 | 3.35±0.30 | 3.65±0.45 | 3.60±0.08 | 3.58±0.23 | 3.92±0.09 | 3.82±0.21 | 3.73±0.08 |
| 亮氨酸(Leu) | 5.15±0.55[c] | 5.29±0.30[bc] | 5.68±0.65[abc] | 5.65±0.09[abc] | 5.68±0.44[abc] | 6.46±0.30[a] | 6.17±0.33[ab] | 6.13±0.07[ab] |
| 赖氨酸(Lys) | 5.57±0.86[b] | 6.01±0.73[ab] | 6.10±0.45[ab] | 6.32±0.39[ab] | 6.29±0.43[ab] | 7.23±0.64[a] | 6.95±0.51[ab] | 7.00±0.33[a] |
| 总氨基酸(TAA) | 55.31±7.73[b] | 60.28±1.48[ab] | 61.51±6.67[ab] | 61.60±0.46[ab] | 62.30±4.73[ab] | 68.24±3.93[a] | 64.95±3.62[ab] | 64.24±1.76[ab] |

表 11-13　姜黄饲料添加剂对黄羽肉鸡腿肌中氨基酸含量的影响　%

| 项目 | 对照组 | 1%复方I组 | 2%复方I组 | 4%复方I组 | 1%复方II组 | 2%复方II组 | 4%复方II组 | 4%姜黄渣组 |
|---|---|---|---|---|---|---|---|---|
| 天冬氨酸(Asp) | 5.45±0.13[b] | 6.25±1.06[ab] | 7.07±0.21[a] | 6.58±0.08[ab] | 5.99±0.21[ab] | 7.45±1.15[a] | 6.22±0.17[ab] | 6.40±0.42[ab] |
| 谷氨酸(Glu) | 9.11±0.25[c] | 10.94±1.84[abc] | 12.12±0.49[ab] | 11.38±0.32[ab] | 10.59±0.42[bc] | 12.77±1.27[a] | 11.10±0.35[abc] | 11.25±0.37[ab] |
| 组氨酸(His) | 2.04±0.13 | 2.01±0.95 | 2.10±0.95 | 1.67±0.23 | 1.42±0.01 | 1.67±0.26 | 1.61±0.01 | 1.74±0.25 |
| 丝氨酸(Ser) | 1.83±0.22[b] | 1.99±0.47[ab] | 2.22±0.06[ab] | 2.33±0.24[ab] | 1.99±0.13[ab] | 2.72±0.71[a] | 2.21±0.14[ab] | 2.26±0.23[ab] |
| 甘氨酸(Gly) | 2.96±0.04 | 3.36±0.26 | 3.71±0.38 | 3.56±0.31 | 3.36±0.76 | 3.87±0.99 | 3.18±0.57 | 2.84±0.14 |
| 苏氨酸(Thr) | 2.42±0.06 | 2.51±0.78 | 2.65±0.69 | 2.34±0.11 | 2.05±0.04 | 2.57±0.35 | 2.25±0.01 | 2.41±0.18 |
| 精氨酸(Arg) | 3.40±0.06[b] | 4.01±0.71[ab] | 4.29±0.30[a] | 4.20±0.16[ab] | 3.75±0.21[ab] | 4.44±0.71[a] | 3.83±0.18[ab] | 3.97±0.19[ab] |

续表

| 项目 | 对照组 | 1%复方Ⅰ组 | 2%复方Ⅰ组 | 4%复方Ⅰ组 | 1%复方Ⅱ组 | 2%复方Ⅱ组 | 4%复方Ⅱ组 | 4%姜黄渣组 |
|---|---|---|---|---|---|---|---|---|
| 丙氨酸(Ala) | 3.38± 0.09b | 3.96± 0.69ab | 4.54± 0.02a | 4.37± 0.16ab | 3.93± 0.25ab | 4.82± 0.96a | 4.02± 0.28ab | 3.97± 0.26ab |
| 酪氨酸(Tyr) | 1.83± 0.02 | 2.05± 0.65 | 2.07± 0.42 | 1.74± 0.03 | 1.51± 0.06 | 1.93± 0.34 | 1.55± 0.04 | 1.73± 0.20 |
| 蛋氨酸(Met) | 0.73± 0.01 | 1.11± 0.30 | 1.09± 0.18 | 1.04± 0.02 | 0.64± 0.11 | 1.02± 0.42 | 0.63± 0.15 | 0.87± 0.12 |
| 缬氨酸(Val) | 3.08± 0.01c | 3.50± 0.63abc | 4.15± 0.11ab | 3.84± 0.05abc | 3.53± 0.18abc | 4.47± 0.83a | 3.45± 0.17bc | 3.62± 0.34abc |
| 苯丙氨酸(Phe) | 2.39± 0.02b | 2.75± 0.51ab | 3.21± 0.05a | 2.95± 0.08ab | 2.73± 0.06ab | 3.27± 0.50a | 2.70± 0.07ab | 2.79± 0.20ab |
| 异亮氨酸(Ile) | 2.84± 0.08b | 3.32± 0.72ab | 3.99± 0.19a | 3.66± 0.06ab | 3.41± 0.21ab | 4.18± 0.65a | 3.31± 0.10ab | 3.52± 0.24ab |
| 亮氨酸(Leu) | 4.80± 0.04b | 5.53± 1.06ab | 6.36± 0.05a | 5.87± 0.12ab | 5.46± 0.34ab | 6.75± 1.10a | 5.57± 0.19ab | 5.72± 0.36ab |
| 赖氨酸(Lys) | 5.39± 0.13b | 6.43± 1.29ab | 7.39± 0.25a | 7.14± 0.17ab | 6.00± 0.30ab | 7.80± 1.28a | 6.74± 0.69ab | 6.68± 0.49ab |
| 总氨基酸(TAA) | 51.60± 1.07b | 59.69± 11.93ab | 66.94± 3.63ab | 62.63± 0.91ab | 56.32± 0.38ab | 69.69± 11.53a | 58.34± 2.74ab | 59.76± 3.99ab |

# 11.3　讨论

## 11.3.1　姜黄饲料添加剂对黄羽肉鸡养分利用率的影响分析

畜禽对营养物质的利用率与其生产性能是直接相关的，一般认为，肉鸡对日粮中营养物质的代谢率越高，其生产性能也就越好。因此在研究肉鸡对营养物质的利用率时，通常将干物质、粗蛋白和能量作为衡量指标。

目前未见有关姜黄渣对黄羽肉鸡养分利用率影响的研究。该研究发现，姜黄饲料添加剂对干物质的代谢率（表观代谢率和真代谢率）和有效能（表观代谢能和真代谢能）并无影响，主要影响粗蛋白的代谢率（表观代谢率和真代谢率）。1%~4%复方Ⅰ组粗蛋白代谢率均高于对照组，但未达统计学差异（$P>0.05$）；1%~4%复方Ⅱ组则显著高于对照组（$P<0.05$）；4%姜黄渣组则极显著高于对照组（$P<0.01$）。此外，从姜黄饲料添加剂对氨基酸代谢率的影响来看，日粮中添加姜黄饲料添加剂提高了肉鸡对氨基酸的代谢，但 3 种添加剂对氨基酸代谢的影响趋势不尽一致，这可能与姜黄渣及 2 种复方的氨基酸组成不同有关。

## 11.3.2　姜黄饲料添加剂对黄羽肉鸡血清生化指标的影响分析

血液的化学成分主要包括营养物质的分解产物和组织细胞代谢产物，随着机体组织细胞机能和新陈代谢变化而变化。血清中的成分最接近于组织间液，可以代表机体内环境的理化性状，比全血更能反映机体的状态。因此血清理化指标可作为反映动物机体内物质代谢和某些组织器官机能状态变化的一个重要指标。

甲状腺激素主要包括三碘甲状腺原氨酸（$T_3$）和四碘甲状腺原氨酸（$T_4$），主要调节新陈代谢、生长、发育等生理过程。甲状腺激素中生物活性最高的是 $T_3$，它是由 $T_4$ 在 5′-脱碘酶的作用下脱碘而成的，其生理效力是 $T_4$ 的数倍。甲状腺激素能增强糖原、蛋白质、脂肪的分解，有利于机体能量的供给，是个体发育过程中维持免疫系统功能不可或缺的内分泌激素[6]；还能提高脂肪组织中腺苷酸环化酶的活性，使 ATP 转化为 cAMP。cAMP 作为第二信使激活 cAMP-依赖性蛋白激酶，使无活性的 HSL 磷酸化转变为有活性的激素敏感性脂肪酶（HSL），促进脂肪组织脂解过程加快。$T_3$ 还参与机体三羧酸循环和氧化磷酸化过程，储存和释放能量，维持生命活力，保持正常体温，促进蛋白质、RNA 和 DNA 的合成。该研究表明，姜黄饲料添加剂均能提高肉鸡血清中 $T_3$ 和 $T_4$ 的含量，以 4% 姜黄渣组提高的幅度最大，复方Ⅱ次之，这表明姜黄渣和复方Ⅱ提高甲状腺分泌、促进机体能量代谢的作用可能强于复方Ⅰ。

生长激素（GH）的生理作用是促进物质代谢与生长发育，对机体各个器官与各种组织均有影响，尤其对骨骼、肌肉及内脏器官的作用最为显著，并具有直接促进肌肉蛋白合成的机能。该研究表明，添加姜黄渣和复方的 7 个试验组肉鸡血清中 GH 的含量均高于对照组，有助于促进肉鸡的生长发育。

血清中甘油三酯（TG）和总胆固醇（CHO）是反映机体脂类代谢水平的 2 个重要指标，其含量升高对机体健康不利。该研究发现肉鸡日粮中添加姜黄饲料添加剂均可极显著降低血清 TG 含量，不同程度地降低 CHO 含量。这表明姜黄渣可能一方面提高了肉鸡对日粮中能量的代谢利用，另一方面又减少了肝内脂肪转至肝外进入血液循环的量，从而降低了血脂含量，促进了脂肪在肌肉中的沉积。单纯添加姜黄渣降低肉鸡血清中 TG 和 CHO 含量的幅度比 3 个添加水平的复方Ⅰ和复方Ⅱ明显，这可能是姜黄渣中的姜黄素发挥了其降脂作用[6]，而姜黄渣与人参渣、茶叶渣复配后，稀释了日粮中姜黄素的浓度，因此降脂作用有所降低。

血清总蛋白是血清固体成分中含量最多的一类物质，可分为白蛋白和球蛋白 2 类，具有维持血管内正常胶体渗透压和酸碱度及运输多种代谢物、调节被运输物质的生理作用等多种功能，并与机体的免疫功能有着密切的关系，主要反映肝脏合成功能和肾脏病变造成蛋白质丢失的情况。血清总蛋白和白蛋白含量升高表明蛋白质合成代谢增强，组织蛋白质沉积作用增强，从而提高动物生长性能及屠宰性能。该研究表明，姜黄饲料添加剂可不同程度地提高黄羽肉鸡血清中总蛋白和白蛋白的含量，且添加姜黄渣和复方Ⅱ组的提高幅度均相应高于复方Ⅰ组。这恰好在一定程度上与姜黄渣和复方Ⅱ可提高肉鸡粗蛋白的表观代谢率和真代谢率相互印证。

谷氨酰转肽酶（GGT）主要来源于肝脏，由肝细胞线粒体产生。任何原因的胆小管和毛细胆管的损伤、肝内外梗阻以及急性肝炎等生理病变均会导致谷氨酰转肽酶活性的明显升高。谷草转氨酶（AST）是目前肝脏内发现的活性较高的转氨酶，存在于肝细胞线粒体中，在机体蛋白质代谢中起着重要作用。AST 活性变化与肝细胞的病理性变化密切相关，是反映肝细胞受损的主要敏感指标。动物在正常情况下，组织细胞内的转氨酶只有少量被释放到血浆中，血清中的转氨酶活性较小，当组织病变而引起细胞膜通透性增加或者受损伤的组织范围较大时，细胞内的转氨酶被大量释放出来进入血浆，使血清中谷丙转氨酶活性升高，因此，其活性的提高意味着肝脏受损。本次试验结果表明，7 个试验组黄羽肉鸡血清中 ALT 和 AST 的含量均降低了，这说明姜黄饲料添加剂对肝脏没有损害作用，可以作为一种安全的饲料添加剂使用。

试验组肉鸡血清中血糖的含量与对照组无显著差异，也没有表现出任何趋势，我们可以认为姜黄饲料添加剂对肉鸡糖代谢无影响。所以，由试验结果推测，姜黄饲料添加剂主要影响黄羽肉鸡脂类和蛋白质代谢，对糖代谢无影响。比较而言，单纯的姜黄渣和复方 II 对肉鸡脂类和蛋白质代谢的积极影响的效果优于复方 I。

### 11.3.3 姜黄饲料添加剂对黄羽肉鸡生长性能的影响分析

有关姜黄素对肉鸡或蛋鸡生产性能的影响已有研究报道[7~10]，崔岩等[11]在肉仔鸡日粮中添加适量姜黄素能提高肉仔鸡活重、全净膛重、屠宰率及胸肌、腿肌的增重，降低料重比；刘兆金等[9]在蛋鸡日粮中分别添加 5% 姜黄渣和 5 个剂量的姜黄素，结果表明，5% 姜黄渣对蛋鸡产蛋性能虽有一定的副作用，但差异不显著（$P > 0.05$）。但姜黄加工副产物姜黄渣对肉鸡生长性能影响的研究未见报道，该研究发现，在日粮中添加姜黄饲料添加剂均不同程度地提高了黄羽肉鸡前期、后期和全期平均日增重以及 56 日龄体重，其中 1% 复方 II 组和 4% 姜黄渣组的全期平均日增重和 56 日龄体重都显著高于对照组；平均日采食量方面，7 个试验组的前期、后期和全期平均日采食量均不同程度地低于对照组；而 7 个试验组由平均日采食量除以平均日增重得出的前期、后期和全期料重比均低于对照组，其中 4% 姜黄渣组与对照组的全期料重比差异显著（$P < 0.05$）。添加姜黄渣、复方 I 和复方 II 的 7 个试验组比较而言，4% 姜黄渣组改善黄羽肉鸡生长性能的效果最好，相同添加水平的复方 II 组整体优于复方 I 组；另外，从本试验结果来看，两个复方对黄羽肉鸡生长性能的影响都没有剂量效应，但低添加水平的效果均略好于高添加水平。

该研究中姜黄饲料添加剂可不同程度地改善肉鸡生长性能，可能是由于姜黄饲料添加剂中的微量姜黄素、人参皂苷、茶多酚、多糖和生物碱等活性成分调节 $T_3$、$T_4$、GH、TG 和 CHO 的分泌，增强机体免疫功能，进而调节脂类和蛋白质代谢，提高蛋白质、能量等养分的吸收利用，提高饲料转化率，从而改善其生长性能。

### 11.3.4 姜黄饲料添加剂对黄羽肉鸡免疫指标器官指数的影响分析

胸腺、法氏囊和脾脏是家禽免疫系统中非常重要的免疫器官。胸腺和法氏囊是机体的中枢免疫器官，脾脏属于外周免疫器官。正常生理情况下，免疫器官细胞的生长发育、分裂增殖使免疫器官重量增加；免疫器官成熟细胞释放入血液和外周淋巴器官，或自身细胞停止生长发育和分裂增殖，或是器官进入萎缩期，都可能导致免疫器官重量减小，因此免疫器官指数是反映鸡免疫性能的重要指标。Rivas等[12]认为胸腺、法氏囊及脾脏的重量可用于评价雏鸡的免疫状态，免疫器官的发育状况直接影响机体免疫应答的水平和抵抗外来微生物的感染和侵入的能力，其绝对重量和相对重量的增加，说明机体的细胞免疫和体液免疫机能增强。该研究表明，姜黄饲料添加剂均能使法氏囊指数和脾脏指数有不同程度的提高，提示姜黄饲料添加剂可促进肉鸡法氏囊和脾脏的发育，对肉鸡免疫力具有一定的增强作用。这与胡忠泽等[8]报道的日粮中添加姜黄素可以提高肉鸡的免疫功能的结果相一致。

### 11.3.5 姜黄饲料添加剂对黄羽肉鸡屠宰性能的影响分析

肉用仔鸡产肉性能主要包括生长速度、体重和屠宰性能。屠宰性能指标是从表观上反映营养物质在不同组织（内脏、肌肉、骨骼和表皮等）及同一组织的不同部位中沉积量差异的一组指标。该研究发现，姜黄饲料添加剂均能不同程度地提高黄羽肉鸡的屠宰率、全净膛率、胸肌率和腿肌率，腹脂率有降低趋势；其中，添加4%姜黄渣组屠宰性能最好，相同添加水平的复方Ⅱ组优于复方Ⅰ组。

### 11.3.6 姜黄饲料添加剂对肉品质和肌肉中养分含量的影响分析

目前均未见有关姜黄饲料添加剂对肉鸡屠宰性能和肌肉中养分含量影响的研究报道。该研究对肌肉品质的研究主要考察了胸肌和腿肌中干物质、脂肪、蛋白质和氨基酸含量这4个指标，结果显示，姜黄饲料添加剂对胸肌中干物质的含量无显著影响，而有提高腿肌中蛋白质及干物质含量的趋势，并不同程度地提高胸肌、腿肌中脂肪的含量，同时，除个别氨基酸外，姜黄饲料添加剂还能不同程度地提高胸肌、腿肌中氨基酸的含量。这可能是因为姜黄素及其复方促进了$T_3$、$T_4$的分泌，加快了腹脂等脂肪组织的分解代谢，从而提高了胸肌、腿肌等肌间脂肪含量。另外，姜黄饲料添加剂提高了黄羽肉鸡对日粮中粗蛋白质和氨基酸等养分的利用率，从而提高了肌肉组织中蛋白质沉积量和氨基酸含量。因为姜黄渣和2种复方的氨基酸组成各异，因此各试验组肉鸡的胸肌、腿肌中氨基酸含量均存在不同程度的差别。

# 11.4 本章小结

该研究以姜黄渣、人参渣和茶叶渣为原料开发了姜黄饲料添加剂，研究姜黄饲料添加剂对黄羽肉鸡生长性能、血清生化指标、免疫功能、屠宰性能、肌肉中养分含量和养分利用率的影响。

① 姜黄渣、人参渣和茶叶渣的干物质水分含量均低于12%，三种原料均含有

粗蛋白和家禽所需的氨基酸等营养成分，可以用于开发饲料添加剂。

② 姜黄饲料添加剂均可不同程度地提高粗蛋白和氨基酸的表观代谢率和真代谢率，提高粗蛋白和氨基酸的利用率，4%姜黄渣组对粗蛋白的表观代谢率最高，达 69.16%，极显著高于对照组和其他试验组。

③ 姜黄饲料添加剂可提高黄羽肉鸡血清中三碘甲状腺原氨酸（$T_3$）和四碘甲状腺原氨酸（$T_4$）含量，其中 4%姜黄渣组黄羽肉鸡血清中 $T_3$ 的含量为 1.28ng·$mL^{-1}$，显著高于对照组的 0.67ng·$mL^{-1}$；4%姜黄渣组肉鸡血清中生长激素（GH）含量最高，达 0.50ng·$mL^{-1}$，显著高于对照组。姜黄饲料添加剂可降低血清中甘油三酯（TG）和总胆固醇（CHO）的含量，7 个试验组血清中的 TG 含量均极显著低于对照组。姜黄饲料添加剂均不同程度地提高了总蛋白（TP）的含量，1%复方Ⅰ组除外；还能不同程度地提高白蛋白（ALB）的含量，4%姜黄渣组黄羽肉鸡的血清中 TP 含量显著高于对照组，4%复方Ⅱ组肉鸡血清中 ALB 含量显著高于对照组。7 个试验组黄羽肉鸡血清中谷氨酰转肽酶（GGT）、谷丙转氨酶（ALT）和谷草转氨酶（AST）均低于对照组，对血糖（GLU）含量均无显著影响。

④ 姜黄饲料添加剂均可不同程度地提高肉鸡生长性能，降低料重比，4%姜黄渣组的料重比为 2.47，比对照组低 4.63%，差异显著（$P < 0.05$），相同添加水平的复方Ⅰ组均高于复方Ⅱ组，且 2 个复方的中低剂量均优于高剂量，但它们的适宜剂量和原因还有待于进一步研究。

⑤ 姜黄饲料添加剂可在一定程度上改善黄羽肉鸡的屠宰性能，7 组试验组的屠宰性能均优于对照组，并不同程度地提高了胸肌、腿肌中脂肪和氨基酸（个别氨基酸除外）的含量。

⑥ 姜黄饲料添加剂通过调节 $T_3$、$T_4$、GH、TG 和 CHO 的分泌来调控蛋白质和脂类代谢，提高饲料的转化率，从而提高黄羽肉鸡生长性能。

## 参 考 文 献

[1] 赵振坤，王淑玲，丁刘涛，等.中药药渣再利用研究进展[J].杭州师范大学学报(自然科学版)，2012，11(1)：38-42.

[2] 徐刚，王虹，高文瑞，等.我国对中药渣资源化利用的研究[J].金陵科技学院学报，2009，25(4)：74-76.

[3] 李湘洲，旷春桃，杨国恩.一种肉鸡用饲料添加剂[P].CN102132780A，2011-7-27.

[4] 许伟，郑巧云，周宏霞，等.正交法探讨人参皂苷的提取工艺[J].现代应用药学，1996，(1)：34-35.

[5] 张晶，沈景林，周虚，等.HPLC 法测定人参渣中氨基酸和皂苷的含量[J].饲料研究，2008，(2)：45-47.

[6] 杜荣，任鹏，顾宪红.成年公鸡血浆中三碘甲腺原氨酸浓度昼夜节律的研究[J].中国动物营养学报，1994，6(2)：1-6.

[7] 胡忠泽，金光明，王立克，等.姜黄素对肉鸡生产性能和免疫机能的影响[J].粮食与饲料工业，2004，(10)：44-45.

[8] 刘兆金，黄瑞林，张平，等.姜黄素在蛋鸡饲料添加剂中的应用研究[J].湖南饲料，2007，(1)：23-26.

[9] 祝国强，王斌，侯风琴，等.姜黄素对肉鸡生产性能及肉品质的影响[J].饲料工业，2009，30(13)：8-10.

[10] Anand P，Sundaram C，Jhurani S，et al. Curcumin and cancer：An "old-age" disease with an "age-old" solution [J]. Cancer Letters，2008，267(1)：133-164.

[11] 崔岩，祝国强，侯风琴，等.姜黄素对肉鸡生产性能和生化指标的影响[J]. 畜牧与兽医，2010，42(8)：44-46.

[12] Rivas A L，Fabricant J. Indication of immuneodepressionin chickens infected with various strains of Marek's disease virus [J]. Avian Diseases，1988，32(1)：1-8.

# 附录 化合物 1~16 的核磁共振谱图

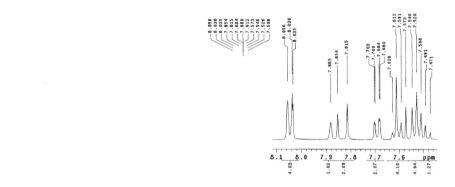

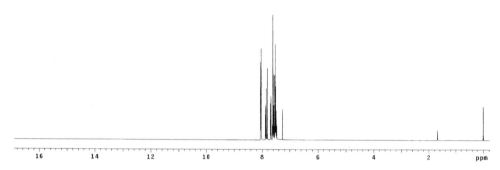

附图 1 化合物 **1** 的 $^1$H NMR

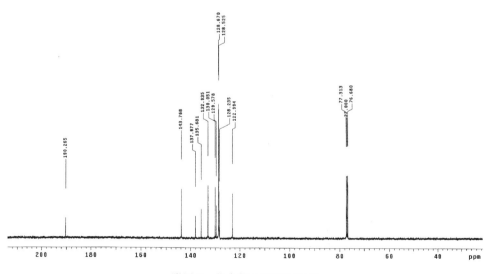

附图 2 化合物 **1** 的 $^{13}$C NMR

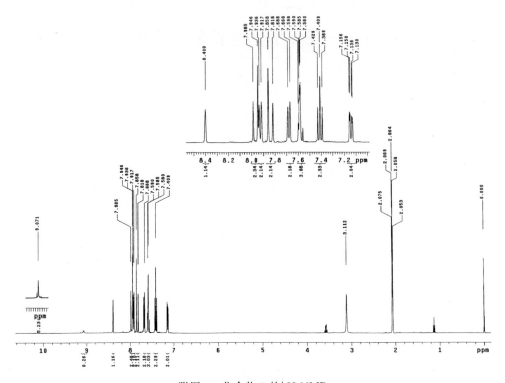

附图 3　化合物 **2** 的 ¹H NMR

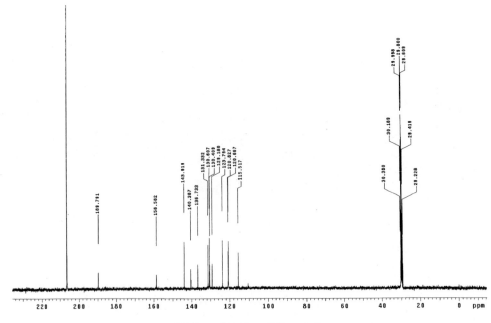

附图 4　化合物 **2** 的 ¹³C NMR

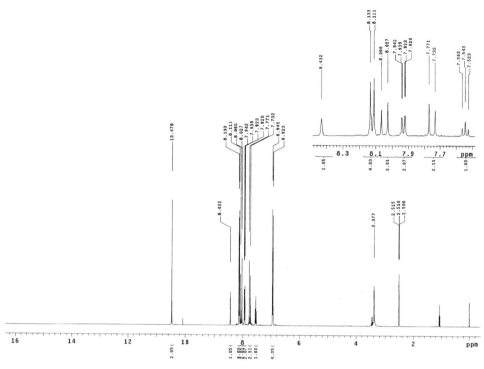

附图 5 化合物 **3** 的 ¹H NMR

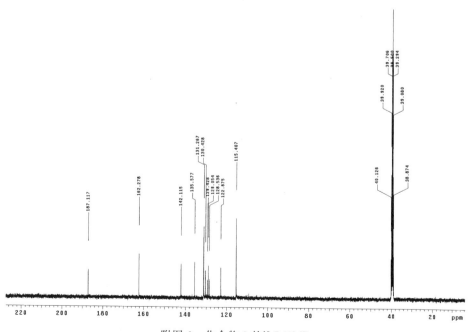

附图 6 化合物 **3** 的 ¹³C NMR

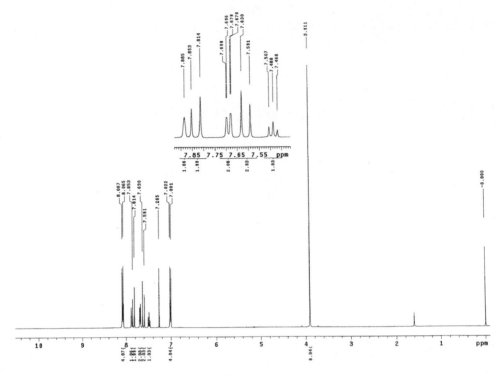

附图 7　化合物 **4** 的¹H NMR

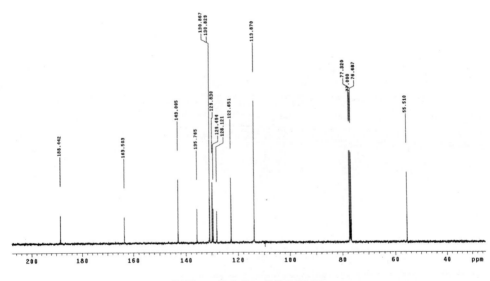

附图 8　化合物 **4** 的¹³C NMR

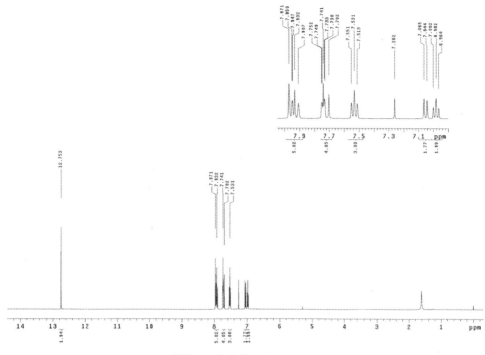

附图 9　化合物 **5** 的¹H NMR

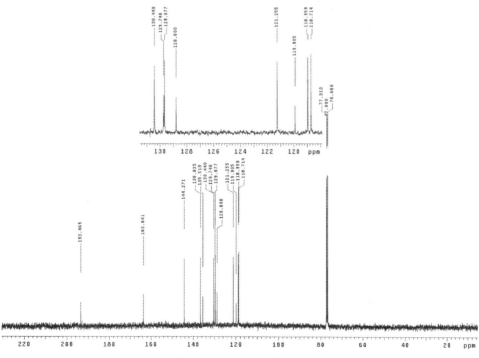

附图 10　化合物 **5** 的¹³C NMR

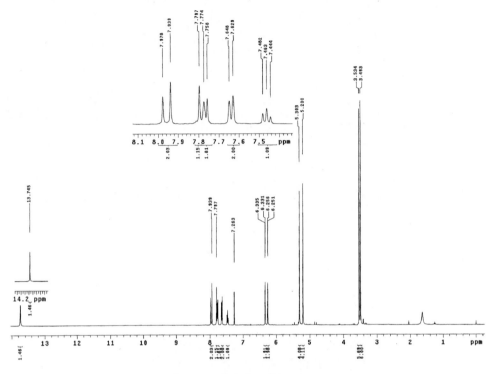

附图 11　化合物 **6** 的 ¹H NMR

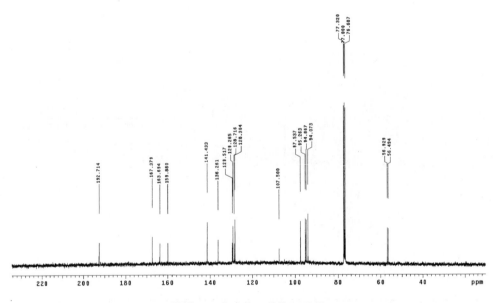

附图 12　化合物 **6** 的 ¹³C NMR

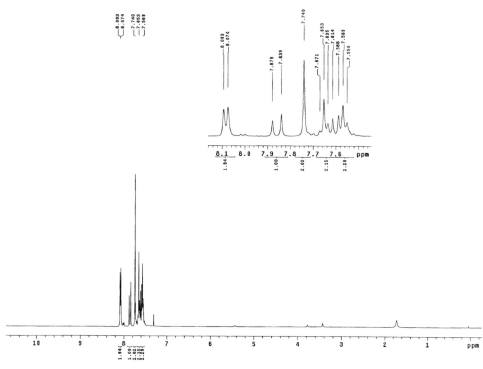

附图 13  化合物 **7** 的¹H NMR

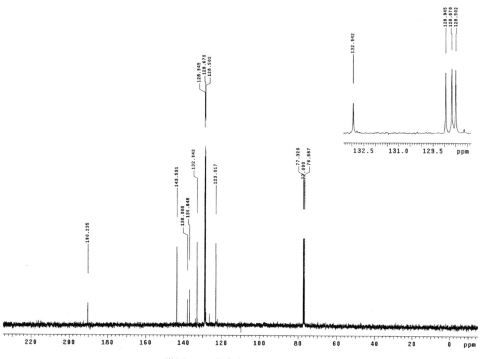

附图 14  化合物 **7** 的¹³C NMR

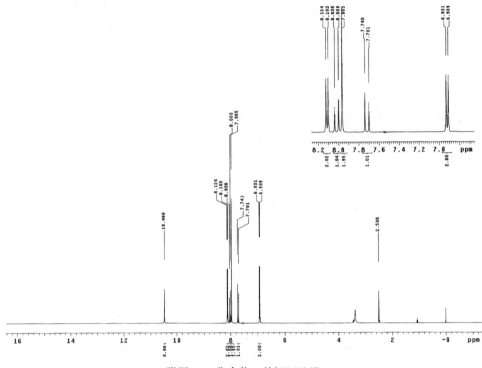

附图 15　化合物 **8** 的 $^1$H NMR

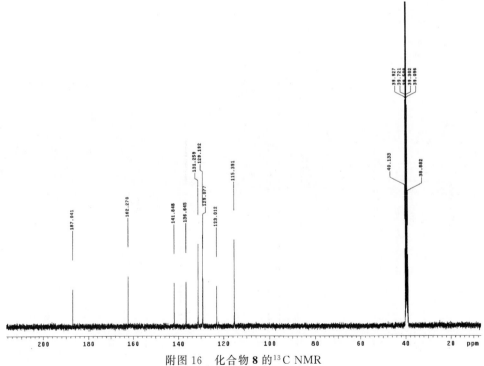

附图 16　化合物 **8** 的 $^{13}$C NMR

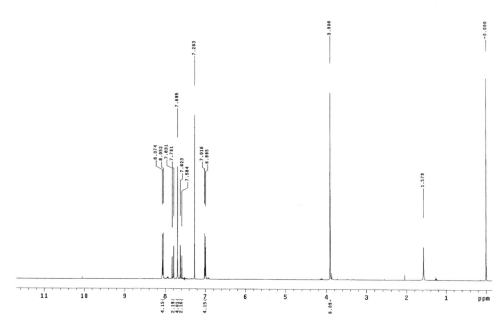

附图 17　化合物 **9** 的$^1$H NMR

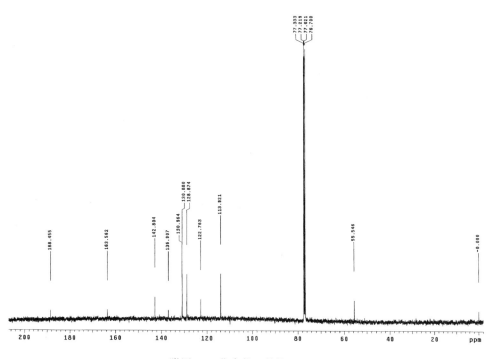

附图 18　化合物 **9** 的$^{13}$C NMR

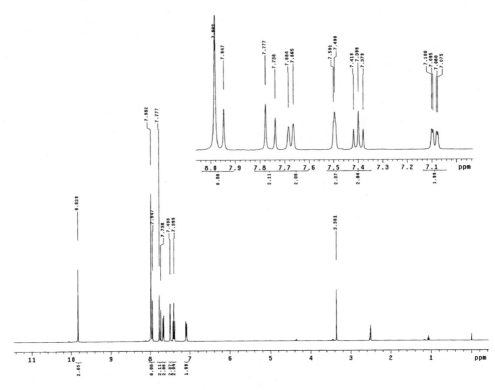

附图 19　化合物 **10** 的 ¹H NMR

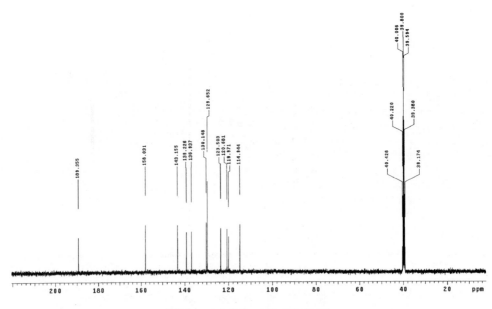

附图 20　化合物 **10** 的 ¹³C NMR

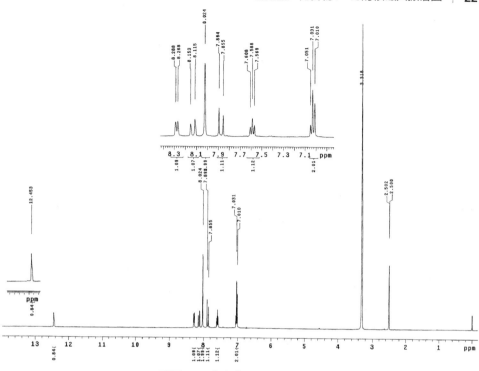

附图 21 化合物 **11** 的 $^1$H NMR

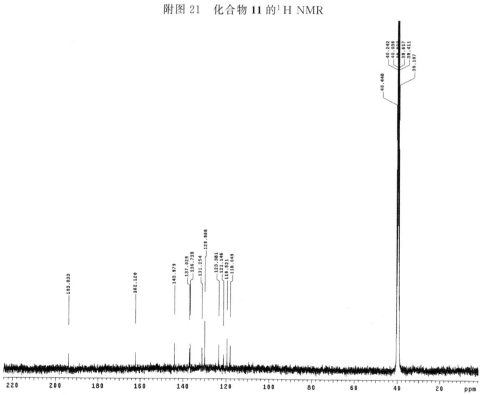

附图 22 化合物 **11** 的 $^{13}$C NMR

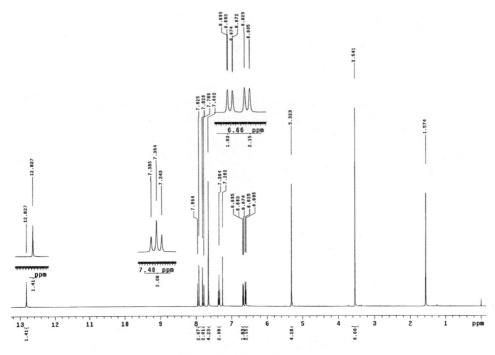

附图 23  化合物 **12** 的 $^1$H NMR

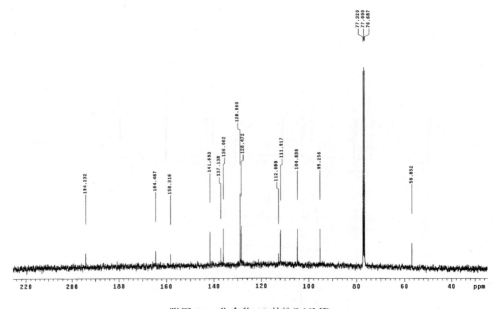

附图 24  化合物 **12** 的 $^{13}$C NMR

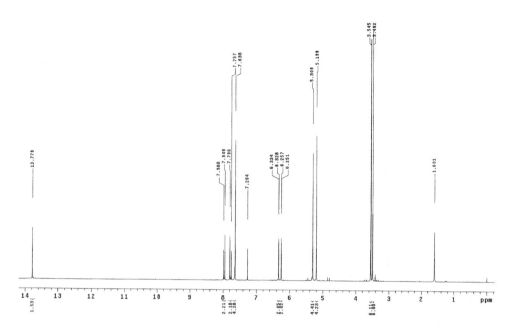

附图 25 化合物 **13** 的 $^1$H NMR

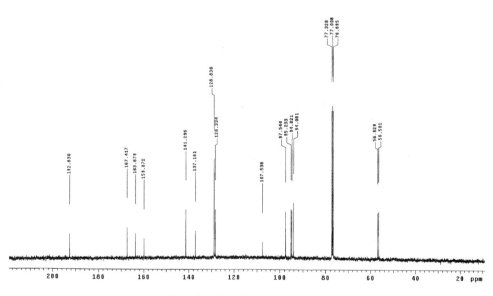

附图 26 化合物 **13** 的 $^{13}$C NMR

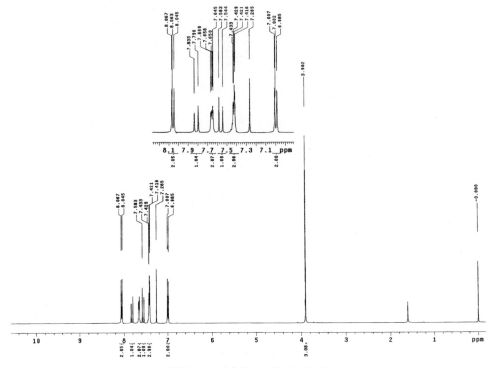

附图 27　化合物 **14** 的 $^1$H NMR

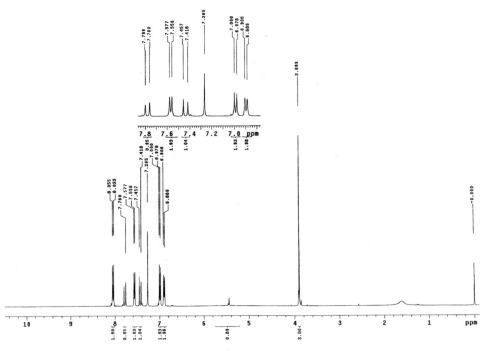

附图 28　化合物 **15** 的 $^1$H NMR

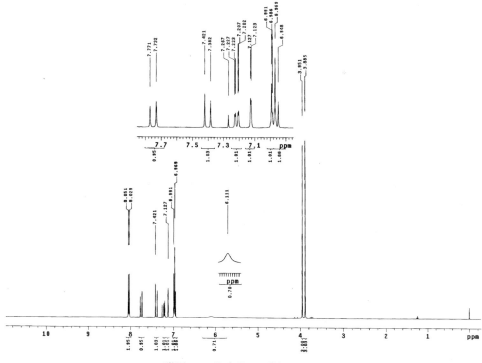

附图 29 化合物 **16** 的 ¹H NMR